首都儿科研究所

儿科专家写给中国父母的

育儿百科

刘中勋◎主编

中国妇女出版社

图书在版编目（CIP）数据

首都儿科研究所儿科专家写给中国父母的育儿百科 /
刘中勋主编． —— 北京 ：中国妇女出版社，2022.11
ISBN 978-7-5127-2160-9

Ⅰ.①首⋯ Ⅱ.①刘⋯ Ⅲ.①儿童－保健②小儿疾病
－防治 Ⅳ.①R179②R72

中国版本图书馆CIP数据核字（2022）第161696号

责任编辑：张　于
文字编辑：张　宇
封面设计：末末美书
插图绘制：叶　汁
责任印制：李志国

出版发行 中国妇女出版社
地　　址：北京市东城区史家胡同甲24号　　邮政编码：100010
电　　话：（010）65133160（发行部）　　65133161（邮购）
网　　址：www.womenbooks.cn
邮　　箱：zgfncbs@womenbooks.cn
法律顾问：北京市道可特律师事务所
经　　销：各地新华书店
印　　刷：三河市祥达印刷包装有限公司

开　　本：170mm×240mm　1/16
印　　张：29.5
字　　数：390千字
版　　次：2022年11月第1版　　2022年11月第1次印刷
定　　价：79.80元

如有印装错误，请与发行部联系

编　委　会

主　　编：刘中勋

执行主编：池　杨

编　　委（按姓氏笔画排序）：

王　琳　　王亚娟　　王晓燕　　王　琍　　王梦醒　　邓　莉

石　琳　　占小俊　　白东升　　曲　东　　刘　嵘　　刘传合

刘振江　　李　旭　　李　莉　　李　敏　　邸　飞　　张　辉

张君莉　　陈　倩　　陈晓波　　陈朝英　　武玉睿　　胡　瑾

钟雪梅　　曹　玲

执　　笔（按姓氏笔画排序）：

医学组：

王　珺　　王　菲　　王　琳　　王双兴　　王亚晶　　王建红

王晓燕　　毛　改　　冯翠竹　　吕小琴　　刘　易　　刘　颖

刘振江　　刘婉婷　　杜　宇　　李　萌　　李　颖　　杨素红

吴明星　　邱　颖　　余良萌　　张　立　　张明明　　张艳霞

陆颖霞　　邵若蘅　　邵明军　　林　媛　　钟雪梅　　贺　铮

钱　坤　　高　亢　　高　莹　　黄　辉　　黄偲元　　曹　静

曹振华　　常　丽

传播组：

刘赫晨　　邱　爽　　郝　洁　　袁　超

写给中国父母的育儿百科

儿童是一个国家、一个民族的未来和希望，关爱儿童就是守护未来。党和国家始终高度重视儿童事业发展，先后制定实施了三个周期的《中国儿童发展纲要》，为儿童生存、发展、受保护和参与权利的实现提供了重要保障。

习近平总书记强调，各级党委和政府、全社会都要关心关爱少年儿童，为少年儿童茁壮成长创造有利条件。儿童健康是全民健康的重要基石，与 2017 年相比，2020 年我国婴儿死亡率下降了 20.6%，5 岁以下儿童死亡率下降了 17.6%，儿童健康水平得到进一步提升。进入新发展阶段，关爱儿童的健康主题已经从生命安全守底线，扩展到全面健康促发展。今天的孩子，成长环境和条件与过去大不相同，对健康的需求已经从单一转变为多元化，对提高儿童健康的服务能力、服务模式、服务质量都提出了更高的要求。

"十四五"时期是向第二个百年奋斗目标进军的第一个五年，也是儿童健康事业发展的关键时期。守护儿童健康成长不仅是中国千千万万儿科医务工作者的责任和使命，也需要社会各界形成合力。作为新中国第一家儿科医学研究机构，首都儿科研究所在医学基础研究、儿科疾病发病机理研究、儿童预防保健上有着极高的权威性，从成立之初就形成了儿童健康和疾病两个密切联系的研究和服务体系，在儿童营养、体格生长、智能发育及健康管理等方面制定了一系列指南和行业标准，为我国儿童健康管理事业发展提供了强有力的科学依据和技术支撑。

在 60 余年的发展历程中，首都儿科研究所始终秉承全生命周期理念，在国家儿童保健和健康管理领域起着重要的引领作用，在普及科学技术知识、弘扬科学精神方面发挥了重要的支撑作用。《"十四五"国民健康规划》中提出，深入开展健康知识宣传普及，提升居民健康素养。首都儿科研究所作为医学研究机构，有责任、有义务承担科普工作的社会职责和使命担当，将科学的、正确的健康科普知识传递给大众，使我国广大儿童及家长获益。"天下难事，必作于易，天下大事，必作于细。"此次，我们集结了 25 个科室、60 名专家，从孩子出生到青春期、预防保健到疾病诊治，全方位解读育儿知识，将 60 余年的儿科门诊实战经验与国际育儿先进理念相结合，通过上千条知识点系统、条理、翔实地为家长展示出来，真正使本书成为"首都儿科研究所儿科专家写给中国父母的育儿百科"，高效解决 0 ～ 12 岁孩子常见的健康问题。

少年强则国强。希望全社会都参与到儿童健康发展的工作中来，共同携手培土护苗、聚木成林，让孩子们健康茁壮成长，长大后成为建设祖国的栋梁之材。

刘中勋

2022 年 8 月

目录

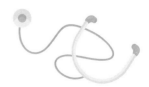

第四章　儿童常见疾病

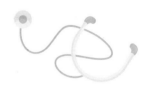

第五章　儿童常见急症

第六章　儿童常见外伤

第七章　药物安全使用

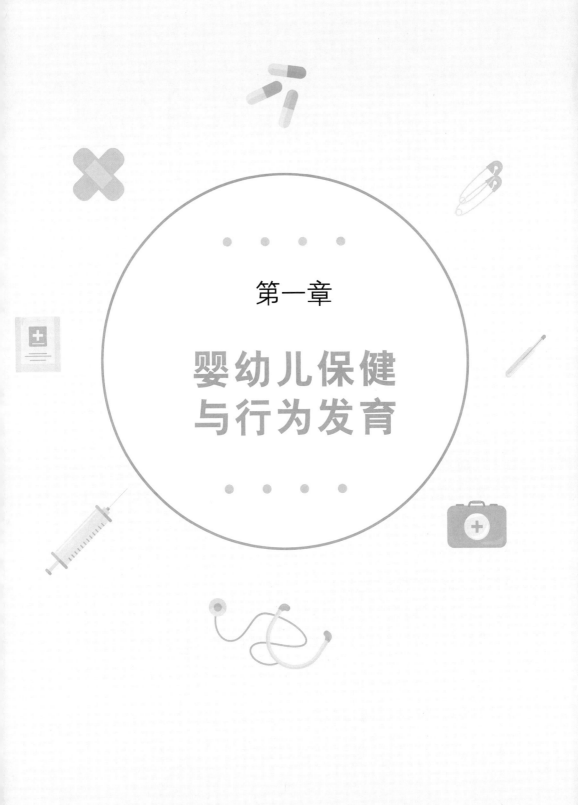

第一章

婴幼儿保健
与行为发育

婴幼儿喂养基本知识

饮食

孩子的健康离不开饮食的合理搭配和营养均衡。丰富的食物供给为孩子的生长发育和日常活动提供足够的能量，均衡的营养有助于预防疾病，并促进康复。在孩子 0 ～ 3 岁时，他的饮食种类、摄入量和性状都会经历很大的变化，细心的家长应该随时调整孩子的饮食。

婴儿的主要食物是乳类，喂养方式有母乳喂养、人工喂养和混合喂养。无论选择哪种方式喂养孩子，都必须保证孩子摄取足够的营养。在第一年，婴儿每天的食物摄入量与他的体重有密切的关系，体重增加适当、大小便正常是乳量充足的重要指征。

幼儿自我控制意识逐渐增强，家长要尊重孩子对食物的喜好，给孩子准备好美味可口、营养均衡的食物，由孩子决定进食的总量。

♡ 0 ～ 6 个月孩子的饮食

孩子出生后的第一口食物是母乳，建议 0 ～ 6 个月的孩子坚持纯母乳喂养。开始时每天的喂奶次数在 10 次以上，随着月龄增加，逐渐从按需喂养过渡到规律喂养，每天喂奶的次数在 8 次左右，建立起规律的饮食习惯。喂奶时，可以看到孩子有节律地吸吮，并能听见"咕咚"的吞咽声。那么，怎么知道孩子吃够奶了呢？可以通过观察大小便和体重。出生后，胎便大约在 3 天内排空，逐渐转为浅黄色的大便。如果胎便排出延迟，要注意可能是喂奶量不足引起的。一般出生后第 1 个 24 小时中排尿 1 次，之后逐渐增加，第 5 天及之后为每天 6 ~ 8 次。排尿次数减少，尿液呈深黄或橙色，或尿布上有砖红色尿酸盐晶体时，要看看奶量是否摄入不足。孩子出生后会出现生理性的体重减轻，一般下降比例为出生体重的 5% ~ 7%。出生后 1 ~ 2 周时体重通常会恢复至出生时的水平。一般在 3 ~ 4 月龄时达到出生体重的 2 倍。所以要连续监测孩子的体重变化，并将体重值标在生长发育曲线上，通过生长变化趋势判定母乳够不够吃，喂养方式是否合理。

♡ 6 个月孩子的饮食

在孩子 6 个月大时，可以开始添加泥糊状食物。当孩子表现出以下特征时，说明他已经做好准备：

◇ 对别人吃东西感兴趣，并且能够自己拿食物，喜欢将一些东西放到嘴里。

◇ 能够坐起来，并且颈部可以挺直。

◇ 能较好地控制舌头，使食物在口里移动。

◇ 开始通过上下颌的开合运动进行咀嚼。

◇ 可以用勺子喂养。

喂养的时候需要注意如下事项：

◇ 4 ~ 6 月龄的婴儿体内贮存铁消耗殆尽，最初添加的食物应既易于消化吸收，又能补充铁营养，如肉泥、肝泥、强化铁的米粉等。

◇ 不要用瓶子喂辅食，这样很容易使食物进入气道引起窒息。

◇ 开始时可以用勺子盛少量食物喂孩子，如果他把食物都吐出来，不必感到疑惑。因为孩子需要一段时间适应新食物的味道和质地。同时，他还

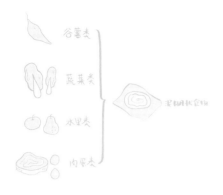

谷薯类

蔬菜类

水果类

肉蛋类

泥糊状食物

要适应从勺子而非乳头或奶嘴获取食物的新方式。

◇ 在添加谷类后，可以试着添加一些蔬菜和水果。自制的果泥、菜泥或市场上出售的婴儿辅助食品都是很好的选择。仔细阅读产品外包装上的

图 1　每种新食物可能尝试多次，才会被宝宝接受

成分表，避免让孩子摄入过多的糖、盐和添加剂。

◇ 确保一次只添加一种辅食，每次添加后至少观察 3 ~ 5 天，再添加另一种食物，这样如果有不良反应时，可以及时地发现。密切观察孩子是否出现恶心、呕吐、腹泻、便秘、皮疹等症状，甚至出现呼吸问题。如果这些不适的表现反复出现，应尽快咨询医生，检查是否有过敏的风险。

◇ 在孩子 7 个月的时候，可以尝试让他拿着小口杯饮水。开始他可能表现舔吮动作，常发生呛咳或伸出舌头，而后从杯中啜水。这种新的技能需要练习才能掌握。建议使用具有防溅出功能的杯子，初次练习时，可以装孩子习惯饮用的母乳或配方奶。

♡ 8 个月孩子的饮食

8 个月的时候，孩子可以尝试食用"手指状食物"，这样他可以从容地拿起食物并且自己进食。好的"手指状食物"包括适合婴儿食用的蔬菜、谷类、特制的磨牙饼干等。每次孩子进食的时候，父母必须全程在场，不要让孩子独自进食。

♡ 1 岁孩子的饮食

孩子 1 岁大的时候，吞咽液体或固体食物时唇可闭紧，从杯中喝液体食

物时下颌上下运动减少。这时学习用杯子喝奶，有利于口腔发育。

♥ 1～2岁孩子的饮食

1岁后，孩子的生长速度较婴儿期减慢，但仍处在快速生长发育时期，而且活动量较婴儿期增多，仍需保证摄入充足的能量和优质的蛋白质。这个时期，他将从以乳类为主要食物过渡到与家人一起进食以谷类为主的成人食物。

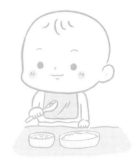

图2 2岁时能比较熟练地用勺子自己吃饭

这个阶段孩子的自我意识增强，开始学习并学会自己吃饭。他与家人一起进食一日三餐，1岁时能用小勺舀起，但大多撒落；1岁半时能吃到大约一半的食物；到2岁时能比较熟练地用小勺自喂，少有撒落。所以这个阶段不仅是食物种类的扩大和性状的改变，让孩子掌握吃饭的技能更为重要。

1～2岁的孩子可以继续吃母乳，如果母乳不足或已经停止母乳喂养，可以选择配方奶粉替代。每日的奶量约600～400毫升。可以适当添加酸奶、奶酪等奶制品。食物可以切成小块状，但比成人的食物松软一些。避免在餐桌上出现容易引起孩子窒息的食物，如葡萄、爆米花、坚果、豆子等小而坚硬的食物。如果要吃这些食物，应将其压碎后再吃。

♥ 2～3岁孩子的饮食

在2～3岁期间，基本的营养需求类似，只是摄入量会随着年龄增长逐渐增加。为了保证有充足能量供给，使孩子情绪愉悦，可以在正餐之间提供加餐。有营养的加餐，包括新鲜水果、酸奶、小蛋糕、饼干等。但也需要阅读加工食品外包装上的信息，以防过多糖、盐和淀粉摄入，既预防龋齿，也帮助孩子养成终身的良好饮食习惯。

在这个年龄段，很多孩子开始拒绝食用过多种类的食物，会出现对一种或几种特定食物的偏爱，会对食物的加工过程非常挑剔。这种情况一旦发生，不用焦虑。尊重孩子对食物的爱好和拒绝态度，每天继续提供多种类、富有营养的食物，使孩子能选择有利自己健康的食物；同时监测孩子身高、体重的增长速率，保证在正常范围内。

小贴士

每天摄入以下6类食物中的4类及以上，以利于孩子的健康成长。如果孩子每天的食谱没有如此多的种类也不要紧，只要1周的食谱能够做到营养均衡就可以。

- 谷物、根茎类和薯类。
- 豆类和坚果。
- 奶类及其制品。
- 肉类包括红肉、鱼类、禽类和肝脏／内脏。
- 蛋类。
- 蔬果。

液体摄入

人体体重约有2/3是体液，摄入足够的水分对孩子健康有重要作用。

💛 失水过多引发的问题

丢失过多的水分可能会使孩子出现如下问题。

◇ 发热。

◇ 可能在鼻腔或肺部出现黏液或痰，这些黏稠的物质随时可能堵塞孩子的呼吸道，导致窒息。

◇ 腹泻或呕吐引起的机体水分及电解质（电解质是体液的重要组成部分，成分有钠、钾、氯、钙、镁、磷等）丢失。

◇ 精神烦躁或萎靡、口渴、尿少，严重时意识障碍、惊厥。

因此，维持孩子液体交换和水电解质平衡是非常重要的，孩子在生病时会需要更多水分，以补充因生病额外丢失的部分和每日的正常需求。

♥孩子生病时增加饮水的小技巧

虽然生病时对水分的需求增加了，但孩子此时往往不愿进食，家长可以试试下面的方法。

◇ 增加喝水次数，减少每次摄入量。大约每半小时一次最好，可以尝试各种方法提高孩子喝水的兴趣，比如用一个小小的卡通儿童杯。

◇ 喝一点健康的有味道的饮品。比如将孩子最喜欢的蔬果汁用白开水稀释后饮用，或喝稀粥、汤汁等。注意选择不含任何添加剂、防腐剂的天然新鲜蔬果汁，而不是含糖饮料，不能让孩子过量饮用。

◇ 如果孩子腹泻，从一开始就要给予足够的液体预防脱水，可以是口服补液盐和其他饮用水。在每次排稀便后补充一定量的液体，直至腹泻停止。如果频繁排稀便、严重呕吐，出现脱水症状，要及时就诊，由医生调整补液方案。离开医院前一定记得向医生询问这个阶段需补充口服补液盐的量。

小贴士

- 饮用液体的温度为常温，应适量补充。
- 水不能代替食物，可继续食用有营养且好消化的日常食物。
- 不能强迫孩子进食，可少量多次。

表 1　口服补液盐补充量

年龄	补充量
0~6个月	50毫升
6个月~2岁	100毫升
2~10岁	150毫升
10岁以上	能喝多少喝多少

营养素补充

♡ 蛋白质—能量营养不良

孩子生长发育迅速，代谢旺盛，营养对健康成长十分重要。家长既要提供营养丰富的食物，也要警惕婴幼儿因消化吸收功能尚不完善导致的营养素吸收、利用不足。孩子所需的总能量来自蛋白质、脂肪和碳水化合物。蛋白质—能量营养不良，是指由于膳食中蛋白质和能量摄入不足、吸收不良或消耗增加而导致的生长发育和功能障碍。营养不良不仅会引起体重和身高偏离，还可能导致孩子抵抗力下降、智力发育迟缓、学习能力下降等后果，对其成年后的健康也产生长远的不利影响。

蛋白质—能量营养不良的原因

◇ 摄入不足。因食物匮乏或营养不均衡、心理异常（如神经性厌食）、喂养方式不当、饮食习惯不良等造成孩子长期蛋白质或热能摄入不足。

◇ 吸收障碍。与消化道的疾病有关，可能由于长期腹泻、呕吐、慢性疾病等造成吸收障碍。

◇ 消耗、丢失过多。体力活动量过大、疾病影响（先天性心脏病、消化道畸形及炎症、恶性肿瘤、遗传代谢病等）。

◇ 先天不足。低出生体重、多胎、早产等造成消化代谢功能发育不成熟。

怎样发现孩子蛋白质—能量营养不良

如果发生营养不良，早期孩子可能活动减少、精神较差、生长速度慢。伴随营养不良加重，体重逐渐下降、消瘦，皮肤干燥、苍白、逐渐失去弹性，肌肉松弛等。孩子食欲差，可出现腹泻、便秘交替。严重蛋白质—能量营养不良可出现水肿及重要脏器功能损害。营养不良还可能同时发生其他微量营养素缺乏，例如营养性贫血，以缺铁性贫血常见，维生素 A、B 族维生素、维生素C和锌缺乏明显；也易继发支气管肺炎、腹泻、中耳炎、尿路感染等，导致孩子发生低血糖以及活动能力下降。医生通常会以身高（长）、体重为指标，参照适合的标准判断孩子是否发生营养不良。营养不良分为体重低下、生长迟缓和消瘦三种类型。

表2　儿童蛋白质—能量营养不良的分类及评定标准

	轻度	中度	重度	反映
体重低下	体重低于同年龄、同性别参照人群值的均值减2个标准差以下	位于均值减2～3个标准差	低于均值减3个标准差	反映慢性和（或）急性营养不良
生长迟缓	身高（长）低于同年龄、同性别参照人群值的均值减2个标准差以下	位于均值减2～3个标准差	低于均值减3个标准差	反映过去或长期慢性营养不良
消瘦	体重低于同性别、同身高参照人群值的均值减2个标准差以下	位于均值减2～3个标准差	低于均值减3个标准差	反映近期、急性营养不良

家庭护理要点

◇　如果孩子发生营养不良，补充营养时不要操之过急，调整食物的原则为由少到多、由稀到干、由单一到多样化，直到饮食正常，营养改善。

◇　在医生指导下加强营养支持，补充蛋白质和能量，纠正维生素和矿物质缺乏。

◇　及早发现，根据营养不良的程度，每1～3个月定期测量身高（长）和体重，进行生长发育监测。

◇　合理、均衡喂养。提倡母乳喂养，合理添加辅食，纠正挑食、偏食的不良习惯。

◇　坚持户外活动，保证充足睡眠。

♡钙、维生素 D 的缺乏

钙是我们体内含量最多的矿物元素，足量钙可以使孩子获得强壮的骨骼和牙齿、减少骨折，并预防老年时骨质疏松。维生素 D 的功能主要与维持人体内钙的代谢平衡以及骨骼形成有关。

缺钙或维生素 D 的原因

◇ 长期膳食中摄入钙不足。奶和奶制品、豆类及其制品、某些绿色蔬菜都是钙含量较高的食材。如果孩子长期挑食、偏食可能会导致钙缺乏。

◇ 户外活动少、冬季。阳光照射皮肤可以产生维生素 D，进而促进肠道对钙的吸收。所以，孩子户外活动少、冬季紫外线强度弱使维生素 D 合成少，可能导致钙吸收不足。

◇ 钙的需要量增多。婴幼儿期和春季，孩子因生长快速，骨量迅速增加，对钙的需要量相对较高，是钙缺乏的高危人群。

◇ 钙储备不足。早产儿、低出生体重儿、双胎／多胎儿等，胎儿期钙储备不足，造成婴儿出生早期钙缺乏。

◇ 疾病。孩子患胃肠道、肝脏、肾脏疾病导致钙吸收利用不良。

缺钙和维生素 D 的表现

孩子钙缺乏没有典型的、特异性的症状。婴儿易惊、多汗、哭闹，大孩子腿疼、失眠等表现可能与钙或维生素 D 缺乏有关，可以作为评估是否缺钙的参考。但也应想到环境冷热、睡眠状态、消化不良及疾病等因素。如果钙和（或）维生素 D 严重缺乏会导致佝偻病，有较为

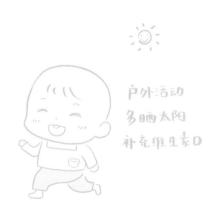

户外活动
多晒太阳
补充维生素 D

图 3　儿童如何补钙

特殊的骨骼变形，例如头型变成"方颅"，胸骨和邻近的软骨向前凸起形成"鸡胸"，1岁开始站立与行走后形成膝内翻（O形）或膝外翻（X形）样下肢畸形等。

怎样补充钙和维生素D

《中国居民膳食营养素参考摄入量》推荐1～3岁孩子每日钙的摄入量是600毫克。母乳是婴儿钙的优质来源，而且母乳钙磷比例合适，吸收率高，所以坚持母乳喂养可以保障婴儿钙充足。当母乳不足及离断母乳后，可用配方奶或其他奶制品替代。儿童、青少年除了膳食中补充，也要避免喝大量果汁及碳酸饮料而减少奶类的摄入，会影响钙摄入。

膳食中的草酸、植酸与钙形成沉淀影响吸收，所以菠菜、空心菜等含有大量草酸的食材，加工时最好放到热水中焯一下再烹调。

由于维生素D的食物来源不丰富，户外活动、多晒太阳成为获得维生素D最简便和有效的措施。建议孩子的户外活动应平均每天1～2小时，充分暴露皮肤。6个月以内的小婴儿为避免皮肤损伤，不要直接晒太阳。但仅晒太阳获得的维生素D远不能满足人体需要，因为影响晒太阳获得维生素D的量的因素众多：不同季节、气候和地区；接受阳光的皮肤面积不同，如仅面部，还是包括手臂、腿、胸背、臀部；晒太阳的时间长短不一等。所以晒太阳的同时，一般医生还建议适量补充维生素D。

婴儿出生2周内开始补充维生素D，每日400～800国际单位，不同地区、不同季节可适当调整剂量。早产儿、低出生体重儿、双胎儿出生后即应补充每日800～1000国际单位，3个月后改为每日400～800国际单位。

♡ 缺铁性贫血

缺铁性贫血是营养性疾病的一种，是由于铁缺乏时身体不能合成足够的血红蛋白而导致。6个月至3岁的婴幼儿发生率较高。

如果孩子确诊为缺铁性贫血，医生会开一些补铁的处方制剂。贫血程度无论轻重都需要服用铁剂治疗。铁缺乏是指体内总铁含量降低的状态，包括铁减少期、红细胞生成缺铁期、缺铁性贫血3个发展阶段。所以一旦出现贫血，说明储存铁已经全部耗尽，必须服用铁剂。治疗目的不仅仅是纠正缺铁性贫血，还要储存足够的备用铁，因此用铁剂治疗至少用到红细胞和血红蛋白达到正常水平后6～8周（从血红蛋白正常开始计时）。在治疗期间，要定期复查血常规，了解贫血情况有无改善。

缺铁性贫血的原因

◇ 先天储铁不足。孩子因早产、双胎或多胎、胎儿失血和孕期妈妈严重缺铁而导致胎儿期先天铁储备减少。

◇ 铁摄入量不足。长期单纯母乳喂养而未及时添加富含铁的食物。

◇ 肠道铁吸收障碍。不合理的饮食搭配和胃肠疾病可能影响铁的吸收。

◇ 生长发育旺盛，铁的需求量增加。婴儿期生长发育快，对铁的需求量大，未及时添加富铁食物，易发生贫血。

◇ 铁丢失增多。体内任何部位的长期慢性失血均可导致缺铁，例如各种原因所致消化道出血和青春期女孩月经量增多。

怎样发现孩子贫血

贫血引发的症状是比较隐匿的，外观不易发现。所以家长要重视定期体检，查血常规是最及时有效的发现途径。日常生活中，如果孩子有以下现象，也需要去医院检查是否贫血。

什么情况下应该到医院就诊

◇ 消化功能减退，食欲不振，生长发育迟缓。

◇ 疲倦乏力，毛发干燥。

◇ 精神状态不佳、脾气暴躁、烦躁易怒，或性格孤僻、对周围的人或事物不感兴趣。

◇ 头晕耳鸣，注意力不集中，反应慢，理解力下降，甚至智力减退。

◇ 多病，反复感染。

◇ 皮肤苍白，尤其是在皮肤、眼睑结膜、甲床处比较明显。

家庭护理要点

母乳：母乳中的铁生物利用度高，应纯母乳喂养6个月；6月龄起母乳喂养的同时，应及时添加富含铁的食物。

辅食：6月龄的婴儿引入的第一种辅食应是富含铁的食物；在婴儿日常饮食中也应保持动物性食物如瘦肉、动物肝脏等的摄入。鼓励孩子进食蔬菜和水果，这类食物富含维生素C，可以促进铁吸收。

其他：注意纠正挑食和偏食的不良习惯；早产儿从满月开始，在医生指导下补充铁剂直至1周岁。

小贴士

● 补铁药物会使孩子的粪便颜色变成黑色，或出现轻微的便秘。

● 鼓励孩子多吃一些水果和蔬菜，维持粪便的正常形态。

婴幼儿心理行为发育指南

　　随着孩子的成长发育，他的行为会变得更加复杂多样。发育里程碑反映了每个年龄段孩子的平均发育水平。有了这个范围，家长可以此为参照，了解孩子是否达到同年龄段对应的发育标准，来判断发育情况是否良好，及时发现异常之处。

　　发育里程碑的"范围"，是指某一特定行为经常被观察到的典型年龄。如果发现孩子和他所属的"范围"之间有很大的差距，就应该向医生咨询这一情况。有时候，一个孩子可能在某些方面属于"范围"内，而在其他方面落后于这个标准，这种情况是常见的，家长不要为此过分担心。医生会逐一对照这些发育标准，确定孩子的总体发育情况。而孩子和标准的差距，则说明孩子在某一方面有特别的天赋或者不足。有时，这种差距也意味着为了使孩子更健康地发展，需要对孩子进行进一步的正确引导。最后，家长需要知道孩子不断发育比他达到"范围"更重要。

0～3 岁婴幼儿典型发育情况

　　以下列出了孩子从出生至 3 岁典型的发育情况及相关指导，供参考。

　　新生儿时期：孩子醒着的时候很活跃，并且有随意的不协调的动作。因此，需要家长时时留意，不要让孩子的脸被玩具或毯子等物品盖住，以防窒息。这个时期孩子的睡眠时间较多，每次大约 2 ~ 4 小时，每天大约 20 小时，当他需要喂奶、换纸尿裤或者安抚时就会醒来。此外，孩子对突然发出的声响有反应是正常的惊跳反射，也喜欢被紧紧地抱着、轻柔地拍打和摇晃等安抚动作。

1 个月时：当把孩子摆成俯卧的姿势时，他的头部用力向上拱，偶尔下巴可离开床面。

2 个月时：当孩子被摆成俯卧的姿势时，能抬起脸看前方，下巴能短时间离开床面。当孩子被扶肩坐起时，他会逐渐减少头部后仰的情况。头和眼睛会跟随物体转动。孩子会不时啼哭，但很容易被安抚；孩子会经常微笑，当有人对他说话的时候会发出声音回应。孩子对父母的声音、触摸和出现有反应，也开始形成固定的睡眠模式。

4 个月时：孩子可以很好地控制头部，有靠背的时候可以坐着，可以观察自己手的运动，玩手指。听到声音时会将头转向有声音的地方。自己会微笑，期待被抱起或者一直被抱着。认识奶瓶和（或）乳房。

6 个月时：孩子可以自己翻身，会用两只手抓东西，可以把东西在两只手之间互相传递。对自己的名字有反应，可以识别熟悉的声音。不会无缘无故地啼哭或者发脾气，通常是有原因才会哭闹。可进行日常的活动。对熟悉的人和陌生人会表现出不同的态度。

9 个月时：孩子的力气变得更大，控制能力增强。不需要支撑其后背就可以坐好。可以用水杯喝水，会拿奶瓶。可以爬行或者用其他方法移动自己，例如屁股坐在地上向前蹭或肚子贴着地面滑动，还有可能会扶着东西站起来。会玩藏猫猫的游戏，会挥手示意再见。有的孩子会模仿类似"爸爸"的简单发音。此时，孩子会惧怕陌生人。

12 个月时：孩子可以做出更加连贯和协调的动作，可以在他人的帮助下站立和行走，可能还会自己迈步。喜欢在妈妈给他穿衣服的时候帮忙，喜欢帮忙做杂事。可以捡起小的积木，并且试图把它们堆起来。喜欢看画册并且愿意帮忙翻页。明白简单的句子和"不"的意思。喜欢被注意，并且会重复引人发笑的做法。

15 个月时：孩子可以两脚分开、间距略宽，摇摇晃晃地走路。可以将球丢过头顶。开始试着用手指头或用勺子吃东西。喜欢涂鸦和书写。精力旺盛并对周围环境充满好奇。喜欢听别人读书。会用手指指出自己想要的东西。会根据简单的指令做出行动。因为膀胱进一步发育，小便间隔时间更长了。

18 个月时：孩子能使用更多的肌肉进行活动。可以握着成年人的手上台阶。走路的时候可以抱着或者拖着玩具，喜欢登梯爬高。可以自己用勺子吃东西，很好地用水杯喝水。可以将 2 ~ 3 块积木叠高。喜欢有规律地进行小睡和日常活动。词汇量比较少，但是可以听懂自己不会说的词语。在他想显示自己权利的时候，会说"不"。注意力集中时间很短，并且性子很急，总是希望事情能一下子就办好。

2 岁时：动作更为协调、敏捷。攀爬和奔跑的动作更为连贯，可以跳跃和踢球。可以稳稳地握住蜡笔，在纸上画圈；可以听懂 300 个甚至更多的词语，自己至少会使用 50 个词语。试着说短句子，开始知道用语言表达自己的需求。这个时候，孩子还不能和其他孩子分享或者一同玩耍，仍然是各玩各的，喜欢玩过家家。

2 岁半时：孩子的精力旺盛，喜欢大型的可以骑的玩具。会为了自己的行为和别人讨价还价，可以做出简单的指令，开始喜欢刨根问底。试着用剪刀剪东西，喜欢拼图游戏，会玩捉迷藏的游戏。对秩序、次序、顺序敏感，喜欢所有的东西都放在适当的位置，以固定的程序来做事情。日常生活中的活动安排对他们而言非常重要。

3 岁时：动作更加敏捷，手眼协调能力增强，可以很好地自己吃饭。可以单腿独立，可以骑脚踏三轮车。能听懂 1000 个词语，会提出简单的问题。做事情更加灵活。白天通常不会尿裤子。开始学会和别人分享，这是把他送到幼儿园的好时机。

游戏活动

有规律的运动对孩子是很有好处的，也是非常必要的。

◇ 运动能增强心肺功能，保持良好的体形

孩子第一次学会的运动是使自己的头竖直，而最爱的运动是抓住玩具，一边摇动玩具，一边双脚乱踢。父母和孩子一起做游戏可以使这些活动更加有趣，例如将玩具抛起来，指导孩子接住，或是教孩子有节奏地鼓掌或跺脚。别小看这些游戏活动，它们都有利于孩子四肢的发育。

◇ 运动能增强孩子的协调性和平衡性，提高身体反应的速度及柔韧性

父母要多为孩子提供一些游戏的机会，随时随地活动，包括让孩子抓住一个滚动的球，或是让孩子在你的身边蹒跚学步。年幼的孩子喜爱重复的动作，根据这一特点，家长可以设计一些能够达到锻炼目的的游戏。

◇ 游戏就是孩子的"工作"

游戏不仅是孩子生活中的一部分，甚至可以把游戏看作孩子的"工作"。孩子在醒着的时间里，除了吃饭，其余的大部分活动就是游戏。游戏是孩子认识自我、认识环境的途径。教孩子玩游戏，从游戏中获得知识和快乐也是父母需要学习的。孩子喜欢的游戏类型会随着他的成长而有所改变，孩子的个人能力也会通过对游戏的挑战而不断提升。如果在幼儿时期就教给孩子各种游戏，他会在逐渐长大的每一年中都因为早期的游戏获得很多回报。

◇ 只要孩子喜欢的就是好玩具

在给孩子准备玩具的时候，很多父母存在一个误区，认为越高级、越昂

贵的玩具对孩子就越有益处。其实很多孩子不需要玩那些昂贵的玩具，也许包装玩具的盒子对他们来说更有吸引力。任何东西都能给孩子带来乐趣和知识，甚至一片树叶、一朵花都会给孩子带来无穷的欢乐。

和孩子一起玩耍，不要在乎自己做了一些看上去有点傻的事情，例如蹲在凳子上读书，在浴缸里面吹泡泡。这些事情对于孩子而言是非常有趣的。当孩子不太愿意和别人一起玩的时候，应该对他耐心一些。3 岁以上的孩子才真正懂得合作的含义，可以很好地和别人一起做游戏。

♡ 游戏活动的建议

以下的内容根据孩子的年龄和行为能力给出了一些游戏活动的建议。当然，每个孩子发育的速度不相同，请选择最适合孩子喜好和能力水平的活动。和孩子一起阅读是非常棒的活动，可以从小婴儿时开始，一直到童年结束。音乐和歌唱都非常有趣，可以刺激孩子的脑发育。也可以选择你喜欢的活动，因为你高兴，孩子也会跟着高兴。

新生儿时期：可以进行感官刺激，播放轻音乐、轻柔地摇动和拍打、对孩子唱歌和说话。

1~3个月时：可以进行感官刺激，加一些玩具如拨浪鼓，为孩子唱歌、讲故事。

4~5个月时：让孩子参与社交，让他在房间里靠坐，可以握住拨浪鼓并且晃动它，为孩子继续唱歌和讲故事。

6个月时：多多与孩子交流，告诉他你正在做什么，并且告诉他周围物品的名称，提供一些小的玩具，让孩子拿着玩具在两只手之间传递，让他敲打壶和锅。

9个月时：由于活动量增加，为孩子创造更加安全的环境，玩躲猫猫的游戏时，故意向孩子丢玩具或者投掷玩具。

12个月时：可以让孩子玩球，把积木一块块摆起来，让他在你阅读的时候帮忙翻页，可以用蜡笔在纸上画，开始一些艺术方面的启蒙。

15个月时：让孩子随歌谣拍手，鼓励孩子涂鸦。

18个月时：可以玩拉着走或者推着走的玩具，给他一本画册让他自己"读"，可以用2～3块或者更多块积木叠高，告诉他如何给玩具上发条后，自己试着做。

2岁时：可以跑、跳和踢球，可以稳稳地拿住蜡笔画画，喜欢和别的小朋友在一起各玩各的（一起坐着但互不干扰，没有共同目标），不能和别人分享物品，尤其是玩具。

2岁半时：在玩游戏的时候可以排队等待，喜欢大的可以骑的玩具，例如三轮车（即使还不会蹬脚踏板），可以用两只脚蹦跳。鼓励孩子玩捉迷藏的游戏以及一些安静的游戏，如拼图和看图画书。

3岁时：可以蹬三轮车的脚踏板，自己唱歌并能记住节奏，喜欢玩过家家，喜欢娃娃、卡车、积木和玩过家家的玩具，开始和别人分享，开始玩合作性的游戏。

促进行为发育的训练

语言

♡孩子语言发展的进程

语言包括两项内容：理解和表达，也就是听和说。孩子在出生前就开始学习语言了，并且会在外界声音的刺激下自主地学习。所以，当新生儿听到父母声音的时候，会自然而然地表现为平静舒适。孩子模仿声音是从出生2个月后，当孩子6个月的时候，就可以发一些简单的音了。以下是孩子语言发展的过程，父母在不同阶段应该给予孩子不同的指导。

当孩子6个月后，开始对自己的名字有反应，并且会发出有区别的声音，类似"dada""mama"，但无明确含义。当孩子发出类似某个词语的声音时，应该及时回应，并重复我们认为的与孩子意向相关的正确发音，描述你正在用的东西名称，描述你正在做的事情。例如，给孩子穿衣服时可边穿边说："妈妈给宝宝穿衣服。"同时也要注意语速、语调，以便引起孩子注意。

当孩子1岁后，他的词汇量开始增长，可以说出一些别人能听懂的词语。在这个阶段，他对语言的理解能力（感受性语言）要强于他表达的能力（表达性语言）。

当孩子 1 岁半左右时，他可以说出大约 10 ～ 20 个词语，学会大量的身体语言，并且可以指出他想要的东西，还可能很喜欢唱歌。

在孩子 2 岁的时候，他已经会表达自己的多数想法和需求，可以听懂简单的指令，并且可以说 2 ～ 4 个字的短句，能听懂将近 400 个词语。

3 岁的孩子喜欢问"这是什么"之类的问题，来认识周围的事物。可以说出复合句，并且此时他可以理解接近 1000 个词语的意思。

♡ 帮助孩子语言发展的注意事项

◇ 尽可能多地对孩子唱歌或者说话。

◇ 直视孩子，这样你的表情和语气也可以帮助他理解你的意思。

◇ 为孩子阅读一些绘本读物。

◇ 为孩子安排和其他孩子玩耍的机会，以培养他们的沟通能力。

◇ 即使孩子有时会说一些不符合语法的语言，你仍要鼓励孩子用语言来表达他的需要。

语言发展的迟缓可能是多种原因造成的，包括常见的智力发育障碍等神经发育障碍性疾病、缺乏足够的语言刺激和有效交流、耳部疾患导致的听力异常等。如果孩子的听力有问题，则无法学习、模仿周围人的语言、沟通的方式，甚至社会和生活技能都会受到一定的影响。如果怀疑孩子有听力或相关方面的问题，可以咨询医生，以获得更加详细的信息。

♡ 语言发育迟缓

语言发育迟缓是指孩子在语言发展阶段，由于各种原因所致的语言发展落后于同龄孩子相应语言水平的现象，常有下列一种或多种表现：孩子语言发展开始的年龄比较迟，孩子语言发展的速度比较慢，孩子语言发展的程度较其他孩子明显落后。

语言发育迟缓的常见病因

◇ 生物因素：听力异常，语言障碍相关基因病，神经系统或发音器官结构、功能异常，认知异常，感知及处理信息异常等。

◇ 环境因素：语言获得延迟、错误学习，家庭的养育、干预方法不当等。如孩子处于较差的语言环境中，与人沟通互动少，过早、过长时间的屏幕暴露。

怎样发现孩子语言发育迟缓

◇ 语前技能落后。发育正常的孩子通常在 1 岁前掌握眼神、表情、手势等用于沟通交流的语前技能，如 3 月龄的孩子见到熟悉的人会微笑，7 ～ 8 月龄的孩子会伸手表示想要抱抱等。语言发育迟缓儿童的动作手势沟通能力明显落后于同龄儿童。

◇ 开口说话迟。孩子通常在 1 岁半左右说话，语言发育迟缓的孩子通常在 2 ～ 3 岁才开口说话。

◇ 语言发展慢或迟滞。开始说话后，相较于其他孩子的语言发展速度慢或者出现停滞。

◇ 语言理解困难或听取指令困难。表现为在理解词义或者复杂句型上的困难。

◇ 只会用单词交流，不会用句子表达。口语表达能力低，词汇量少、句子过短、句子结构简单或语法错误多，常用手势、动作作为代偿的交流方式。

◇ 语言应用（词汇和语法应用）均低于同龄儿童。表现为词汇或者语法知识缺乏，只能表达单一且固定的内容，或者语言不连贯，只能说单词或者短语。例如，只能说生活中常见的物品、鹦鹉学舌、三四岁时只能说包含两三个字的短语等。

◇ 语言交流技能不足。会说话，但由于语言内容贫乏，不能清楚表达自己的意愿，好动、不合群等。

◇ 语音不清或者不流畅。发音不清、不流畅等问题在语言发育迟缓儿童中常相伴出现。

什么情况下应该到医院就诊

在不同年龄阶段，语言发育迟缓的孩子预警表现不同，通常有如下表现：

◇ 2 个月时对熟悉的声音和脸无反应。

◇ 3 个月时对他人逗弄无微笑。

◇ 8 个月时不会牙牙学语，不会玩"躲猫猫"游戏或对此无兴趣。

◇ 12 个月时不能说一个字的词，无任何手势，如挥手"再见"或摇头、不能指点任何物品或图片。

◇ 18 个月时不愿模仿声音，或有限地运用辅音和元音，用手势代替说话表示需求，不能使用 15 个单词。

◇ 2 岁时不能模仿单词或动作，不能听从简单的指令。

◇ 3 岁时不能将单词组成短语或句子，词汇有限，不能理解或回答简单的问题，不能自发与人交流，与人交流时常常表现受挫，不能与他人交往或游戏，局限于玩某些玩具或反复玩某些玩具，他人难以理解的不清晰发音。

◇ 4 岁时不能复述简单的故事，不能清楚地回忆最近发生的事件，外人（非家庭成员）不懂其说的话，句子中发音错误多，替代、遗漏一些音。

一旦孩子出现了这些表现，家长应该引起关注并就诊。

家庭护理和干预要点

一旦孩子出现语言发育迟缓的症状或预警表现，家长们应该及时关注并排除导致语言发育迟缓的不利因素和疾病。

在孩子语言发展过程中应创造有利的、有效促进其语言良好发展的因素。

◇ 给予孩子与其所想、所做有关的、足够的语言输入。

◇ 与孩子进行有效的沟通。

◇ 和孩子成为玩伴。

◇ 避免过多的屏幕时间。

◇ 尽量减少照护者的变换或者环境变迁。

♡ 识别语言发展误区

关于孩子的语言发展，仍有很多陈旧的、科学依据不足的观点，给人们带来很多误区和干扰，从而影响我们对语言发育迟缓孩子的及时关注和干预。

常见误区有以下几种。

◇ 贵人语迟。

◇ 孩子不说话与舌系带过短有关。

◇ 孩子不说话，听得懂，听力肯定没问题。

◇ 孩子不说话肯定是语言环境中有方言造成的。

◇ 看电视、平板电脑和手机上的节目能帮助 2 岁以下孩子的语言发展。

◇ 孩子不说话，只要吃药或者做口面部肌肉训练就行了。

♡ 成为孩子最好玩伴的方法

◇ 多面对面观察孩子，了解孩子的兴趣，增加与孩子的视线交流，便于孩子模仿父母的表情和动作及所说的话，便于父母理解孩子说的话。

◇ 给予孩子及时的、恰当的回应，父母说的话与孩子所想、所做一致。

◇ 耐心地等待孩子表达，跟随孩子的节奏，给予适当的鼓励。

◇ 多创造沟通的机会，如提供选择、故意犯错、不急于一次性完成的游戏。

睡眠

睡眠 / 觉醒模式的发育和成熟是婴儿非常重要的生理发育过程。孩子的睡眠模式因人而异，每个孩子都有自己的特点。只要孩子能够在睡眠中得到充分的休息，并且在睡醒后精力充沛，表现得健康和快乐，那么他的睡眠模式就是符合自身情况的正常模式规律，父母就不用去干扰孩子已经习惯的睡眠模式。

♡ 睡眠模式

新生儿睡眠模式

多数新生儿每天睡 16 ~ 18 小时，每次睡 2 ~ 3 小时。通常，当他感到饥饿或者纸尿裤湿了的时候就会醒来。随着孩子每次摄入母乳或者配方奶量的增加，每个阶段的睡眠时间就会延长，而醒着的时间也更长。

哄孩子入睡的时候要格外细心，帮助孩子尽早建立规律的作息时间，养成良好的睡眠习惯。无论给孩子唱歌，还是讲睡前故事，均有助于孩子安静下来，让他感到安全和安慰。可以在睡前喂奶，但是不要让他含着乳头、奶嘴入睡，在喂奶后不要忘记拍嗝。夜间注意保暖，喂奶的时候动作要轻、快，尽量不要干扰他的睡眠。

6 ~ 12 个月孩子的睡眠模式

在 6 个月左右，孩子的睡眠时间缩短，通常是每 24 小时睡 12 ~ 16 小时。在 6 ~ 9 个月之间，每天白天早晨和下午各小睡 1 次，以及在觉得困的时候睡觉。当孩子 9 个月时，醒着的时间更长，而且经常会很不情愿离开家人去睡觉。因此，这段时间要为孩子做好睡前准备工作，如舒服的温水澡、安静的游戏、轻柔的音乐，然后钻进被子里面，就是很好的睡前安排。有的孩子会依赖一些小物件才能入睡，如抱着某条特殊的毯子或者某个玩具。

1～2 岁孩子的睡眠模式

当孩子快 1 岁的时候，每天的睡眠仍旧保持在平均 11～14 小时。白天的睡眠时间会逐渐缩短，家长在他白天睡觉时应该适时地将其唤醒，以便他在晚上可以正常地睡觉。这对于那些每天只睡 1 次会睡眠不足，但睡 2 次又睡太久的孩子尤为重要。

在这个阶段，过度劳累是孩子经常遇到的问题。可以让孩子在白天小睡一会儿，或者让孩子独自或与你一起进行安静的活动来获得休息。通常孩子应该和你一起，但也可以鼓励他独处 5～10 分钟，如拼拼图或者安静地看书。

2～3 岁孩子的睡眠模式

当孩子处于 2～3 岁这个阶段，一般平均睡眠时间在 11～14 小时，可以睡整觉，基本不出现夜醒。此时就可以看出他有没有保持良好的睡眠习惯。如果已经有良好的睡眠习惯，这可是非常值得庆祝的事情；但是如果还没有好的习惯，也不要感到失望，可以寻找一些切实可行的改良睡眠和休息的方法。

事实上，很多孩子在床上的时间要比真正睡眠的时间长，因此应该让睡眠更有吸引力。可以选择如下方式：给孩子一张特别的床、特殊的垫子和被子，一个特别的可以抱着的玩具、图画书，或者其他可以在床上玩的简单玩具。

白天可以进行适度的运动，尤其是户外运动，有助于睡眠。需要注意，晚上睡前 1 小时不应再进行剧烈的运动。

♡ 入睡困难

对于入睡困难的孩子来说，睡前的安排比其他事情都重要。睡前安排应该简单，并且每晚都要按照同样的顺序进行，从而找到最适合孩子的方法。无论选择哪种方法，都应该和家庭中每一位成员——你的配偶、祖辈、保姆等人达成一致意见。在快要睡觉时，应降低活动的强度和孩子的兴奋性，进行一些安静的睡前活动，睡前读故事就是很有效的做法，不要在睡前讲特别长的故事，讲完睡前故事后，也不要让孩子再下床。

在孩子学习如厕的时间段，如果孩子尿床也不要过分紧张，可以使用隔尿垫，便于家长晚上快速更换。孩子可能在睡觉的时候说话或者笑，只要他的情绪稳定，就没有必要把他叫醒，他可能是在做梦。

♡ 夜惊

夜惊时孩子处于中间状态，既没有完全醒来也不是在睡觉。幼儿夜惊表现为睡眠中突然尖叫、啼哭，时哭时止，或定时啼哭，甚至通宵达旦；较大孩子夜惊表现为入睡后突然惊醒坐起，神情极度恐惧、出汗、呼吸急促、心率加快，一般在觉醒后对夜惊发作一事通常表现为没有记忆。当孩子发生夜惊时应该马上进行安抚，引导他再次入睡。不要让孩子在迷糊中伤到自己。夜惊通常发生在孩子入睡后 2 小时内，且不受其他任何因素影响。这种现象随着孩子的成长会慢慢消失。

♡ 做噩梦

所有孩子睡觉都有可能做梦，也可能在梦中醒来，但大部分孩子都可以再次安稳地进入梦乡。做噩梦的现象在 6 个月到 4 岁的孩子中常见，孩子也会在梦中啼哭。

孩子做噩梦的常见原因

◇ 和父母分开睡的焦虑。

◇ 孩子作息不规律。

◇ 睡觉前使用电视、电脑、智能手机等电子设备。

◇ 听恐怖故事、看恐怖影视剧。

◇ 上幼儿园、对黑夜的恐惧。

◇ 疾病影响。

◇ 环境令身体不舒服。

◇ 饮食习惯不良，过饱或饥饿。

◇ 受批评打骂，情绪抑郁。

孩子做噩梦时的处理方法

◇ 当孩子做了噩梦，家长应该尽快确认孩子是否一切正常，然后安抚孩子睡觉。第二天再谈论关于噩梦的事情。

◇ 你可以鼓励孩子把他做的噩梦画下来，帮助你了解梦的内容，然后再引导孩子给这幅图画一个好的结局。

◇ 如果噩梦引起了睡眠不足的问题，可以向儿科医生或心理医生咨询。

如厕

如厕对于孩子来说是一项很重要的行为训练，简单说就是教会孩子在厕所大小便。如厕训练的目的是让孩子自己觉得膀胱内有排尿感觉的时候，能够憋住尿意，等到了厕所再解决，并最终可以完全靠自己如厕（包括脱裤子、坐便盆或马桶、穿裤子）。父母可以在孩子1岁半～2岁半时从培养孩子坐盆开始。

在此项训练中需要注意如下几点

◇ 给孩子穿容易穿脱的衣服，建议在比较温暖的季节开始此项训练。

◇ 准备一个宝宝便盆或者马桶圈，要确保孩子可以双脚踩地坐稳。当孩子早晨醒来时、餐前餐后、小睡前后、准备睡觉之前让他坐在上面。

◇ 只要孩子一坐盆，即便是穿着裤子，也要表扬并且奖励。可以在每次孩子成功地坐盆之后，都奖励给他一张小贴画。

◇ 如果孩子有时仍发生尿床或者尿裤子的状况，家长始终要保持耐心，把这看作意外而不是失败。迅速地换掉孩子尿湿的衣服，并且告诉他下一次会做得更好。不要因为这些小小的意外惩罚孩子。

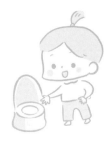

1. 对马桶、坐便器或穿内裤感兴趣。

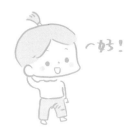

2. 能听懂家长的指令，并乖乖地照做。

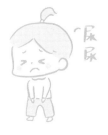

3. 想上厕所时，能用语言、面部表情或其他姿势表达。

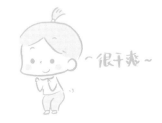

4. 能保持 2 小时以上纸尿裤干爽。

图 4　如果孩子有上述表现，可以开始尝试如厕训练

◇ 如果孩子连续 2 个星期都不尿床或者尿裤子，可以尝试给孩子穿训练裤。

◇ 如果孩子上幼儿园或者托儿所，需要灵活设计方案。家长应与老师共同配合，有意识地培养幼儿良好的如厕习惯，实现家园教育同步。

◇ 如厕训练会花很长时间，应该根据孩子的具体情况设计进度，没有统一的进行如厕训练的适当年龄，需要保持耐心、细致、循序渐进。

小贴士

如果孩子在接受训练后，很长时间没有进展或者有比较严重的便秘，应该咨询医生，以便获得更有针对性的帮助。

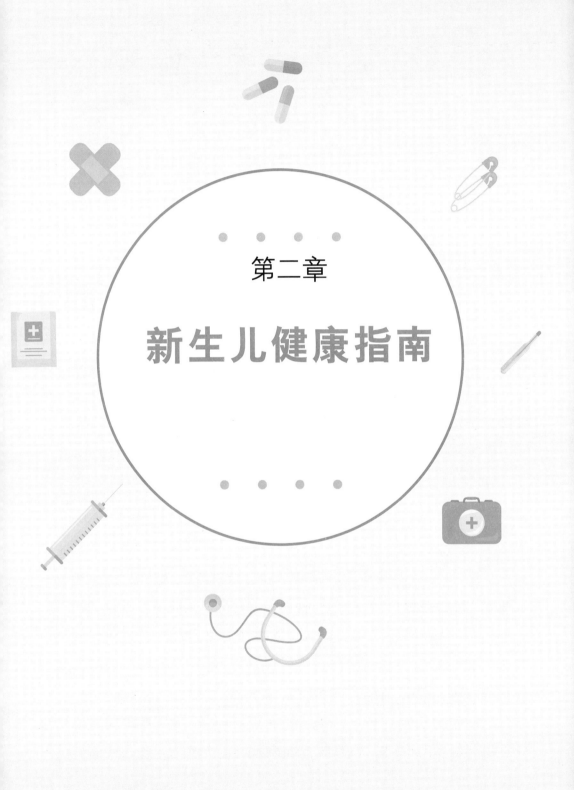

第二章

新生儿健康指南

新生儿外貌特征

　　父母对即将出生的宝宝充满了期待，不过新生儿的外貌可能和父母想象的不太一样。刚出生时的外貌特征都是短期的，比如，宝宝的脸有些浮肿、鼻子扁扁的、耳朵紧贴着脑袋、头看上去很大，甚至一开始还被挤成了圆锥形，头皮下面可能还有软软的包（也可以说是产瘤），这是因为分娩过程中的压力造成了宝宝颅骨的重叠和肿胀。但是不用紧张，宝宝在出生 1 ~ 2 周后就会变漂亮。需要注意的是，出生后父母要仔细地检查孩子，如果发现异常情况要及时向医生咨询。

皮肤

　　宝宝出生后，全身有一层或薄或厚的乳白色覆盖物，这种覆盖物叫作胎脂，其作用是在子宫中保护宝宝的皮肤，通常在出生后 1 ~ 2 天内会自行吸收，不用特意擦掉。宝宝从羊水环境进入自然环境，皮肤会变得干燥，出现少量白色脱屑，这属于正常生理现象。有些宝宝还会有不同程度的胎毛存在，在额头、耳朵、肩膀、后背的位置，通常在宝宝 3 个月大时就会消失。

　　在最初的适应期过后，大多数宝宝的皮肤颜色呈粉红色，有时肤色浅的宝宝因为新陈代谢缓慢，手、足可能轻微发白并且持续几天。若父母肤色偏深，宝宝会受到一定程度遗传因素的影响，肤色也会偏深一些。新生宝宝皮肤薄、光滑、娇嫩、敏感，因此护理动作一定要轻柔。

头部

宝宝的头部大约占出生时身长的1/4，有些宝宝的头部在出生后很短时间内呈圆锥形，几天后就恢复为正常的圆形。头颅有两个"柔软的地方"——前囟和后囟。前囟为菱形且位于头顶处，一般在宝宝1岁左右闭合，也有的宝宝在15～18个月时才闭合。后囟为三角形，和前囟相比要小很多，位于头部后面突起部分的上方，一般在2～3个月时闭合。如果发现这些柔软的地方有轻微的跳动，请不要担心，这些部位都有结实的膈膜，一般的触摸不会造成危险。

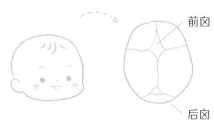

图 5　宝宝的头部

眼睛

有的宝宝出生后很快就可以睁开眼睛，而有的宝宝出生后眼睛是闭着的，通常在一周内逐渐把眼睛睁开。宝宝出生数小时后就有光感，1～2周对强光有闭眼反应，因此不要把宝宝放在光线较强的地方。宝宝出生后不久，如果发现白眼球上有一点点红血丝，不必过于担心，这是在分娩过程中造成的，通常可以自行吸收。

姿势

新生宝宝在平躺放松时，胳膊和双腿呈对称的屈曲状态，就像青蛙一样，轻轻拉直肢体后放开，宝宝可以自然地恢复到原来的屈曲状态，父母切记不要强行拉直或者用外力捆紧四肢，否则会使宝宝感到不适，影响睡眠和情绪。宝宝的两只小手会呈握拳状态，在熟睡时，拳头会松开。

声音

正常分娩的宝宝在出生的那一刻，会在医生的触摸下发出第一声啼哭，正常的哭声是响亮而婉转的。通常宝宝在感到不舒适或者有吃奶、排便等需求的时候也会发出哭声。

新生儿健康标准

宝宝出生后，如何在短时间内知道身体状况是否正常呢？以下几个方面是检查宝宝健康与否的标志性指标。

视觉

宝宝刚出生时就具备一定的视觉，之后随着生长逐渐发育成熟。一开始，宝宝不仅有光感，还可以看见大约 30 厘米范围内的人或物的轮廓，并且视线很快跟随人和物移动，特别是当我们穿着红色、白色或其他明亮颜色衣服的时候，宝宝的视线追物会更明显。新生儿的视力大约是成人的 1/30，视野范围只有 45°左右，由于眼部肌肉发育不完善，我们会看到宝宝经常闭眼睛，这一现象会随着成长而逐渐改善。如果没有改善，在给宝宝体检时，要告诉医生这个情况。

听觉

宝宝的听觉器官在出生时就发育得非常好，但因为耳朵内的羊水还未清除干净，听觉不太灵敏。经过一周左右时间，羊水完全排出后，听觉就会有显著的改善，通常能马上辨别出父母的声音。出院以前，医生会为宝宝进行听力筛查测试以及耳聋基因检测，以便及时发现问题。

宝宝喜欢听高调而不尖锐的声音，特别是妈妈的声音，因此经常对宝宝说话，在家中播放轻音乐，当他哭的时候说"我来了"，都会帮助宝宝平静下来。新生儿对声音具备一定的定向能力，在他头的一侧发出悦耳的声音，宝宝就会转动双眼并把头转向发出声音的方向。

大便

在出生后的第一天，宝宝会排出墨绿色或焦油色的黏稠粪便，称胎便，这是胎儿在子宫内吞入的胎毛、胎脂以及肠道分泌物而形成的大便，多数新生儿在出生后 12 小时开始排出胎便，2～3 天排干净。在这之后，如果妈妈的乳汁分泌充足，宝宝能正常吸吮和摄入奶汁，粪便会逐渐从墨绿色转变为正常的黄色。

母乳喂养的宝宝在开始喝 30～60 毫升的奶量时，可能每次喝奶后都要排大便，每天大约有 6 次之多，大便比较松散，呈糊状。而配方奶粉喂养的宝宝，每天排便 1～3 次，大便呈糊状或软条状。偶尔也会有母乳喂养的宝宝大约每 3 天才排出一次正常的大便，只要大便不干、不硬就没关系。宝宝只吃母乳，一般不会发生便秘。如果配方奶喂养的宝宝出现大便偏干，可以给宝宝适当喂一点水，每次 20～30 毫升，每天 2～3 次，同时给宝宝做腹部抚触，促进肠蠕动和排便。

起初一两周，宝宝大便是柔软的，有时候还是稀的，在这之后，会慢慢形成更为紧实的粪便。有的宝宝即使大便柔软，排便时也会啼哭。只要保持正常的排便规律就不用担心，如果宝宝便秘、排便困难，就要咨询儿科医生。

反射

当宝宝出生时，神经系统就开始帮助其适应子宫外的环境，这种反射是身体的保护机制。我们经常发现宝宝的身体在颤动或者有小幅抖动，特别是胳膊、腿和嘴，这些都是正常现象，是宝宝的神经系统正在努力适应子宫外的自然环境。

宝宝还会经常打嗝和打喷嚏，可以把他紧紧裹在浴巾里面，让胳膊和腿紧贴身体，这样可以很好地安抚他。

宝宝出生后具备对环境中一些刺激做出适宜反应的能力，下面就了解一下新生儿特有的几种原始反射，它们都属于无条件反射。

♡ 吸吮反射

当把乳头或手指放入宝宝口中，他会相应地出现口唇及舌的吸吮蠕动，这种反射会在出生后 3 ~ 4 个月逐渐消失，被主动的进食动作所代替。吸吮反射对早期喂养很有帮助。

♡ 觅食反射

当妈妈乳房或其他部位触碰宝宝一侧面颊时，会出现寻觅乳头的动作，即头转向刺激方向，出现觅食动作。觅食反射会在宝宝出生后 3 ~ 4 个月逐渐消失。

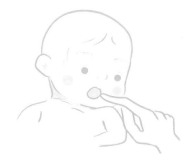

图 6　用手指或乳头碰宝宝的嘴唇时，宝宝就会不自觉地做出吸吮动作

♡ 握持反射

宝宝呈仰卧位，当把手指放入其掌心，可感觉到宝宝有紧紧的抓握动作。如果想让他松开手指，可以敲打他的手背。握持反射通常在出生后 3 ~ 4 个月逐渐消失。

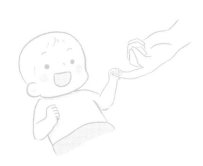

图 7　把手指放入宝宝掌心，可感觉到有紧紧的抓握动作

♡ 吮吸—吞咽—呕吐反射

吮吸—吞咽—呕吐反射可以让宝宝获得乳汁，并防止乳汁进入肺部。宝宝长大一些时，这个反射会趋向更有规律、更有节奏，使喂奶的过程变得更加容易。

体重增长

很多宝宝在出生后的几天内体重会减轻，出生一周后的体重比出生时的体重减轻4%～7%，最多不超过10%，称为生理性体重减轻。这些减少的体重大多是水分，在这之后体重会稳定增长，不必为此担心。未满月的宝宝平均每天体重增长25～30克，通常在5～6个月的时候增长为出生体重的1倍。而在1岁的时候，体重大致会达到出生时体重的3倍左右。在宝宝体检时，医生会把身长、体重、头围的数据在成长曲线图中标示出来。我们期待的是宝宝能够稳步成长，而不是强求达到某一年龄段的中位数标准。

♡ 新生儿特殊生理现象

宝宝出生后会有一些特殊的生理现象，新手父母可能会一头雾水，误以为自己的宝宝生病了，让我们来了解一下这些特殊现象。

毳毛

大多数宝宝出生后身体上有一层薄薄的绒毛，尤其是背部更为明显。胎儿在子宫内就会有较浓密的胎毛，随着发育会自动脱落，不需要拔除或刮掉，避免损伤毛囊或引起感染。

乳腺肿大

有的宝宝出生后乳腺肿大，貌似发育，有的甚至还会分泌乳汁，这是由于宝宝受到妈妈雌激素影响导致的，一般出生 2～3 周自然消退。切忌挤压乳腺，否则容易引起感染。

假月经、白带

有的女宝宝出生后会有少量阴道出血，或外阴部有类似白带样物质附着，这也是一种正常生理现象，是受到妈妈雌激素的影响，一般 2 ～ 3 天就会自然停止，新生儿白带经过数日也会逐渐减少至消失。

粟粒疹

有的宝宝出生后会在鼻尖、鼻翼及面颊等部位出现直径大约 1 ～ 2 毫米的白色小颗粒，这是皮脂腺堆积所致，不需要处理。随着宝宝一天天成长，这些白色小颗粒会自然消退，不会影响以后的外貌美观。

红斑

宝宝出生后会出现皮肤发红或面部红斑的现象，这是由于新生儿的皮肤比较娇嫩、敏感，对外界环境变化影响而引起的反应，这些现象可以自行消退，有些会伴有脱屑。

马牙

有的父母发现宝宝张开嘴后，在上腭中线和齿龈上常有黄白色的小斑点，这些小斑点被称为上皮珠，俗称马牙，是上皮细胞堆积或黏液腺分泌物堆积所致。数周至数月自行消失，千万不要动手挑去。

红色尿

新生儿有时候会排出红色的尿，在出生后的前几天，有时小便量少，尿中尿酸盐排泄增加，使尿液呈现红色，尤其在冬季气温低时多见。可以加大哺乳量再观察，如果没有好转甚至加重，要及时到医院就诊。

青痣

有的宝宝在后背的骶尾部或臀部有大小不等的青灰色斑，其中以骶尾部居多，这是新生儿青痣，又称"蒙古斑"，属于色素沉着，多数在 2 ~ 3 岁消退，个别 7 ~ 8 岁自然消失。

毛细血管扩张斑

有的宝宝眼皮、鼻子或者脖子后面有类似湿疹的紫红色斑点，这种皮肤的颜色变化是胎记的一种，叫作毛细血管扩张斑，通常在 1 年内消退。

新生儿日常护理

　　宝宝出生后，父母在护理时常常手忙脚乱，错误的护理方法不仅无法为宝宝预防疾病，甚至还会导致疾病。日常护理关系到宝宝生活各个方面，不可马虎，更不能不讲科学。本节列举了新生儿日常护理的方方面面，希望给父母以正确的指导。

穿衣服

　　宝宝刚出生时非常容易散失热量，因此要及时用干燥、温暖的毯子把身体包裹住。在特殊情况下，可能还需要使用电暖设备帮助宝宝保持温暖。

　　宝宝出生后的 4 ～ 5 天，注意观察体温，要根据室温和季节来为宝宝穿衣服，可以参照成人穿衣的厚度。不要担心宝宝受凉而穿过多的衣服，尤其是在炎热的季节。初生宝宝的体温调节能力相对较弱，体温会随着环境温度的升高而升高，一定要避免衣服和包被过多，但要注意给宝宝胸腹部适当保暖。

　　通常宝宝应该穿着纯棉质地的、白色或浅色的贴身内衣或连体衣，尽量选择系带或带按扣的，避免带纽扣或拉链。为宝宝换衣服的时候，用手托住他的头颈部，才不会伤到他。

如果在冬天，房间温度较低或外出时，应该给宝宝戴上帽子，因为他们发量少，帽子可以阻止热量从头上散失。如果在夏天，也要戴帽子，可以预防过多地暴露在阳光下造成晒伤。

眼睛

宝宝出生后，医生会向他的眼睛里滴入特殊的眼药水，避免发生感染，这种眼药水会有轻微的刺激。有一些宝宝因为分娩时作用在面部的压力导致眼睛浮肿，通常 2 ~ 3 天可以自行消退。

有时宝宝的眼睛会有少量的黄色分泌物，但只要球结膜还是白色，就不用担心。如果发现球结膜发红或者有大量分泌物，怀疑有感染的时候，要立即到医院就诊。

如果宝宝的眼睛持续流泪，或者持续眼部分泌物非常多，那么他的泪腺可能发炎或被堵住了，也就是先天性鼻泪管阻塞，这种情况并不少见，需要及时到医院就诊。

为宝宝清洁眼睛前后一定要洗净双手。擦眼睛分泌物时，要用蘸了温水的、干净柔软的面巾，从靠近鼻翼的内眼角向外眼角擦拭，每天 3 次。

脐带

宝宝出生后，脐带原本的作用就失去了，医生会将靠近宝宝一端的脐带剪下，留下一小段脐带残端，用夹子夹住脐带或者用线结扎脐带。脐带从剪断到根部脱落需要 1 ~ 2 周时间，脐带残端及脐窝需要护理好，保持干燥、避免感染。

做到每日清洁消毒，家长洗净双手后，用医用酒精棉签擦拭脐部，包括擦拭脐窝深部。更换尿布时，如果发现脐带处被尿液污染，要再次消毒。避免反复摩擦脐带残端及脐带根部。

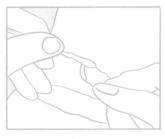 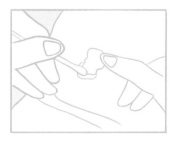

图 8　家长洗净双手后，用医用
　　　酒精棉签擦拭脐部

图 9　脐带结痂后，更要注意消
　　　毒脐痂下面的脐窝深部

脐带结痂后，更要注意消毒脐痂下面的脐窝深部，里面容易积聚脏东西而引起感染。如果父母没有信心消毒到位，可以请医务人员指导示范。

一般情况下，在宝宝出生 7 天内脐带会脱落。脐带脱落后，脐窝可能会轻微流血或者有少量的分泌物，如果 1 ～ 2 天内停止就没有问题；如果持续有分泌物或者颜色非常红，就要到医院检查一下是否感染。有时脐带会有少部分组织没有脱落，并且流血，这种情况需要医生来处理。

牙齿

宝宝刚出生就长有牙齿非常少见，可能和胚胎时期牙胚发育过早有一定关系，需要拍摄 X 光来确定这些牙齿是否需要拔掉，由牙科医生来评估。如果牙齿有松动，可能需要拔掉，避免宝宝被卡住窒息。家长不要自行拔出活动的牙齿，以避免感染。

拍嗝

拍嗝的目的是排出宝宝在吮吸和啼哭时吞咽的空气。配方奶喂养的宝宝要比母乳喂养的宝宝吞咽更多的空气。如果吞咽了很多空气，宝宝会觉得胃已经满了，然后停止喝奶，喝奶量就会减少。如果通过拍嗝排出这些空气，胃里就有更多的地方容纳奶量。如果宝宝在喂奶前啼哭并吞咽了空气，应该在他喝奶之前就拍嗝。

可以采用以下 3 种姿势为宝宝拍嗝。

姿势 1：在肩膀上垫一块纱布，左手托住宝宝臀部，右手托住宝宝头颈部，将宝宝的头靠在肩膀上，面部偏向一侧，右手呈空心掌，轻轻拍宝宝背部。

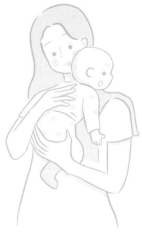

图 10　姿势 1

姿势 2：扶着宝宝坐在大人腿上，用手肘和手腕支撑住宝宝身体，手掌张开，拇指和食指轻轻托住宝宝下巴，支撑头部；另一只手呈空心掌，从宝宝腰部开始从下往上轻拍，或者由下往上推。

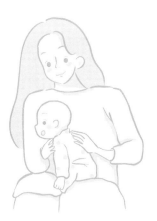

图 11　姿势 2

姿势 3：让宝宝趴在大人的腿上，让他的头部略高于胸部，然后轻拍背部，或在后背轻轻打圈按摩。

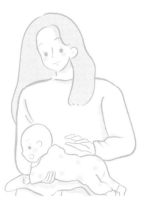

图 12　姿势 3

如果宝宝不愿意拍嗝，可以让他趴几分钟，然后抱起来再试一试。拍嗝时间不要超过 10 分钟。如果觉得给宝宝拍嗝很难，也不要着急，几周后，你就会非常熟练了。拍嗝时一定不要力度太重。

换尿布

尿布分为布尿布和一次性纸尿裤，父母可以根据自己的生活方式来选择。而尿布疹的发生主要和护理方式有关，需要特别注意以下几点。

◇ 勤观察，便后要及时更换尿布，避免对皮肤的刺激，才能减少尿布疹发生的机会。

◇ 取下尿布后，用温水冲洗宝宝的臀部，并用清洁的干毛巾吸干水分，保持臀部的干爽。在家时最好用清水清洁，外出不便时，可以用质量好的湿纸巾清洁，擦拭不要太用力。

◇ 如果是女宝宝，要从前向后清洁生殖器区域，同时注意清洁阴唇的褶皱区，预防尿道和阴道的感染。如果是男宝宝，则要仔细清洁阴囊部位。

◇ 冲洗完臀部皮肤后，要适当涂抹油性护臀霜或橄榄油等，以形成皮肤保护层，预防尿布疹。当宝宝出现尿布疹，在清洁晾干后，可以涂抹氧化锌软膏，能够起到隔离水分和刺激物、收敛皮肤、促进愈合的作用，对尿布疹有治疗和预防的效果。

洗澡

宝宝出生后，医生会帮他擦干身体，如果有必要，还会给宝宝洗澡。只要条件允许，宝宝可以每天洗一次澡，每次时间控制在 5 ~ 10 分钟以内，否则时间太长会散失太多热量，宝宝容易着凉。万一洗澡或浸湿了脐带，也不用紧张，可以用碘伏或酒精消毒脐部。

给宝宝洗澡时要注意以下几点

◇ 选择温暖的房间。

◇ 准备好所有的用品：中性香皂或婴儿沐浴露、婴儿洗发水、棉柔巾或柔软的小毛巾、洗澡盆、洗头发用的小水杯、软发梳。

◇ 在洗澡盆里放上一半温水，在把宝宝放进水里之前，要用手腕内测试水温，保证水不太凉也不太热。

◇ 让宝宝坐在水里，一只手放到他的腋下支撑他的后背。

◇ 先洗眼睛和脸，然后向下洗，最后洗被尿布盖住的地方。

◇ 用洗发杯把头发弄湿，用洗发水揉搓发泡洗头发。如果发现宝宝有乳痂，可以用软毛刷轻轻地刷头皮，再用洗发杯盛上水冲洗干净。

◇ 把宝宝从洗澡盆中抱出来时，要用毛巾把身体擦干，防止感冒。根据天气情况及室内温度，为宝宝选择适合的衣服。

◇ 绝对不能把宝宝单独留在水中或靠近水的地方。要保证宝宝不会触碰到水龙头，避免发生烫伤。

喂养

喂奶是新生宝宝得到营养的唯一途径，在喂奶过程中，不仅可以使宝宝获得营养，还可以感受到父母的爱和关注。因此，不论是母乳喂养还是配方奶喂养，对宝宝来说都十分重要。

喂奶时要避免其他干扰，特别是在起初的几个月中，要让宝宝在吃奶时感到放松和快乐。要坚持母乳喂养，保证妈妈的饮食营养丰富、均衡且精神愉悦，这样才能保持充足的泌乳。在母乳不足的情况下，家庭成员对于是否添加配方奶粉及配方奶粉品牌的选择可能存在分歧，这时要根据每个家庭的具体情况和生活条件做出适当的选择。最初宝宝可能每2～3小时就要喂1次，这是因为婴儿的胃容量小，喝的奶量少。随着生长发育，宝宝满月后在白天可以喝更多奶量时，就可以减少夜间喂奶的次数。但如果宝宝出生时的体重很轻，则需要更长时间地坚持夜间喂奶，来增加他的体重。

给大家提供一个婴儿食品需求范例：婴儿每天每千克体重平均需要 110 卡热量，而普通配方奶和母乳每升都含有近 670 卡热量。一名体重为 4.5 千克的宝宝，他的食品需求就是 110 卡 × 4.5 千克 ≈ 500 卡／天，500 卡 ÷ 670 卡／升 ≈ 每天 0.7 升配方奶或者母乳。简单来说，婴儿每天每千克体重需要 150 毫升的总量，除以喂养次数（一般 6 ～ 8 次／天），就是每次的喂养量。

当然，这只是个范例。婴儿的食量存在个体差异，且每天都在改变，而且这种变化是正常的。宝宝的食欲可能会急速增长，通常发生在出生后 7 ～ 10 天、3 ～ 6 周和接近 3 个月的时候。

如果初生宝宝每天至少尿湿尿布 6 次，那么就证明他吃得足够多，母乳喂养和配方奶喂养的宝宝都是一样的。此后你会观察到宝宝体重稳定地增长。有时，宝宝的上嘴唇中间会长出吮吸茧或者水疱，这是由于在吃母乳或者吮吸奶嘴的过程中经常摩擦造成的，这种情况大多在几个月内会自行消失，但是对有的宝宝来说，会一直延续到他们学会使用杯子为止。类似的吮吸茧同样会出现在大拇指或者手腕上。

♡ 母乳喂养

母乳喂养是一项需要花费时间学习才能掌握的技术，也是一门艺术。在准妈妈怀孕的最后 3 个月，可以用柔肤霜轻轻按摩乳头，宝宝出生后，坚持在两次喂奶之间做同样的按摩，以保持乳头的健康，减少因宝宝吮吸带来的伤害。

母乳喂养时，找到一个适合自己和宝宝的姿势非常重要，可以更快速地进入最佳哺乳状态。

側卧式：适合夜间哺乳，适合剖宫产的母亲，以及产后体力尚未恢复、需要卧床休息的母亲。

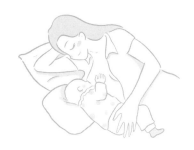

图 13　侧卧式

半躺式：可以对抗重力，帮宝宝缓冲过急的奶阵，解决宝宝呛奶的问题。

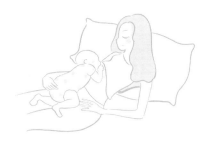

图 14　半躺式

摇篮式：在宝宝身下放一个哺乳枕，母亲会更轻松一些。

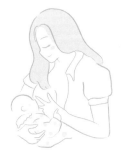

图 15　摇篮式

橄榄球式（环抱式）：适合剖宫产母亲，可以避免宝宝压迫妈妈腹部手术切口；也适合乳房很大、宝宝太小或是双胞胎的妈妈。

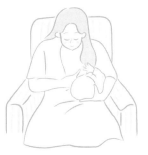

图 16　橄榄球式（环抱式）

在出生后的头 2 周，大多数宝宝每天要吃 6 ~ 12 次奶，频繁的哺乳可以促进乳汁的分泌。产后，母亲做到饮食均衡营养，保持愉悦的情绪，能促进乳汁的分泌。母乳本身就是天然的润滑剂，可以在每次喂奶后，往乳头上涂抹一些。当宝宝睡着后，母亲一定要抓紧时间休息，充足的睡眠能帮助泌乳，也可以让夜间哺乳变得不再那么精疲力竭。

母乳喂养的宝宝通常不是按时吃奶，而是按需哺乳。有些日子里他会比平日吃得更多，除非医生有要求，否则不要给他喝配方奶、水或者糖水。食量增加通常是宝宝急速生长的需要。

如果母亲在哺乳期想开始工作，那么需要选择一款适合自己的吸奶器，将乳汁吸出储存。

如果乳房充血，可以试试热敷或者淋浴时冲一会儿胸部，并且在每次喂奶之前轻轻地按摩乳房。在胸部恢复柔软之后，用手挤出奶或者用吸奶器把奶吸出，然后再让宝宝喝奶。当乳房充血时，可以多次喂奶，并且在哺乳之后冷敷胸部一小会儿来减轻肿胀。吸出的母乳，可以用储奶袋分装，建议储存时间为：

◇ 室温：4 小时；

◇ 冰箱 0 ~ 4℃冷藏室：24 小时；

◇ 冰箱零下 18℃ ~ 零下 20℃冷冻室：3 ~ 6 个月。

 小贴士

以下是宝宝可以很好地吮吸，并且吃到了足够母乳的信号：

● 哺乳的过程不痛苦（正确地吮吸让母亲觉得有被牵引的感觉，而不是疼痛）。

● 可以听到宝宝吞咽的声音。

● 宝宝的鼻子和下巴碰到母亲的乳房。

● 母亲可以感觉乳汁减少，胸部变软。

● 宝宝每天排尿多次，并且体重正常增加。

母亲在服用药物之前，应向医生咨询药物对哺乳的影响和可能对宝宝的影响，因为母亲摄入的部分药品、食物、酒精都会通过母乳被宝宝吸收。

医生建议母乳喂养到宝宝 1.5 ~ 2 岁，如果母乳质量非常好，也可以继续母乳喂养。如果想在 9 个月前给宝宝断奶，需要向医生咨询更换配方奶的方法。

♡ 配方奶喂养

找一个舒服的姿势抱着宝宝，让他的头枕在你的臂弯里，而且头部应该始终保持高于胃的位置。

冲调奶粉前要洗净双手，用温水冲调奶粉，水温大约为 40℃ ~ 60℃。喂奶时注意让配方奶一直充满奶嘴，这样宝宝就不会吞入过多空气。

新生儿奶粉喂养量参考：最初两天，宝宝每次能吃 15 ~ 20 毫升左右；几天后，平均奶量可达到 60 ~ 90 毫升，每隔 3 ~ 4 小时吃一次；15 天左右大部分宝宝就能每餐吃 90 ~ 120 毫升；1 个月的时候每顿能吃 120 毫升左右。

出生后第一个月，宝宝可能需要每天喂 6 ~ 8 次奶，但由于每个宝宝的生长发育情况不同，食量有一些波动是正常的。当宝宝比较容易饿的时候，可以适当增加奶量。

宝宝每次喝奶大致需要 20 ~ 30 分钟。如果喝奶时间短，1 小时后又饿了，要考虑更换大一型号的奶嘴。如果宝宝喝奶时容易呛奶，可以换小一型号的奶嘴。当宝宝能很快喝完 120 毫升奶的时候，可以把奶瓶换成 240 毫升容量的。

奶瓶的清洁、消毒（煮沸或蒸汽消毒）、晾干都很重要。要避免给宝宝喝凉奶或很烫的奶。不要用微波炉加热配方奶，因为这样会导致奶的温度不均，里面特别热的部分容易烫伤宝宝。

溢奶

溢奶是新生儿期很常见的现象，表现为奶汁从嘴角流出或把刚吃下去的奶全部吐出。这是由于新生儿的胃呈水平位且胃容量小，胃的贲门（近食管下端处）括约肌发育不完善，导致平卧时胃的内容物容易返流入食管而溢出。如果喂奶方法不当、吃奶量过多、吃奶时吞下较多空气，都会加重溢奶。因此在喂奶后，至少半小时之内让宝宝保持平躺的姿势，或者在吃完奶后，把宝宝放进倾斜（头高脚低）的婴儿床也可预防溢奶。

给宝宝喂奶要以少量多次为原则，并且喂奶后要拍嗝。避免有施加在宝宝腹部的压力，比如尿布过紧等。发现宝宝溢奶时，要确保他的头是侧向，身体侧躺拍背，而不是直接抱起来，这样可以防止奶汁或胃内容物呛入气道。如果发现宝宝呕吐频繁，呕吐物中有血丝，或者呕吐导致咽喉异物或咳嗽，应及时就医。

外出

当宝宝能够自己调节体温的时候，就可以开始有规律地带他到户外了。在外出之前，给宝宝穿上应季的衣服。家长穿多少衣服，宝宝也应该穿多少。宝宝的皮肤对阳光照射反应要比大一些的孩子和成年人更加敏感，尽量减少阳光的直接照射，如果暴露在阳光下，每次最长 15 分钟。避免被阳光晒伤，不建议给新生儿涂抹防晒霜。

处于新生儿期的宝宝，应当减少外出的次数，尽量少更换生活起居环境。如需外出时，尽量避免到人多拥挤、空气污浊的地方。同样，在满 1 岁前，要避免宝宝与有传染性疾病的人近距离接触。

♡乘车安全

如果要带宝宝乘车出门，要格外注意安全防护。需要使用适合其体重与身高的儿童安全座椅，而 1 岁以下的宝宝，需要使用反向安装的儿童安全座椅，且安装在汽车的后排座位上，请详细阅读汽车与座椅的说明书，确保安装正确。如果需要抱起宝宝喂奶或者安抚他的时候，要先把车停靠到路边。

儿童安全座椅绝对不可以放置在有安全气囊的地方，因为宝宝有可能在气囊膨胀时窒息死亡。即使安装了合适的汽车安全座椅，在行车过程中也要有人看护宝宝，尤其是在颠簸的路况。

啼哭

当宝宝还不会说话的时候，啼哭往往是对某种需求的一种表达，例如饿了需要吃奶，或者尿布湿了需要更换。父母应该注意这种特殊的信号，判断宝宝啼哭的原因。刚出生的几天里，宝宝并不经常啼哭，因为他不太饿而且有一点困，当宝宝逐渐成长，啼哭的时间就会增长，因为他对食物的需求更加旺盛。另外，家长应该知道宝宝啼哭时流出眼泪也要经过几个星期的时间，所以不用因为没有看到眼泪而感到困惑。

宝宝啼哭有很多不同且非疾病因素的原因，包括：

◇ 饥饿。

◇ 尿布湿了。

◇ 冷或者热。

◇ 受到过度刺激。

◇ 没有穿衣服。

◇ 希望和别人接触，希望被抱着。

◇ 挫败感。

◇ 没有明显原因。

虽然宝宝的啼哭经常困扰着父母，但是这对宝宝自己并没有什么伤害。通常只要抱一抱，就会停止啼哭。有时候我们不知道宝宝哭的原因，可以按照以下方法处理。

◇ 找到原因，并进行处理，比如尿布湿了或者饿了。

◇ 把宝宝舒适地裹在浴巾里面。

◇ 抱起他，拍一拍。

◇ 把他放在床上，或者摇篮里面。

◇ 唱歌或者和他说话，也可以给他放音乐听。

◇ 轻拍或者轻轻抚摸他的后背。

◇ 把他放在胸前的婴儿背袋里面走一走。

◇ 把宝宝放到汽车婴儿座椅里，带他开车出去兜兜风。

◇ 给宝宝一个安抚奶嘴，他哭泣的能量会被用来吮吸奶嘴，可以慢慢平静下来。

◇ 把宝宝裹在浴巾里面，放在床上，给他一个用毛巾包好注入温水的热水袋，当然要注意防止他娇嫩的皮肤被烫伤。

◇ 有时宝宝可能会继续啼哭，而且啼哭本身可能是他最好的宣泄方式。

宝宝啼哭、哭闹的时候，父母一定不能焦躁、忙乱，而要先排查可能的哭闹原因，从而帮助解决宝宝的需求。但是，如果通过以上的方式都不能安抚宝宝，而且确实找不到哭闹的原因，那么请与医生联系请求帮助，评估是否存在疾病因素。

睡眠

每个宝宝的睡眠模式和睡眠需求都是独一无二的。比如有些宝宝很容易进入梦乡，而有些则很难。有些宝宝要睡很长时间，有些则是每次只睡一小会儿。有的宝宝在睡觉时呼吸声音较重，还会经常变换姿势。这些都是正常的，但是要保证宝宝睡觉的时候脸没有被其他东西盖住，避免窒息。

研究证实，睡觉的时候采取两种姿势可避免窒息。一是在宝宝侧卧的时候，将毯子放在他的一侧帮助支撑身体；二是把宝宝裹在毛巾里面睡觉，这能让他回忆起在子宫里的状态。

大多数宝宝在出生后 3 个月内每天醒来的时间都不同，很多父母将夜间哺乳的工作进行了分工，以便能在晚上多睡一会儿。对于母乳喂养宝宝的家庭来说，爸爸可以用奶瓶来喂宝宝，但应该在完全用母乳喂养 3 周以后才可以使用奶瓶。喂奶之后，让宝宝侧着睡，这样即使溢奶，也不会被呛到。

宝宝 3 个月大时，每次可以喝更多的奶，并且睡眠时间也比以前要长。这时父母应该帮助宝宝在晚上睡得更久一些，可以增加白天喂奶的次数，并且在他晚上醒来之后哄他继续睡觉。晚上喂奶的时候，尽量让屋子里的光线暗一些，这样宝宝就可以感觉到夜晚和白天的区别。当然还可以在白天制造一点噪声，同时让晚上更安静一些。大多数宝宝在 3 个月后就会养成良好的睡眠习惯，但是也有例外。最重要的一点是，父母应该在宝宝睡觉的时候也休息，这样才不会过度劳累。

小贴士

宝宝最安全的睡觉姿势是平躺或者侧卧，可以减少婴儿猝死综合征的风险。

新生儿常见病

黄疸

　　大多数新生儿在出生后都会出现皮肤颜色黄染，称为新生儿黄疸，有生理性和病理性之分。生理性黄疸一般在出生后 2～3 天出现，皮肤黄染轻度，头面部及躯干上半身明显一些，通常在出生后 2 周自行消退。但是如果皮肤黄染出现时间早、程度重，且全身皮肤甚至足底都有黄染，或者虽然黄疸不重，但超过 2 周都不消退，那么就要考虑是病理性黄疸，需要及时到医院就诊。要在日光下观察宝宝的皮肤颜色，黄色的灯光和昏暗的光线不利于观察皮肤是否发黄。

鼻塞、鼻堵

　　通常情况下，新生儿只会使用鼻子呼吸，他们并不知道如何用嘴呼吸。而且婴儿的鼻黏膜娇嫩、毛细血管丰富，容易肿胀引起鼻塞，这并不意味着是感冒了。太干燥的空气容易引起鼻塞，要适当湿化空气，或用海盐水湿化鼻腔，都可以一定程度改善。

婴儿虽然年龄小，但是鼻腔一样会有分泌物、鼻痂，有时候会阻塞鼻腔引起呼吸不畅，这种情况很正常。可以增加空气湿度，用温湿的毛巾轻敷宝宝鼻孔或喷少量生理盐水，用细棉签或吸鼻器帮助清理。有些宝宝打喷嚏时也可以将鼻痂排出，不用特别担心。

如有以下问题，可能不单纯只是鼻塞、鼻堵，需要带宝宝到医院就诊。

◇ 流鼻涕、口吐沫、咳嗽频繁。

◇ 呛奶、吐奶次数增多。

◇ 发热，体温超过 37.5℃。

◇ 呼吸急促，每分钟超过 60 次。

◇ 呼吸困难（当宝宝呼吸时，胸部起伏很大）。

◇ 宝宝不能同时呼吸和喝水。

◇ 行为有很大改变，特别警觉，或者没精打采。

◇ 皮肤颜色黯淡，特别苍白，嘴唇边或者指甲下呈现青色。

小贴士

● 吸鼻器可以在一般的药房或婴幼儿用品店购买。
● 如果父母患有轻度以上的感冒，要戴上口罩，避免直接对着宝宝呼吸。
● 如果可能，父母也应该尽量避免去人多、空气混浊的地方。

稀便

母乳喂养的宝宝一般大便呈黄色稀便或稀糊状便，每日 3 ～ 6 次左右，这种情况是正常的，不会影响其生长发育。但是有一些情况会导致大便水分多、次数多，体重增长减速，平均增长速度不能达到 25 克 / 天，这时就要密切注意，需要化验便常规并咨询医生。

◇ 配方奶喂养的宝宝正常情况下每日 1 ～ 3 次大便，大便呈黄色条状或糊状，如果大便水分增多或次数明显增多，则考虑异常情况。

◇ 稀便伴有排便时哭闹。

◇ 稀便伴有腹胀明显。

◇ 稀水样便，且体重增长缓慢。

◇ 便中带血。

◇ 哺乳、冲调奶粉时注意用具及手部卫生。

◇ 避免宝宝受凉或喝凉奶。 注意喂养方式或配方奶是否适合宝宝。

皮疹

刚出生的宝宝皮肤娇嫩、敏感，易出现红斑、皮疹，如果是少量的、散在的，通常都不是病变，会逐渐自行消失，不需要太担心。如果宝宝的皮疹属于下列情况，则需要请医生诊治。

◇ 全身遍布红色皮疹，量多、密集。

◇ 皮疹上面有疱或者脓头。

◇ 皮疹多且伴有脱皮。

◇ 皮疹伴有肿胀。

 小贴士

● 保持皮肤干爽和衣物清洁，汗液和奶渍要及时清洗。
● 避免宝宝皮肤接触化学性、刺激性物质。
● 及时给宝宝修剪指甲，避免小手抓挠、损伤皮肤。

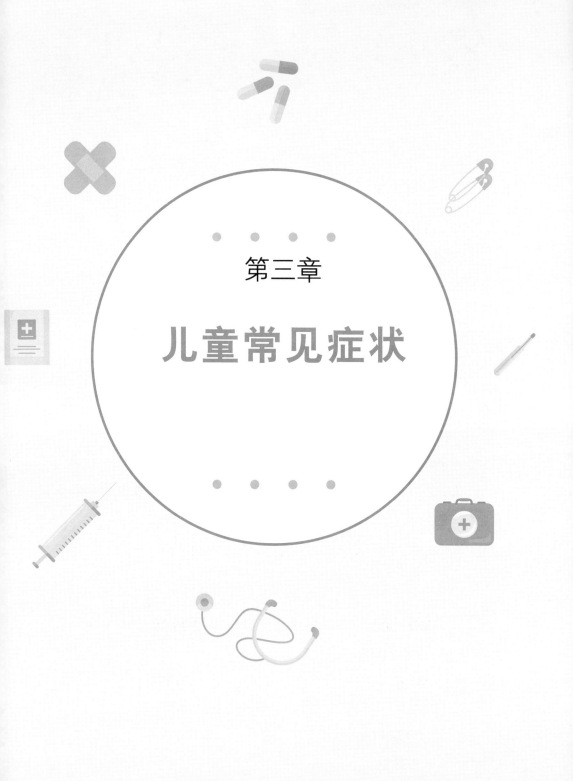

第三章

儿童常见症状

♡　　　　　　发　热　

发热的原因

人体有一个体温调节中枢，在下丘脑，这个地方有体温调定点，平时在37℃。人体内有了外来侵入者，机体发动防御战，调动体内的白细胞，释放一些炎症介质，导致调定点水平上移，使得身体温度高于平时。

腋温高于37.5℃或肛温高于38℃为发热。临床实际中，更多是认为腋温高于或等于37.3℃为发热。家长一定要清楚，发热不是一种疾病，而是一种症状，是疾病的一种表现。引起发热的原因很多，在给孩子做好护理的情况下，要积极寻找引起发热的原因，及时给予相应的治疗。

表 3　发热的 4 个等级

腋温（温度）	发热程度
37.3℃~38℃	低热
38.1℃~39℃	中度发热
39.1℃~41℃	高热
41℃以上	超高热

什么情况下到医院就诊

◇ 月龄小于 6 个月。

◇ 6 ~ 24 月龄发热超过 24 小时。

◇ 大于 2 岁，发热超过 72 小时。

◇ 持续高热（体温超过 39℃，服用退热剂后体温不下降或下降不明显）。

◇ 精神萎靡、哭闹、易怒或烦躁不安。

◇ 出现呕吐、腹泻、尿少。

◇ 耳痛。

◇ 喘息、呼吸困难等。

◇ 严重咽痛。

◇ 出现皮疹。

◇ 尿频、尿急、尿痛或排尿时有灼烧感。

◇ 惊厥或抽搐发作。

家庭护理要点

孩子发热时要做好护理，增加孩子的舒适感是核心，注意观察孩子的精神状态、呼吸，有无皮疹、呕吐、腹泻等伴随症状。

♡ 日常护理

一般情况下，要做到"少穿衣服、多喝水、勤测体温，积极物理降温，必要时口服退热剂"。

◇ 口服退热剂。没有热性惊厥病史的孩子，如果体温超过 38.5℃（腋下温度），而且和前一次口服退热剂的时间间隔大于 4 小时，可以再次口服退热剂，但是 24 小时之内每种退热剂口服的次数不能超过 4 次。

◇ 打包降温或少穿衣服。所谓打包，就是打开包裹孩子的被单、衣物等，这是帮助降温的首要方法，尤其是对于 3 个月以下的小婴儿。需要注意的是，有的孩子在发热初期，会感觉发冷或出现寒战等，此时不要急于给孩子打包或少穿衣服，可以给孩子适当保暖。等孩子不感觉冷了、不打寒战了，再给孩子进行打包降温或少穿衣服。

◇ 适当降低环境温度。可以开窗通风，开空调或吹电扇来降低环境温度。注意不要让空调或电扇直接对着孩子吹。

◇ 注意手足温度。如果手脚冰凉，往往提示孩子末梢血液循环不好，此时孩子体温会明显增高，可以给孩子搓搓手脚，或者用适度的热水给孩子泡泡脚，这将有利于改善末梢血液循环和体温的下降。

◇ 温水擦拭或洗温水澡。这样做的前提是不增加孩子的明显不适感。对于 3 个月以下的小婴儿，因为不能口服退热剂，温水擦拭或洗温水澡就更为重要了，不建议用乙醇（酒精）擦拭。给孩子进行温水擦拭时，以脖子、腋下、大腿根等大血管的部位为主，这样有利于降温。

◇ 其他。可以用退热贴贴于额头或颈部、腋下和大腿根等大血管的部位，或头枕冰袋等。

♡ 饮食调养

孩子发热时，整个身体的新陈代谢都会增快，同时，胃肠道功能也会受到影响，容易出现胃肠功能紊乱，如消化不良、腹泻等。因此，孩子发热时应注意以下几个问题。

◇ 要保证充足的水分。给孩子多饮水，白开水最好，少量多次给孩子喝。足够的饮水量有助于排出体内毒素，利于退热，避免孩子脱水。

◇ 饮食应尽量清淡、易消化。给孩子吃容易消化的食物，比如粥、面汤等，不要吃油腻的食物，比如肉类、油炸类食物。

◇ 不要吃生冷的食物。比如刚刚从冰箱里拿出来的食物，要在常温下放置一段时间或者加热后再给孩子吃，不要让孩子吃冰激凌等。

◇ 准备一些不太甜的饮品。如果孩子没有口腔疱疹、溃疡，为了让他喝水，家长可以制作一些橙汁、苹果汁给他喝，但不要过甜。如果孩子有口腔疱疹或者溃疡，建议减少过甜、过酸的食物，避免食物刺激口腔，引起不适。

父母还应该知道的问题

孩子发热一定要用抗生素治疗吗？

抗生素指的是能够抑制或杀灭致病微生物的一类物质，对我们的健康有非常大的帮助作用。但抗生素并不是万能的，如果使用不当，甚至会对机体产生不好的作用，这也是我们强调"合理应用抗生素"的原因。引起孩子发热的原因非常多，其中最常见的原因是上呼吸道感染，即我们常说的"感冒"。上呼吸道感染多数是由于病毒感染引起的，抗生素对病毒感染无效，病毒感染病程一般在 3～5 天，是不需要用抗生素的。所以孩子发热，要先化验一下血常规和 C 反应蛋白，以帮助初步判断是病毒感染还是细菌感染。

孩子发热，为什么要查指血？

◇ 帮助判断病原体。针对不同的病原体，治疗的药物和方法有所不同。一般来说，如果白细胞总数增高，而且细胞分类以中性粒细胞比例为主，提示细菌感染可能；如果白细胞总数稍高、正常或减低，分类以淋巴细胞为主或单核细胞比例增高，提示病毒感染可能；如果白细胞总数正常或稍高，分类淋巴细胞比例偏高，或淋巴细胞和中性粒细胞比例类似，不排除肺炎支原体感染可能。需要注意的是，有时候白细胞总数减低，反而提示是严重的细菌感染，特别是小婴儿。因此，也要结合孩子的病情综合分析。

◇ 帮助判断疾病的严重程度。血常规和 C 反应蛋白的结果有助于判断疾病的严重程度，特别对于细菌感染。一般情况下，初步判定为细菌感染时，白细胞总数越高，C 反应蛋白值越高，提示病情越严重。

◇ 帮助判断病情的变化和治疗效果。对于病毒感染引起白细胞下降、中性粒细胞减少的孩子，监测血常规可以反映白细胞总数和中性粒细胞计数是否恢复正常。需要注意的是，如果白细胞总数和（或）中性粒细胞计数持续减低的话，提示有先天性中性粒细胞减少症等免疫缺陷病的可能，需要进一步完善免疫功能或基因检查等，以协助查找病因。

孩子发热，一般几天能好？

引起孩子发热的原因非常多，原因不同，发热持续的时间也不同。最常见的原因是上呼吸道感染，即我们常说的"感冒"。上呼吸道感染多数是由于病毒感染引起的，病程一般在 3 ~ 5 天。要给孩子化验血常规和 C 反应蛋白，以帮助初步判断是病毒感染还是细菌感染。如果血常规提示细菌感染，应及时给予抗生素治疗，发热持续的时间取决于感染的严重程度和所用抗生素对致病菌的敏感性。

如果孩子持续高热不退，或发热超过 3 天，或伴有明显的咳嗽、咳痰等症状，要注意下呼吸道感染，如急性支气管炎、支气管肺炎等可能。下呼吸道感染发热持续的时间，取决于感染的致病菌、病变的严重程度和药物对致病菌的敏感性，但总的来说，下呼吸道感染引起的发热所持续的时间会长于上呼吸道感染。

还有很多原因可以引起发热，具体发热的时间取决于疾病的种类、治疗的情况等。

小贴士

如果带孩子在外地旅游时出现发热的症状，一定要告诉医生曾经去过的地区和国家。孩子可能患旅游地区的一些疾病，而这些疾病在我们的居住环境中非常少见，医生很难想到。

咳　嗽

咳嗽的原因

咳嗽是某些疾病的症状之一，是人体的一种保护性呼吸反射动作。通过咳嗽反射，能有效清除呼吸道内的分泌物或进入气道的异物，多发生于小儿急性呼吸道感染性疾病时，也可发生于呼吸道非感染性疾病和全身性疾病等。

儿童各脏器系统发育不成熟，排痰能力差，咳嗽可以促进孩子气道分泌物的排出，缩短疾病病程，减少因痰液排出不畅形成痰栓所导致的感染反复、气道堵塞，从而引起孩子呼吸困难，甚至窒息的可能性。因此，在呼吸道感染的急性期，应鼓励孩子多咳嗽。但如果孩子有反复咳嗽或咳嗽迁延不愈，就需要引起家长的重视，及时带孩子就医，完善相关检查以明确病因。

什么情况下到医院就诊

◇ 咳嗽伴有发热、喘息、呼吸增快。

◇ 孩子小于 6 个月。

◇ 咳嗽的声音是"空空的"，像小狗叫，或者伴有声音嘶哑。

◇ 由于咳嗽引起的窒息、昏迷或嘴唇青紫。

◇ 咳嗽伴有鸡鸣样的声音。

◇ 咳嗽剧烈且伴有呕吐，影响睡眠。

◇ 咳嗽痰中带血。

◇ 进食食物或其他东西时引起呛咳。

◇ 咳嗽伴有呼吸困难、嘴唇或指甲青紫及活动受限等。

家庭护理要点

咳嗽是机体的保护性呼吸反射动作，通过咳嗽有助于孩子排痰，促进疾病的恢复，因此不要轻易给孩子使用镇咳药。咳嗽时做好护理，增加孩子的舒适感是核心，同时观察孩子咳嗽的诱发因素、发作时间、持续时间、声音特点等，观察孩子咳嗽的伴随症状、精神状态、对药物的治疗反应，向医生提供有助于确诊疾病的相关线索，配合医生诊治。

♡ 日常护理

◇ 高热时采取物理降温或药物降温措施。

◇ 孩子居住的房间内禁止吸烟。

◇ 室内勤通风，保证空气流通，保持适宜的温度和湿度。

◇ 孩子卧床时头胸部稍抬高，使呼吸道通畅。

◇ 保证充足的水分及营养供给，鼓励孩子多饮水。给予易消化、营养丰富的饮食，发热期间以进食流质或半流质为宜。

◇ 根据气温变化增减衣服，避免孩子受凉或过热。在呼吸道疾病流行期间，不要到公共场所，以免交叉感染。

◇ 喝奶的婴儿咳嗽期间要注意避免呛奶，万一发生呛奶误吸会加重病情，甚至可能因为奶水呛入气管引发肺炎，或堵塞呼吸道而发生窒息。

◇ 过敏性咳嗽，一定要注意规避过敏原。咳嗽变异性哮喘治疗时间相对较长，应注意规律、规范治疗，定期复诊。

♥ 饮食调养

◇ 忌寒凉食物。孩子咳嗽时不宜喝冷饮或冷冻饮料。中医认为，身体一旦受了寒，这个时候如果饮入寒凉之品，可伤及人体的肺脏，进而使得咳嗽症状加重，日久不愈。

◇ 忌甜酸、辛辣食物。酸食会收敛痰液，使痰不易咳出，导致孩子咳嗽难愈。同时，糖果、巧克力、蛋糕等甜食及辛辣食物食用过多，会助热生痰，不利于咳嗽好转。

◇ 忌油腻和油炸食物。油腻食物会产生内热，加重咳嗽，而油炸食物会加重孩子的胃肠道负担，助湿助热，滋生痰液，而使咳嗽不容易痊愈。

◇ 忌补品，如一些补益类汤。在孩子咳嗽期间，应忌此类补品，以免咳嗽不易痊愈。

◇ 多喝水。多喝水除可满足身体对水分的需要外，充足的水分还有利于稀释痰液，使得痰液容易咳出，并可以增加尿量，促进有害物质的排出。

◇ 清淡饮食。宜少吃肉类食物，少盐，多吃蔬菜，适当吃水果。

父母还应该知道的问题

孩子咳嗽时，要不要用抗生素？

孩子咳嗽的原因有很多种，根据是否存在感染因素，可以分为感染性咳嗽和非感染性咳嗽。其中感染性咳嗽常见的病因包括急性上呼吸道感染、支气管炎、肺炎等，抗生素只对部分感染性咳嗽起作用，而且，治疗过敏相关性咳嗽和咳嗽变异性哮喘等非感染性咳嗽是不用抗生素的。所以，明确孩子咳嗽的原因，是治疗的首要条件。

孩子咳嗽总不好，父母要注意观察哪些细节？

孩子咳嗽超过 4 周，吃了头孢、阿奇霉素等抗生素，还输液了，可还是不好。这种情况，咳嗽持续的时间大于 4 周，就是慢性咳嗽，而慢性咳嗽常见的病因是咳嗽变异性哮喘、感染后咳嗽和上气道咳嗽综合征。

家长要注意观察孩子是否存在以下问题：早晨起来、临睡前或者夜里咳嗽明显；运动、哭闹、大笑等时候咳嗽明显；流鼻涕、鼻子堵、打喷嚏，孩子平时喜欢揉鼻子、抠鼻子；到了潮湿的地方，比如地下室，就会打喷嚏；到了某个季节咳嗽就会发作；小时候有过湿疹；家里人，特别是父母有过敏性鼻炎、哮喘或是过敏体质。如果孩子存在以上情况，就诊时要及时告诉医生。

孩子咳嗽总不好时，如何选择过敏原检查？

和咳嗽相关的过敏反应主要是 IgE 介导的变态反应，检测方法包括血清检测和皮肤检测试验，血清试验检测的是特异性 IgE 和总 IgE，两种检测方法的准确性均已得到肯定。而食物特异性 IgG 抗体检测，主要针对的是慢性腹泻、腹痛、溃疡、消化不良等食物不耐受相关的消化疾病。

特异性 IgE 检测的项目主要是一些常见的吸入性过敏原，如户尘螨、粉尘螨，猫毛皮屑、狗毛皮屑，一些霉菌如点青霉、分枝孢霉、烟曲霉等，蟑螂、矮豚草、蒿、柏、榆、梧桐、柳、三角叶杨、葎草等，还包括一些食物，如鸡蛋白、鸡蛋黄、牛奶、鱼、虾、蟹、小麦、牛肉、羊肉等。

血清特异性 IgE 和总 IgE 最好空腹抽取静脉血来测定，皮肤点刺试验前 72 小时不能应用抗过敏药物，否则会得到假阴性的结果。因为皮肤点刺试验需要用点刺针刺破皮肤，会有轻微疼痛，建议 5 岁以上的孩子做。如果条件允许，最好完成两种过敏原检测，这样可以更好地确定孩子过敏的东西和孩子是否是过敏体质；如果条件有限，选择其中一种方法进行过敏原检测也可以。

小贴士

呼吸道感染引起的咳嗽是孩子最常见的一种情况，其中急性上呼吸道感染（俗称感冒）的自然病程为 1 周左右，但感染后咳嗽可能会持续 8 周。

咽喉痛

咽喉痛的原因

咽喉痛，俗称"嗓子痛"，是许多疾病的一种常见症状，可以由病毒、细菌等病原体感染引起。咽喉痛往往在进行吞咽动作时出现，婴幼儿常常表现为拒绝进食或在吃饭的过程中哭闹，有时会伴随发热、皮疹、咳嗽或者颈部淋巴结肿大等。咽部红肿，有时咽部会出现白色分泌物或疱疹。

什么情况下到医院就诊

◇ 咽痛持续 48 小时以上。

◇ 发热超过 3 天。

◇ 发热超过 39℃。

◇ 伴有皮疹、头痛、腹痛、吞咽困难等。

◇ 非常严重的疼痛或下颌运动受限。

家庭护理要点

◇ 多喝水，充足的水分摄入有助于孩子体温下降，也有助于体内有害物质的清除，促进身体的恢复。

　◇ 年龄大的孩子可以多漱口，如果是急性化脓性扁桃体炎引起孩子咽喉痛，建议用淡盐水给孩子漱口，大约间隔 3 ～ 4 小时漱口一次，这样有助于局部杀菌和局部病原体的清除。

　◇ 饮食要清淡，避免给孩子吃酸性食物，特别是在急性疱疹性咽峡炎的情况下。

父母还应该知道的问题

咽喉痛会传染吗？

咽喉痛只是一种症状，是很多疾病的一种表现。如果孩子是普通感冒、急性疱疹性咽峡炎、急性化脓性扁桃体炎等引起的咽喉痛，会引起交叉感染，但不属于传染病。但如果是链球菌感染引起的咽喉痛，就需要到医院确诊是否是猩红热。如果孩子确诊是猩红热，就属于传染病，病情允许的话，要让孩子在家中隔离，直至传染性消失。

咽喉痛一定要用抗生素吗？

孩子出现咽喉痛的原因非常多，其中最常见的原因是上呼吸道感染，即我们常说的"感冒"。上呼吸道感染多数是由于病毒感染引起的，抗生素对病毒感染无效，所以如果是病毒性感冒引起孩子咽喉痛，不需要给孩子口服抗生素，只要给予对症治疗即可，病程一般在 3 ～ 5 天。

如果孩子是急性化脓性扁桃体炎、急性细菌性疱疹性咽峡炎或急性链球菌感染等引起的咽喉痛，需要给孩子应用抗生素，并且还应给予足疗程的抗生素。一般情况下，建议给孩子化验指血血常规和 C 反应蛋白，以初步判断是病毒感染还是细菌感染。

♡ 颈部淋巴结肿大

颈部淋巴结肿大的原因

淋巴结是人体重要的免疫器官，大多集中于颈部、肠系膜、腋窝及腹股沟等处。正常情况下，颈部淋巴结直径不超过 1 厘米，表面光滑、柔软，与周围组织无粘连，活动度好，也无压痛。

引起颈部淋巴结肿大最常见的原因为口腔和咽喉部的感染。颈部淋巴结自身的病变也常常会引起颈部淋巴结的肿大，如急性细菌性淋巴结炎、急性化脓性淋巴结炎、结核性淋巴结炎、亚急性坏死性淋巴结炎等。全身病变也会引起颈部淋巴结肿大，如传染性单核细胞增多症、黏膜皮肤淋巴结综合征（又称川崎病）、淋巴瘤以及其他原发于或转移到颈部的恶性肿瘤等。

什么情况下到医院就诊

◇ 颈部淋巴结肿大直径超过 1 厘米。

◇ 颈部淋巴结进行性增大，融合、固定，不光滑，活动度变差。

◇ 颈部淋巴结局部触痛明显，皮温增高，质地发硬。

◇ 伴有发热、皮疹、咽喉痛等表现。

◇ 伴有腋窝、腹股沟等浅表淋巴结增大。

◇ 伴有颈部活动受限。

家庭护理要点

颈部淋巴结肿大是由多种病因引起的，父母要遵医嘱给予相应的治疗，同时要注意观察颈部淋巴结肿大的变化，如果淋巴结已经化脓积液，需要遵医嘱及时切开引流并按时换药。饮食要清淡，多给孩子喝水，并注意多多休息。

父母还应该知道的问题

颈部淋巴结肿大好转后，能完全消失吗？

肿大的颈部淋巴结随着原发病的好转会逐渐缩小，摸起来也不疼。但是，在很多情况下，肿大后的颈部淋巴结是不能完全消失的。一般情况下，颈部淋巴结的直径不超过1厘米，柔软，无压痛，和周围组织没有粘连，属于正常情况。家长平时需要注意观察孩子颈部淋巴结的情况，如果淋巴结突然出现明显增大（直径大于1厘米）、局部有压痛、摸起来发硬或者腋窝、腹股沟等处出现了肿大的淋巴结等，就要及时带孩子就医。

过 敏

过敏的原因

过敏反应是人体免疫系统介导的，在接触"无害物质"后出现的过度反应，可以发生在全身各个器官、系统。生活中很多东西都可以诱发过敏反应，如花粉、动物毛屑、尘螨、霉菌、食物、药物、化妆品等。儿童最常见的过敏反应性疾病包括食物过敏、过敏性鼻炎、哮喘、湿疹等。过敏有一定的遗传性，其发生也与生活环境、生活方式有关。

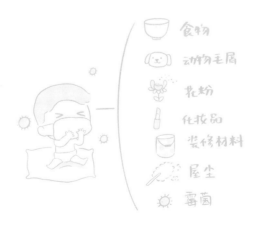

图 17　生活中很多东西都可能诱发过敏反应

♡ 食物过敏

食物过敏即食物引起的过敏反应，大多开始于 2 岁前。一般而言，大多数儿童只对某一特定的食物过敏，反应的程度与食物的摄入量有一定关系；也有部分儿童对多种食物过敏；有的儿童即使进食很少量的食物也会产生严重过敏反应。根据发生过敏的时间，可以将过敏反应分为速发型和迟发型；根据发病机制，食物过敏可分为 IgE 介导型、非 IgE 介导型及共同介导型。IgE 介导的食物过敏常发病迅速，在进食后数分钟至 2 小时内发病；非 IgE 介导的食物过敏表现为亚急性或慢性的症状，通常累及胃肠道和皮肤；还有一些食物过敏由 IgE 和非 IgE 共同介导，如特应性皮炎、嗜酸性粒细胞性食管炎等。

常见引起过敏的食物有：牛奶、鸡蛋、花生、小麦、坚果等，年长儿童可出现对贝类、鱼类、水果过敏。

常见症状主要有以下几种

◇ 皮疹或皮肤瘙痒。

◇ 口唇、舌头或口腔肿胀。

◇ 腹痛。

◇ 呕吐。

◇ 频繁腹泻。

◇ 便血。

◇ 咳嗽、喘息、憋气、呼吸困难。

◇ 轻重不等的呼吸困难。

◇ 眼红、眼痒。

◇ 鼻部刺激症状或过敏性鼻炎。

◇ 极少数个体食物过敏会发生过敏性休克，严重者可危及生命，需要立即前往医院进行急诊处理。

如果孩子在饮食过后出现以上情况，要及时告知医生。病史对于食物过敏的诊断非常重要。可疑过敏食物的加工方式、进食量，症状出现的时间、持续时间、出现频率和严重程度，每次进食相同的食物时症状是否会反复出现等，有助于医生做出明确诊断，家长平时可记录饮食日记帮助诊断。

对 IgE 介导的食物过敏可进行过敏原皮肤点刺试验、血清过敏原特异性 IgE 测定，对怀疑水果或蔬菜过敏的孩子，推荐采用点对点的新鲜食物皮肤点刺试验协助诊断。需要注意的是，皮肤点刺试验阳性或血清特异性 IgE 升高仅代表致敏状态，不能仅凭过敏原检测的结果诊断食物过敏。此外，不推荐将测定血清 IgG 或 IgG4 作为诊断食物过敏的依据。

对过敏原检测不能确诊的 IgE 介导的食物过敏，或怀疑非 IgE 介导的食物过敏，应进一步进行食物回避试验和口服食物激发试验，后者需在医生指导和医疗监护下进行。

♥ 药物过敏

药物过敏在孩子服用药物后出现，其症状多种多样，有时与原发疾病症状难以鉴别，需要有经验的医生反复求证，从而明确诊断。

◇ 最常见的症状是红斑、丘疹、水疱等皮疹伴瘙痒。

◇ 其他症状包括发热、水肿（通常出现在面部、手或足），以及呼吸困难（不常见）。

孩子可能会同时对多种物质过敏，一些孩子在成长过程中能摆脱过敏的困扰，另一些将与过敏终身为伴。很多时候，孩子的过敏原需要父母细心观察才能发现。

什么情况下到医院就诊

◇ 迅速出现的、大面积的皮疹伴剧烈的红肿、瘙痒。

◇ 出现喘息或呼吸困难。

◇ 皮肤湿冷。

◇ 意识丧失。

家庭护理要点

♡ 观察病情

◇ 仔细观察，查找和明确过敏原。如果不能确定究竟是哪种食物引起的过敏反应，可尝试逐渐减少每餐的摄食种类，每次减少一种食物，可观察 2 ~ 4 周。如果孩子有药物过敏的经历，请记住服用过的药物名称——包括处方药和非处方药。有时候两种药物相互作用会引起过敏反应。

◇ 记录孩子的日常活动情况、活动的场所，食用过的食物和药物种类，以及相关症状。

◇ 当孩子出现过敏症状时，及时咨询医生。

◇ 根据医嘱准备抗过敏药物，以备不时之需。

♡ 日常护理

◇ 目前食物过敏的治疗主要是回避过敏食物，以及在孩子误食过敏食物出现过敏症状时对症治疗。

◇ 对牛奶过敏的婴儿，可继续母乳喂养，母亲回避牛奶及奶制品，适量补充钙剂及维生素；配方奶喂养的婴儿应以低过敏原性配方奶如深度水解奶或氨基酸配方奶替代，不建议以其他动物来源的奶粉或豆奶替代。

◇ 食物过敏的婴幼儿不应推迟辅食添加的时间，在婴儿 4 ~ 6 月龄可以添加辅食。添加辅食可先加米粉、蔬菜等，逐步过渡到肉类食物、鸡蛋、海产品。每次只添加一种新食物，由少到多、由稀到稠、由细到粗，循序渐进。每引入一种新的食物应适应 5 ~ 7 天，密切观察是否出现呕吐、腹泻、皮疹等不良反应，适应一种食物后再添加新的食物。

◇ 添加辅食后，家长要特别注意孩子饮食，认真阅读食品标签，将孩子过敏的食物告知身边亲属、幼儿园、学校、就餐的餐厅等，确保饮食中不含令其过敏的食物。若孩子误食出现严重过敏症状，应立即就医。

◇ 要注意食物过敏患儿膳食营养均衡，定期监测孩子的身高、体重，评估生长发育状态，避免因饮食回避造成营养不良、生长迟滞。

◇ 对于合并湿疹的食物过敏患儿需加强皮肤护理；沐浴时水温不宜太高（32℃～37℃），时间约5分钟；使用低敏、无刺激的沐浴液；每日多次、足量使用润肤剂，严重时使用外用激素治疗。

父母还应该知道的问题

过敏是否会持续终身？

在出生后1年内出现食物过敏的孩子中，大概有一半会在两三岁时得以缓解。特别是牛奶或鸡蛋过敏，可能完全消失。对坚果、鱼类、贝类等食物过敏则往往持续终身。对于已明确的过敏原，生活中要完全回避，食物过敏的孩子应每6～12个月重新评估其食物过敏的情况，判断是否可以引入。

食物过敏会遗传吗？

食物过敏有遗传倾向。父母患有哮喘、湿疹或存在食物过敏，则孩子属于高危人群，有的孩子可能同其父母一样，对同一种食物过敏。

皮　疹

皮疹产生的原因

皮疹有一些是因为皮肤受到刺激而引起的，形状和大小多种多样，可能是有瘙痒感的丘疹、水疱、隆起的肿块，也可能是红色的斑块、花边状的斑块或单纯的皮肤粗糙。有些皮疹对人体是没有伤害的，可以不用治疗，相关症状会自然消失。

什么情况下到医院就诊

◇ 出现水疱。

◇ 在服用某种药物后出现皮疹。

◇ 伴有喘息或呼吸困难。

◇ 皮疹区域出现红色条纹。

◇ 皮疹看上去像皮下出血点或淤斑。

◇ 面颊、口周、颈部发生肿胀。

◇ 皮疹是粉色、红色或血色的，压之不褪色。

◇ 不能确定皮疹性质。

◇ 疑似传染病类皮疹。

◇ 认为皮疹与严重疾病有关。

家庭护理要点

◇ 仔细检查孩子的皮肤，准确描述皮疹的范围和形态。

◇ 寻找引起皮疹的可能原因，如发热、病毒感染、新的沐浴用品、食物或室外活动接触的物质（如接触有毒植物或昆虫叮咬）。

◇ 皮疹治疗的原则是对症处理，如果皮疹为干燥脱屑，需滋润保护；如果皮疹为渗出水疱，需要减轻水疱张力并预防感染。皮疹一方面可仅仅表现出皮肤局部的疾病，但有时可以是其他内在疾病问题在皮肤上的表现。因此在治疗开始前，需要对疾病进行明确诊断。

父母还应该知道的问题

孩子的皮疹与潜在的感染性疾病是否有关？

儿童时期相当一部分皮疹与潜在的感染性疾病密切相关。其中大部分是病毒感染，这给明确诊断造成了一定的困难，必要时请内科医生协助诊断。皮疹只是表象，其中一部分是对食物、药物、接触物或其他物质的过敏反应，另一部分则伴随发热和病毒感染，皮疹出现时，建议皮肤科、儿内科同时就诊。

腹　痛

腹痛的原因

腹痛可能由多种原因引起，比如吃了一些刺激胃的食物或药物，吃了一些与以往不同的东西，最近刚刚旅行过，与患病病人有接触等。以下是常见的几种腹痛原因。

◇　消化不良。

◇　病毒性胃肠炎或胃肠型感冒。

◇　肠系膜淋巴结炎。

◇　阑尾炎。

◇　肠套叠。

◇　慢性胃炎。

◇　便秘。

腹痛的种类

疼痛感觉的描述对诊断有重要的意义。首先，要判断疼痛位于脐上还是脐下，再判断疼痛位于身体的哪一侧。腹部疼痛一般位于胸腔的下部和腹股沟之间。如何客观描述疼痛的感觉，可以参考以下几种。

◇ 尖锐和刀割样痛。

◇ 钝痛。

◇ 烧灼痛。

◇ 绞痛。

◇ 间断性疼痛。

◇ 疼痛，并伴有"咕噜咕噜"的声音。

◇ 持续的疼痛。

◇ 不断加重的疼痛感。

◇ 当孩子行走、跳跃、进食、呼吸、俯身时，疼痛感加重。

◇ 活动后疼痛感得以缓解。

什么情况下到医院就诊

◇ 体温超过 37.5℃，持续时间超过 24 小时。

◇ 疼痛持续时间超过 24 小时，孩子看上去非常虚弱。

◇ 疼痛导致孩子不停地哭泣，并且不愿移动身体。

◇ 孩子行走时一直弯着腰。

◇ 孩子一直平卧，拒绝站立。

◇ 疼痛位于下腹部，无论在哪个位置，持续 1 小时没有明显的改善。

◇ 在事故或腹部遭受撞击后出现的疼痛。

◇ 怀疑可能是中毒或药物引起的疼痛。

◇ 生殖区域疼痛或肿胀。

◇ 孩子排尿时疼痛。

◇ 大便中出现鲜血或柏油样、暗褐色样便。

◇ 呕吐物中含有血丝。

◇ 夜间痛醒。

◇ 脸色不好，精神萎靡。

家庭护理要点

如果孩子不需要立刻去看医生，那么家长要仔细地观察孩子的情况，记录相关病情进展。这样去看医生时，能够提供一套完整的病情记录。

◇ 确定疼痛的性质和次数。

◇ 记录腹泻的次数，描述大便的性状，如是否为水样便、大便颜色、异常的难闻味道等。

◇ 记录呕吐次数，对呕吐物的性质进行描述，如有无食物残渣、黄绿或咖啡色、红色等。

◇ 了解孩子最后一次大便的时间及性状（如干燥的、软的、水样的等）。

◇ 回忆一下最近 24 小时内，孩子吃了什么食物。

◇ 每隔 2 小时，重新确认一下孩子的病情，如果有任何剧烈的病情变化，如脸色突变，或疼痛的性质和程度有变化，请及时就医。

◇ 如果孩子感觉不舒服，让他多休息。

◇ 提供少量的流食，慢慢刺激孩子的食欲，但不要让孩子摄入过多水分。

父母还应该知道的问题

腹部以外的疾病也会引起腹痛吗？

腹痛是孩子最常见的症状，多数家长会认为只有腹部疾病才会引起腹痛，实际上腹部以外的疾病也可引起腹痛。比如，患肺炎时肺部炎症可波及位于胸腔和腹腔之间的膈肌，从而出现上腹疼痛，常伴有发热和咳嗽、咳痰，通过胸部 X 线检查可确诊。一些心脏疾病如心律失常、心肌炎等通过神经反射，表现为上腹部疼痛伴恶心、呕吐，常被误诊为急性胃炎。过敏性紫癜是儿童时期最常见的血管炎之一，双下肢可见出血性紫癜样皮疹；小血管病变发生于胃肠道时，孩子主要表现为腹痛，并伴有呕吐、便血等症状。颅内出血、颅脑肿瘤等也可通过神经反射引起腹部疼痛。

孩子经常说腹痛，是有"虫子"吗？

患肠蛔虫病的孩子确实经常会发生腹痛，腹痛多在脐周，按揉一会儿疼痛会好些，并可在大便中排出蛔虫。但大多数腹痛并不是因为蛔虫造成的。许多家长认为，孩子面部上的白斑、手指甲上的白斑、夜间磨牙等与蛔虫有关，其实这些改变与肠蛔虫病的关系不大，不能仅凭此就认定孩子肠内有蛔虫。孩子喜欢摸一些新鲜的物品，同时喜欢在地上玩耍，蛔虫卵可能沾在手上和指甲内。一方面孩子爱吃手，另一方面如果洗手洗得不干净，虫卵容易被带入体内。肠蛔虫病最可靠的证据，是近期排过蛔虫或吐过蛔虫，如果没有，就要做粪便蛔虫卵检查以明确诊断。

> **小贴士**
>
> 　　在没有医生允许的情况下，不要随意给孩子服用止痛药。止痛药虽然能暂时缓解腹痛，但不能制止病变的进展，反而会掩盖症状，影响及时诊断而延误治疗。而且某些药物可能会对胃黏膜产生刺激，从而加重疼痛。

食物反流

食物反流的原因

有的孩子在进食后会有少量的食物从胃部经过食道返回至口腔，这种现象称为食物反流。如孩子偶尔漾奶或呕吐，多于进餐时和餐后出现，家长不用特别担心，这通常是由于胃发育不成熟而引起的。

食物反流通常出现在婴儿出生后 1 个月至 1 岁。当孩子长大一点后，这种现象会有所减轻，直至消失。当孩子在学会走路的几个月后，胃能够逐渐发育完善，食物反流的症状就会逐渐减轻。

什么情况下到医院就诊

◇ 食物反流后出现喷射性呕吐。

◇ 呕吐物导致孩子窒息，呕吐物中有血丝存在。

◇ 体重没有增加。

◇ 孩子精神倦怠。

◇ 孩子易激惹、拒绝喂食和喂食不适。

家庭护理要点

◇ 喂奶时的姿势要正确，保持半斜位。

◇ 喂奶后要轻轻地给孩子拍嗝。

◇ 进食后竖立着抱孩子 20 ～ 30 分钟。尽量不要让孩子饭后立刻躺下。

◇ 每次喂奶后让孩子安静一会儿，减少移动。尽量在喂奶前换尿布。

◇ 减少每次喂母乳或配方奶的奶量，可能也会有所帮助。可以通过增加喂奶次数来补偿每次奶量的减少。

◇ 增加食物黏稠度。添加辅食后，在奶中加入婴儿谷物以增加奶的黏稠度可能有助于改善食物反流。

父母还应该知道的问题

孩子进食中出现食物反流，是患了幽门狭窄吗？

如果孩子还不到 6 周大，在进食中或进食后反复出现喷射性呕吐，孩子有可能患了幽门狭窄，这是一种先天性疾病。最明显的症状是进食中或进食后的剧烈呕吐，病因是位于胃部和十二指肠之间的幽门肌层增厚导致幽门狭窄，使食物不能正常地从胃部进入小肠。可以通过做腹部超声来诊断。

食管裂孔疝会引起食物反流吗？

食管裂孔因膈肌的发育不良而异常宽大，平卧或腹压升高时，会造成胃内容物反流至食管内。孩子呕吐的食物，可含咖啡色或红色血丝。平卧和夜间加重。婴儿改半坐位和增加食品黏稠度可使呕吐明显减轻。孩子需要做食管和胃的 X 线造影检查，严重的食管裂孔疝需要接受外科手术。

频繁眨眼

频繁眨眼的原因

眨眼是人的一种正常生理功能。一般情况下，每隔几秒就要不自觉地眨一下眼，这样做是为了湿润眼睛的角膜和结膜。在一些特殊情况下，如眼睛受到外界刺激时，人也会眨眼，这是为保护眼睛而产生的一种防御反射。但如果阵发、频繁地出现快速眨眼，则是一种异常行为。孩子频繁眨眼的主要原因有以下几点。

- ◇ 眼表炎症及异物刺激。
- ◇ 先天性眼睑内翻和倒睫。
- ◇ 干眼症。
- ◇ 儿童抽动症。
- ◇ 视疲劳性眨眼。
- ◇ 神经性眨眼。

家庭护理要点

- ◇ 如果孩子是先天性眼睑内翻和倒睫造成的眨眼，轻者可用胶布贴在局部的皮肤上牵引固定，减轻眨眼症状，重者需手术治疗。

◇ 倒睫的孩子往往都有角膜的损伤，一定要注意眼部的卫生，不能游泳，以免造成角膜感染、溃疡、云翳而影响视力。

◇ 干眼症引起的频繁眨眼，除眼部的用药外，还应改善孩子的饮食习惯，多吃蔬菜和水果，补充维生素 A，干燥地区可使用加湿器。

◇ 孩子频繁眨眼的原因很多，应带孩子到专业的儿童眼科门诊检查，确诊原因，对症治疗。

◇ 频繁眨眼如检查无眼部病变，需带孩子到神经科检查，排除儿童抽动症。

◇ 有些孩子眨眼是有心理因素的，希望获得大人的关注。此时，不要老是提醒孩子，以防形成习惯。

父母还应该知道的问题

频繁眨眼的孩子都要看神经内科排除抽动症吗？

频繁眨眼的孩子如果到眼科检查可以查到明确的病因，并且除眨眼、揉眼、翻眼、转眼珠外，不伴有其他如多动、秽语、耸鼻、清嗓、面部抽搐等症状，可先进行眼科治疗，不必同时到神经内科就诊；如伴有以上症状就需同时进行神经内科的检查，如确诊抽动症，需同时治疗。

频繁眨眼的孩子能不能看电子产品？

无论什么原因引起的频繁眨眼，看电视、电脑、手机等电子产品均会加重眨眼症状。因此，在未痊愈前，要禁止孩子接触电子产品。

流　泪

眼泪汪汪的原因

一些宝宝出生后常常眼泪汪汪，这往往是有眼病的表现，常见有以下 4 个原因。

◇ 新生儿泪囊炎或泪道阻塞。

◇ 先天性青光眼。

◇ 睫毛位置异常或内翻倒睫。

◇ 眼表炎症及异物刺激。

家庭护理要点

◇ 当孩子确诊为先天性泪道阻塞、泪囊炎时，正确的泪囊按摩是按住泪囊，从上往下进行按摩，一般为每天 3 次，每次每侧 10 下。

◇ 婴幼儿发生倒睫时，可以用胶布贴在下眼睑上，将下睑向下牵引，让睫毛离开眼球，眼泪汪汪的症状就可减轻。但有些孩子睫毛较粗，角膜损伤严重，建议尽早手术。

◇ 如异物进入结膜囊，不可揉眼，可在家用大量干净的温开水或消炎眼药水进行冲洗。如冲不出，应立即带孩子就医。

父母还应该知道的问题

如确诊为泪道阻塞泪囊，按摩时需注意哪些要点？

按摩前家长需剪指甲、清洁手部及患儿的眼部，按摩时一只手固定好患儿头部，另一只手用食指指腹稍侧按住泪囊压向鼻骨，自上而下按摩泪囊，幅度不宜过大，0.5～1厘米为宜，每次10下，每天按摩3次。按摩力度要适中，过轻无效，过重患儿无法耐受。按摩后，需使用消炎眼药水点眼预防感染。

倒睫在什么情况下需要手术治疗？

婴幼儿的倒睫多是因为鼻梁较宽、较塌，先天性内眦赘皮造成的，大部分孩子随年龄增长、鼻梁长高，倒睫逐渐好转甚至消失。年龄较小的患儿睫毛和毛发一样较细较软，对角膜的损伤不大，仅有见冷风时流泪的症状，可以不进行治疗。如患儿睫毛较粗、较硬，对角膜损伤大，可有畏光、眼红、流泪、分泌物多等症状，这时不能等待，需及时手术治疗。

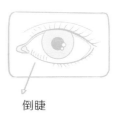

倒睫

图18　倒睫

🌸 **小贴士**

● 先天性青光眼的孩子，黑眼珠（角膜）特别大，所以出生后发现孩子黑眼珠格外大，一定要到医院检查。

● 泪道阻塞经按摩和点消炎眼药水保守治疗后，大部分小月龄的孩子可以治愈。如半岁后仍未治愈，可进行泪道探通术，95%的孩子是完全可以治愈的。部分患儿经泪道探通无效，需全麻下进行泪道插管或鼻腔泪道吻合术。

鼻出血

鼻出血的原因

当鼻腔内的黏膜或小血管破裂后，血就会从鼻孔中流出。鼻出血的量一般不大，此症状经常在儿童身上发生，而且多在夜间。以下是孩子流鼻血的主要原因。

◇ 过于用力或者频繁地挖鼻孔、擤鼻涕、打喷嚏。

◇ 空气干燥。

◇ 鼻部外伤。

◇ 鼻腔内异物、鼻中隔偏曲、炎症、鼻部肿瘤等。

◇ 发热性疾病、出血性疾病、血液病、心血管系统疾病及其他全身系统疾病。

什么情况下到医院就诊

◇ 出现鼻部外伤。

◇ 孩子看上去面色苍白。

◇ 其他部位也存在出血问题，如在没有受外伤的情况下出现大块淤青。

◇ 频繁流鼻血。

◇ 鼻部有存在异物的可能性，并且此异物不能通过擤鼻涕而排出。

◇ 压迫后出血仍不止，时间超过 10 分钟。

◇ 孩子有其他慢性病，如心脏或肾脏问题、有血液病史；或者孩子很健康，但服用了一些特殊的药物。

◇ 单侧出血，伴有单侧鼻堵进行性加重。

家庭护理要点

如果孩子经常出现流鼻血的症状，以下是一些能够减少出血的方法。

◇ 在流鼻血的过程中，不要让孩子仰着头，否则血液会倒流入咽腔，进而吞咽入胃部，既无法掌握出血量，又易导致恶心、腹部不适和呕吐。

◇ 由于鼻出血的位置多为鼻中隔前部，所以出血时可以用拇指及食指将出血侧的鼻翼向鼻中隔按压，并稍低头，持续压迫 5 分钟即可止血，同时额头可敷冰袋。

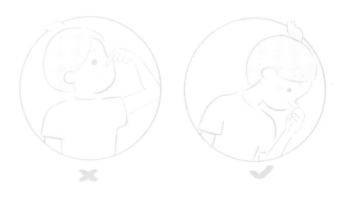

图 19　流鼻血时不要仰着头，应稍低头

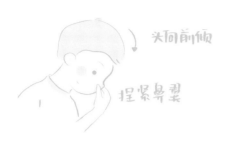
头向前倾
捏紧鼻翼

图 20 持续按压 5 分钟即可止血

◇ 对于复发的或很难止住的鼻血，在到医院就诊前，家长可以帮助孩子在鼻孔中塞入棉球，并用大拇指按压出血侧鼻翼，按压可以产生压力。

◇ 在一次鼻出血发生后，至少3 小时不要让孩子擤鼻涕。

◇ 如果生活环境过于干燥，可以在孩子的房间里使用加湿器，或用海盐水湿润鼻腔。

◇ 平时注意清淡饮食，多饮水，多吃蔬菜和水果，少吃巧克力、油炸和辛辣等刺激性食物。

◇ 5 ~ 7 天内避免剧烈运动及挖鼻孔。

父母还应该知道的问题

过敏是否会引起流鼻血？

过敏性鼻炎会由于鼻痒导致揉鼻子、挖鼻孔、频繁打喷嚏等，造成鼻腔黏膜损伤，引起流鼻血。如果频繁发生会给孩子造成困扰，可咨询医生是否需要用抗过敏的药物帮助减轻症状。

孩子流鼻血会不会出现并发症？

除非有类似家族病史或孩子存在血小板凝集等血液方面的问题，否则一般不会出现严重的并发症。一旦发现孩子出现其他部位的出血倾向，如皮下淤斑或频繁牙龈出血，请尽快到医院检查。

头 痛

头痛的原因

各年龄段的孩子都会头痛。婴儿或者还不会语言表达的孩子，常表现为哭闹、打头或者发脾气；年长的孩子可以正确表述头痛的部位及性质，主要症状是头部前额或者其他部位有搏动、针刺等痛感，不累及面颊和耳朵。引起头痛的主要原因包括以下几点。

◇ 头面部过敏或感染。

◇ 头外伤。

◇ 脑炎。

◇ 中毒。

◇ 偏头痛。

◇ 脑部肿瘤。

什么情况下到医院就诊

◇ 头痛伴有发热，体温超过 37.5℃。

◇ 其他局部感染症状，如耳痛、皮疹或牙痛。

◇ 小于 3 岁孩子的严重头痛。

◇ 头部外伤或从高处跌落后。

◇ 疼痛持续超过 48 小时不消失。

◇ 头痛伴有局部（如颈部、面部、头皮等）红肿。

◇ 持续呕吐。

◇ 双侧瞳孔大小不等。

◇ 颈强直或下颌不能接触到前胸。

◇ 持续数小时的严重疼痛，并且在服用止痛药物后不能缓解。

◇ 神志不清，言语或视力障碍，或是显著行为改变。

家庭护理要点

◇ 洗个温暖、放松的澡。

◇ 对头部和太阳穴进行按摩。

◇ 在安静、黑暗的房间里闭眼休息，可以用湿毛巾冷敷前额和眼部。

◇ 多喝温开水。

◇ 充分进食，在两餐之间可以适当加餐，避免饥饿成为头痛的诱因。

◇ 遵医嘱服用镇痛剂。

父母还应该知道的问题

怎样预防头痛发作呢？

医院检查排除器质性病变后，注意减少电子产品的使用，适当运动，保证充分休息是预防头痛的主要措施。头痛病因多样，伴有意识障碍、呕吐、肢体活动障碍时，往往提示病情较重，需要尽快到医院就诊。

♡ 惊　厥

惊厥的原因

惊厥表现为躯体和（或）肢体的强直及（或）抽搐（即发作含有运动成分）。不是所有的惊厥都是癫痫。惊厥的常见原因包括以下几种。

◇ 3 岁以下的孩子惊厥发作是由病毒感染导致的发热所引起，大概 2%～5% 的健康孩子会出现高热惊厥的症状，6 个月到 3 岁之间的孩子最为常见，一般不会留下后遗症。

◇ 有可能由脑膜炎或脑炎引起。

◇ 腹泻、呕吐、进食欠佳的孩子，可由于低血糖、电解质紊乱、酸碱平衡紊乱引起惊厥。

◇ 有糖尿病的孩子在低血糖、高血糖、酮症酸中毒状态也会出现类似症状。

◇ 心律失常及心功能降低的孩子也可出现惊厥。

◇ 对于反复无诱因出现惊厥的孩子要考虑癫痫的可能。

常见发作症状包括：

◇ 双眼上翻、凝视或斜视。

- ◇ 口角、肢体节律性抖动。

- ◇ 流涎、牙关紧闭、口周发绀。

什么情况下到医院就诊

- ◇ 持续高热，体温不能降至 38.5℃以下。

- ◇ 有家族癫痫病史，但没有按时服用抗惊厥药品。

- ◇ 第一次惊厥发作。

- ◇ 惊厥发作频繁或者持续时间长，例如抽搐超过 5 分钟。

- ◇ 孩子处于烦躁、神志不清的状态下，或处于睡眠中，但很难被唤醒。

- ◇ 呼吸困难。

- ◇ 发作结束后，孩子出现肢体活动障碍、意识障碍。

- ◇ 孩子发热并表现出行为改变、呕吐、头痛或颈部僵直。

- ◇ 出现短暂凝视或任何不正常的面部、舌头、嘴的运动。

家庭护理要点

♡惊厥发作的护理

- ◇ 保持呼吸道通畅。

- ◇ 惊厥发作时不要让孩子服用任何药物、食物或水。

- ◇ 让孩子躺在房间中间，远离任何坚硬或危险的物体，包括家具、家用电器、玻璃器具等，远离惊厥发生地。

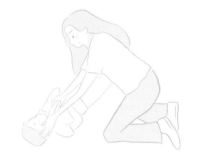

图 21　惊厥发作时让孩子平躺，头微偏，防止唾液、呕吐物误吸

◇ 照看孩子，确保他没有伤害自己。如果孩子停止呼吸（此种情况非常少见），使用人工呼吸法急救，同时拨打急救电话120。人工呼吸的方法见第五章婴幼儿常见急症中的"呼吸心跳骤停"一节中的内容。

◇ 在惊厥发作的整个过程中不要干涉，不要试图控制抽搐的肢体，如果孩子的牙关紧闭，不要试图让他张开嘴。

◇ 将孩子的头侧向一边，这样唾液能够顺着嘴角流下来。

◇ 将孩子嘴中的呕吐物或液体清理干净，保持呼吸正常。

◇ 轻柔地拉开孩子的下颌，将头部后仰。

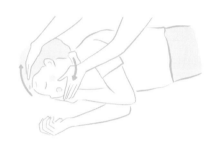

将孩子的身体和头颈偏向一侧，不要硬按患儿抽搐的身体，避免骨折或关节受伤

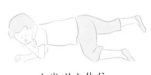

1岁以上体位

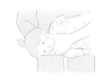

1岁以下体位

图22　如果出现呕吐物，应将孩子摆放成侧向体位，避免误吸

◇ 不要向孩子口中塞任何物体。

◇ 如果身体僵硬，一定要将口水和呕吐物擦干净，避免误吸。

◇ 一旦抽搐结束，把孩子头部侧向一边，保持呼吸道通畅。

♡ 突发高热引起惊厥的护理

如果孩子的惊厥由突发的高热引起，家长必须及时降低体温，并在发作结束后控制孩子发热的进展。

◇ 孩子生病时不要穿过多的衣物捂汗，避免体温过高。

◇ 孩子发热后，应用药物退热体温下降不满意，可用蘸有温水的海绵擦拭孩子的身体以帮助降温。

◇ 孩子高热惊厥发作后，要注意降温退热。

父母还应该知道的问题

惊厥会危及生命吗？

大多数惊厥没有生命危险，但要注意保证呼吸道通畅，防止误吸及意外的发生。第一次出现惊厥的孩子必须尽快就医，以便医生查找病因，防止再次发生。此外，家长要将孩子惊厥发作时的所有细节记录下来，这些记录可以帮助医生更好地诊断与治疗。

父母可以单独驾车送孩子到医院就诊吗？

父母不要单独驾车送孩子到医院就诊，即使是发作停止后也不行，因为有可能孩子在途中出现惊厥复发，这种情况父母无法单独应对，情况会非常危险。因此，要和家人一起送孩子到医院，或者拨打急救电话120。

影响热性惊厥复发的因素有哪些？

热性惊厥首次发作复发率为30% ~ 40%，发作大于等于2次的复发率为50%，如果伴有以下4种情况的孩子复发率明显升高。

1. 起病年龄小于18月龄。

2. 发作前发热时间短于1小时。

3. 一级亲属中有热性惊厥史。

4. 低热时发作。

小贴士

- 曾经出现过热性惊厥的孩子，再次发作的概率相当高。
- 6 岁后，热性惊厥的发作概率很低。

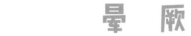

晕厥

晕厥的原因

晕厥是多种原因导致脑供血不足而引起短暂性意识丧失的一种状态。患儿因不能维持身体正常的体位而摔倒。

血管迷走性晕厥最为常见，约占所有晕厥患儿的60%，是由于持久站立、过度出汗等原因诱发，多见于身材偏瘦高，平时较少运动的青少年，通常在其长时间站立、体位改变、看到流血、感到剧烈疼痛、恐惧、处于闷热环境、洗热水浴时诱发晕厥发作。发病前多有晕厥先兆表现，如短暂头晕、注意力不集中、面色苍白、视听觉下降、恶心、呕吐、大汗、站立不稳等。

心源性晕厥所占比例较低，但是猝死风险很高，要引起重视。运动中、情绪激动时或睡眠中出现晕厥或抽搐，要注意心源性晕厥的可能。

什么情况下到医院就诊

孩子有过晕厥以及有疑似血管迷走性晕厥先兆症状的，都应及时就医，完善相关检查，明确病因，针对病因给予个性化的治疗方案。

家庭护理要点

◇ 平时避免长时间站立及剧烈的体位变化。避免长时间待在密闭、闷热的环境中。

◇ 避免在水边或高处站立，以防发生意外事件。

◇ 年长的患儿出现头晕、恶心、站立不稳等晕厥先兆时，可以做一些抗压动作，如双手紧握、手臂与腿部交叉及下蹲等动作，可以增加静脉回心血量及改善心输出量，防止血压下降发生晕厥。

◇ 改善生活环境、培养良好的生活习惯。

◇ 保持轻松、愉悦的心情，减小精神压力。

◇ 饮食中适当增加盐和水分的摄入，养成规律的饮食习惯，营养均衡。

父母还应该知道的问题

如何处理晕厥？

晕厥发生时，应立即摸孩子的脉搏，听心跳是否存在，尝试唤醒。如有心脏骤停的情况，应紧急进行心肺复苏，立即启动心外按压、人工呼吸等抢救措施，同时马上拨打 120。若孩子脉搏、心跳正常，但仍不能唤醒，应保证气道开放，监测心跳，并立即送往就近医院明确病因。

大部分患儿晕厥发生前，会出现晕厥先兆的表现，如头晕、黑蒙、恶心、视物模糊、面色苍白、四肢无力等，此时应调整姿势，如站位变为坐位，有条件的话可以移动到温度适宜的环境平躺休息；同时做屈膝动作、收缩腹肌、双手紧握、屈双腿交叉或足趾背屈等进行缓解。好转后，饮用电解质水，即刻送往医院就诊，明确病因。

血管迷走性晕厥如何进行训练？

血管迷走性晕厥需要通过直立倾斜试验来明确分型，根据试验结果制订个性化治疗方案。基础治疗主要包括足够的盐水摄入（推荐口服补液盐Ⅲ）、直立训练、血管舒缩功能训练。对于反复晕厥发作、无晕厥先兆发作而有外伤风险的孩子，非药物治疗无效者可考虑应用药物治疗。

直立训练的方法是：双脚足跟距离墙壁15厘米，头枕部及后背上部靠墙壁站立。从每次5分钟开始，每日2次，每周依据孩子耐受情况逐渐递增3～5分钟，直到递增至每次30分钟，一定要在家长看护下训练。还可以用干毛巾反复擦拭双前臂内侧及双小腿内侧面，每个部位5分钟，每日2次，以锻炼血管收缩及舒张功能。

> **小贴士**
>
> 《中国居民膳食指南（2016）》推荐学龄前儿童每天的饮水量为600～800毫升，学龄期儿童为800～1400毫升，青少年及成人为1500～1700毫升。儿童食盐量为<5.8克／天。

血 尿

血尿产生的原因

血尿是儿科泌尿系统疾病常见的症状，可分为镜下血尿和肉眼血尿两种类型。血尿产生的原因很多，大部分是由泌尿系统疾病引起，少数由全身性疾病或药物等因素所致。

血尿产生的主要原因

◇ 肾实质病变：肾小球疾病、肾小管 - 间质疾病、血管病变、其他。

◇ 尿路疾病：感染、结石、肿瘤、息肉、异物、尿路损伤等。

◇ 全身性疾病：出血性疾病、感染性疾病、心血管疾病、营养性疾病、其他疾病。

◇ 药物因素：肾毒性药物如环磷酰胺、磺胺类、氨基糖苷类抗生素等，均可引起肾脏、尿路损害而产生血尿。

◇ 功能性血尿：平时运动量小，突然加大运动量可出现剧烈运动后的一过性血尿，休息后消失，不伴有其他症状、体征及实验室检查异常，无临床意义。

什么情况下到医院就诊

出现肉眼血尿或持续镜下血尿均需就诊。此外，若合并发热、高血压、水肿、尿频、尿急、尿痛等其他伴随症状需及时就医诊治。

家庭护理要点

♡ 病情观察

◇ 观察尿液颜色。发现孩子尿液颜色改变时，应及时留取尿液样本送医院检查尿常规，以确定是否为血尿。

◇ 观察出血性质和排尿情况。观察孩子排尿时尿液颜色变化，区分初段、中段和终末血尿，抑或全程血尿。如果是膀胱出血，终末血尿可能性更大；如果是膀胱以上尿路出血，患儿在排尿时呈全程血尿。女孩要注意区分血尿和阴道出血。肉眼血尿严重时应多次留取尿液标本，以便判断血尿发展趋势。

◇ 密切观察病情。监测和记录出入量；孩子需要卧床休息；监测有无发热、腰痛、尿闭、尿少、浮肿等；注意孩子一般情况、面色、神志等变化；血尿严重时应每天定时测量血压、脉搏，如有异常及时报告医生。

♡ 日常护理

◇ 勤换内裤，保持外阴部清洁卫生。

◇ 注意心理疏导，消除孩子的恐惧，使其积极配合检查和治疗。

◇ 均衡饮食，忌辛辣等刺激性食物。

◇ 合并高血压、水肿需低盐饮食，必要时适当限水。

◇ 合并蛋白尿需优质低蛋白饮食。

◇ 避免进食红色火龙果、甜菜等食物，以免干扰尿色的观察。

父母还应该知道的问题

尿液是红色就一定是血尿吗？

尿液呈现红色并不一定是血尿。某些食物和药物也可引起尿色发红，红心火龙果、甜菜、黑莓、蜂蜜等食物；利福平、苯妥英钠等药物；服用某些氧化性药物或进食蚕豆诱发的急性溶血、血型不合的输血等可引起血红蛋白尿；各种原因引起肌肉组织破坏，产生大量肌红蛋白，可引起肌红蛋白尿，尿液也呈红色；新生儿尿酸盐也可使尿布呈红色。

尿潜血阳性就一定是血尿吗？

尿潜血阳性不一定是血尿，两者并不完全相等。有无尿潜血，通过简单的尿常规检查即可确诊，结果阳性说明尿中有红细胞成分。注意，是红细胞成分，而不是有形态的、完整的红细胞，而正常人体内红细胞本身就在不断破坏，并且不断从尿中排出，因此正常人也会出现尿潜血阳性的结果。同样，血红蛋白尿或肌红蛋白尿也可出现尿潜血阳性，但并非血尿。而血尿的诊断可以通过尿沉渣检查，显微镜高倍视野下红细胞数目 >3/HP。

 小贴士

- 留取尿液标本时最好选择清洁的中段尿，至少 10 毫升，并尽快送检。
- 一般从留取标本到送检间隔时间最长不超过 2 小时。
- 婴幼儿因每次排尿量少，留取中段尿液困难，但也建议在留尿前清洁外阴部及尿道口，以确保检测结果的准确性。

肋缘外翻

肋缘外翻的原因

肋缘外翻是指孩子平卧时，胸廓最下方的肋缘轻微上翘，超出胸廓外缘的一种体征。孩子从卧位到坐位和站位的过程中，因腹部膨胀、腹肌薄弱，呼吸时腹部起伏较大，加上肋骨软骨发育不成熟，肋骨下缘长期受压可导致轻微外翻上翘，相较于胖孩子，较瘦的孩子肋缘外翻会更明显。随着孩子慢慢长大，胸廓、膈肌和腹部肌群的发育，肋缘外翻的现象大多会逐渐消失。

什么情况下到医院就诊

◇ 孩子 3 岁后仍然存在肋缘外翻，或者肋骨外翻逐渐加重。

◇ 若孩子合并有其他胸廓外观异常，如外翻的肋缘上方存在凹陷的肋骨沟，或肋骨与软骨交接处膨大形成串珠状，则可能是佝偻病的表现。

家庭护理要点

婴幼儿肋缘外翻多为生理性，无须过度紧张，密切关注肋骨形态的变化即可。

　　家长需注意的是，孩子在 6 个月前的过早学坐，会对腹部产生较大的压力，由于其肋骨尚未发育完善，弹性较大，时间长了，就会造成肋缘向外翻起的现象。建议满 6 个月后再开始练习独坐。

父母还应该知道的问题

肋缘外翻需要治疗吗？

　　生理性肋缘外翻无须治疗。少部分孩子的肋缘外翻为肋骨畸形或合并有其他类型胸壁畸形，这类情况需佩戴支具矫形或通过外科手术干预。

肢体痛

肢体痛的原因

如果孩子说自己的胳膊或腿部疼痛，而且这种疼痛并不是由于跌倒等外伤造成的，发作持续至少 15 分钟，甚至持续数小时或数天，则称之为肢体痛。大多数的疼痛是由剧烈活动或者很难察觉的肌肉损伤引起的肌肉抽筋造成的。在患病毒性疾病时，有时也会伴有轻微的肌肉痛现象。

什么情况下到医院就诊

◇ 肢体痛持续超过 8 小时。

◇ 关节活动不自如，或是关节附近肿胀严重。

◇ 不能站立或行走。

◇ 发热超过 24 小时。

◇ 疼痛部位周围红肿。

◇ 肌肉无力或是肢体一直存在麻胀感。

◇ 腿痛导致孩子跛行。

家庭护理要点

♡ 观察病情

◇ 查看有无关节肿胀。

◇ 回忆孩子最近的活动情况。

◇ 让孩子活动肢体痛处最近的关节，观察是否活动自如。

♡ 日常护理

◇ 当肌肉抽筋时，向肌肉抽筋的反方向拉伸。

◇ 如果是足部或小腿的肌肉抽筋，向上牵拉脚趾，拉伸抽搐的肌肉。

◇ 热敷每次大约 15 分钟。

◇ 如果气温很高，让孩子摄入足够的液体，并进行适当按摩。

◇ 睡觉时，让孩子的脚有更多的活动空间。

父母还应该知道的问题

如何确认孩子发生骨折？

如果发生骨折，往往伴随有肢体的疼痛、肿胀、局部畸形，通过观察孩子四肢的活动情况，肢体是否是相同的长度，比较左右两边有无不同，来判断是否有骨质的损伤。如果发现孩子出现疼痛或活动困难，或两边的肢体看上去不一样时，立即就医。

肌肉痉挛是"生长"所导致的疼痛吗？

肌肉痉挛或扭伤在儿童时期很常见，约有 1/3 的孩子曾经出现过小腿或足部的肌肉痉挛。这种肌肉痉挛很容易被认为是"生长"所导致的疼痛，尽管生长本身并不会导致如此疼痛，这种疼痛常是没有充分活动肌肉和骨骼就进行激烈运动的后果。

单侧髋关节滑膜炎的症状有哪些?

短暂发作的单侧髋关节滑膜炎也是导致孩子跛行的常见原因,可以在任何年龄发生,尤以3～8岁最为常见。其发病特点是突发的疼痛、跛行和活动受限,多在呼吸道感染7～14天后出现。一般采取保守疗法,充分休息,并服用抗感染药物。

♡ 腹股沟或阴囊肿胀

腹股沟或阴囊肿胀的原因

男孩表现为腹股沟或阴囊肿胀，女孩仅表现为腹股沟肿胀。阴囊或腹股沟肿胀表现为有突出物或肿块。鞘膜积液、淋巴结肿大和腹股沟斜疝是引起这种症状的常见原因。

鞘膜积液是指包裹在睾丸外的液体性包块，这种包块是无痛的，通常在出生时就存在，常为双侧发病。

任何身体薄弱部位出现的膨胀物（能够自然消失），即可复性包块，被称为疝。如果这种膨胀物出现在股三角区域，就称为股疝；出现在腹股沟区域，并伴随小肠肠管等从腹壁缺损处膨出，就称为腹股沟疝，儿童多数为斜疝。男孩此部位脱出物通常进入阴囊，女孩则进入大阴唇。

什么情况下到医院就诊

◇ 有不明原因的、引起孩子疼痛或哭闹的肿块。

◇ 孩子呕吐伴随腹股沟出现肿块。

◇ 不能将肿块推回消失，触摸肿块时孩子疼痛明显。

◇ 观察到阴囊有颜色的改变，如红肿等。

家庭护理要点

◇ 轻柔加压看能否将肿块推回消失。

◇ 如果肿胀的原因是腹股沟斜疝，那么可以尝试以下方法治疗：

●鼓励孩子平躺，保持头低脚高体位。

●让孩子充分休息，放松腹部肌肉，这样能使膨出的腹腔内容物缩回去，或者通过加压轻柔地将膨出物送回，但不要用蛮力强制送回。

●洗个热水澡，如果可能的话，让孩子在浴盆中充分舒展身体（在成人的全程监护下），放松腹部的肌肉。

◇ 让孩子全身放松，疝有可能自行缩回腹腔中。如果肿块越来越大，触摸时疼痛，孩子出现呕吐、哭闹明显，就要考虑可能是嵌顿疝，需要立即到医院就诊。

父母还应该知道的问题

鞘膜积液会消失吗？

多数鞘膜积液会随着孩子的成长（一般在孩子 1 岁前）逐渐消失，但 1 岁以后包块仍然存在，或越来越大，并出现症状，就需要进行矫治。多数腹股沟斜疝需要进行矫治，若出现嵌顿疝则需要及时就医进行手法复位，复位不成功需要急诊手术治疗。

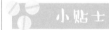

小贴士

腹股沟处的淋巴结肿大，往往提示孩子存在同侧下肢的局部感染或皮疹。

头围增大

头围增大的原因

头围大于正常水平就是头围增大，很多颅内疾病可能导致头围异常增大。很多父母没有关注孩子异常的头围变化，认为孩子头大是智力水平高的表现，往往耽误患儿的治疗。头围的大小与颅骨的发育、颅腔内容物体积有关，脑积水、颅内出血、硬膜下积液、颅内肿瘤或囊肿、代谢紊乱相关疾病、神经皮肤综合征、脑组织过度发育、骨骼和颅骨发育不良等疾病均可导致患儿头围增加，其中脑积水是最常见原因。

什么情况下到医院就诊

◇ 多次测量孩子头围数值超过正常均值 2.5 厘米。

◇ 6 月龄内孩子每月头围增加超过 2 厘米。

◇ 短期内头围迅速增大。

◇ 除了头围增大还有其他症状，比如精神差、反复呕吐、视力下降、步态不稳。

家庭护理要点

平时注意观察孩子的智力发育情况（与同龄儿相比发育有无落后），观察有无呕吐、反复拍打头部、行走不稳、易惊、多汗等情况，定期测量并记录头围数值。

表4　婴幼儿头围标准

年龄	头围长度
出生	34厘米
3个月	40厘米
6个月	44厘米
1岁	46厘米
2岁	48厘米
5岁	50厘米

父母还应该知道的问题

孩子的头围大于正常值，一定存在疾病吗？

头围大于正常值，不一定就有问题。头围偏大，可能是生理性现象，也可能是病理性原因导致的。有些孩子在遗传因素作用下，会出现头围偏大，这种情况是正常的；有些孩子患有脑积水等疾病，造成孩子头围偏大，这种属于病理性原因，需尽早就诊。如果家长发现孩子头围异常，应该带孩子到医院排查。

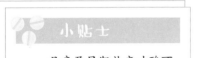

小贴士

母亲孕早期补充叶酸可降低神经发育异常的概率。

出牙异常

出牙异常的原因

孩子的出牙时间多集中在 6 个月至 2.5 周岁，出牙期间会有疼痛或不适，表现为烦躁、流口水、喜欢咬东西、牙龈膨隆、睡不踏实等情况，有的孩子还会有体温略微升高的表现。以上都是正常的，无须就诊。

这些情况属出牙异常：乳牙早萌、乳牙迟萌、萌出性龈炎、萌出性囊肿和萌出性血肿、牙龈息肉、融合牙、畸形牙尖、先天缺牙、多生牙。

什么情况下到医院就诊

◇ 乳牙早萌。大多数松动的无根诞生牙都需要尽快拔掉。

◇ 乳牙迟萌。首颗乳牙萌出时间超过 1 周岁；3 周岁后没有出齐 20 颗乳牙。

◇ 萌出性龈炎。牙龈红肿或出血，清洁 1 ~ 2 天后未见缓解。

◇ 萌出性囊肿和萌出性血肿。出现时间超过 3 个月，囊肿未见消退，牙齿未能萌出。

◇ 牙龈息肉。牙齿完全萌出后，息肉迟迟不消退，影响咀嚼进食。

◇ 融合牙。在替换牙齿的时候，本应不同时间脱落替换的牙齿无法按时替换，多数都需要拔牙。

◇ 畸形牙尖。如果咀嚼和咬合产生对合干扰，或者牙尖折断露髓出现牙齿疼肿的情况。

◇ 先天缺牙。缺牙过多的孩子，对颌面部发育会产生影响，建议到医院为孩子制作义齿并定期更换，以维持咬合和面部正常发育。

◇ 多生牙。诊断是否为多生牙需要拍 X 光片，检查多生牙的下方骨骼里未来要替换的恒牙数量和发育是否正常。

◇ 发热。如果孩子出牙时体温升高，超过 38.5℃，最好到医院化验血常规，检查有无感染。

家庭护理要点

◇ 按摩牙床。每天用手指轻轻按摩长牙位置的牙床，可以减缓出牙不适。

◇ 准备凉软食物。适合因为出牙不适有些厌食、拒食的孩子。

◇ 准备磨牙玩具。长牙期间，可以用婴儿咬胶、磨牙饼干来帮助孩子磨牙齿和牙龈。如果是孩子自己啃食有硬度的水果、蔬菜，一定要注意安全性，如果孩子无法嚼碎大块的食物，一定要及时取出，避免造成食道嵌塞。

◇ 逐渐增加辅食硬度。随着磨牙的萌出，辅食可以逐渐增加硬度，家长也可以有意识地训练孩子做咀嚼的动作，有利于帮助面部骨骼和肌肉的发育。

父母还应该知道的问题

孩子 2 岁半，口水非常多怎么办？

出牙期间口水多是正常的。2 岁半的孩子，出牙接近尾声，如果口水依然比较多，可以有意识地训练孩子吞咽和管理口水，形成吞咽口水的条件反射以后，就不会每天"水漫金山"了。

♡ 中性粒细胞减少

中性粒细胞减少的原因

中性粒细胞是人体血液中含量最为丰富的免疫细胞。导致中性粒细胞减少的原因复杂，分为后天因素及先天因素，其中后天因素多见。

◇ 后天因素。细菌、病毒、原虫、立克次体等感染因素造成，绝大多数儿童中性粒细胞减少由感染引起，又以病毒感染最为常见。

◇ 先天因素。先天性重型中性粒细胞减少、以中性粒细胞减少为主要表现的遗传代谢疾病、血液系统疾病等。

◇ 药物因素。抗甲状腺药、抗心律失常药、磺胺类药物等也可引起中性粒细胞减少。

◇ 其他。免疫性白血病减少症、慢性自身免疫性疾病、良性中性粒细胞减少等。

什么情况下到医院就诊

中性粒细胞减少起病隐匿，多无特征性表现。大多为孩子存在发热、咳嗽、腹泻、皮肤感染等表现，到医院就诊，血常规提示存在中性粒细胞减少，符合诊断标准，方可考虑。如果孩子出生后反复出现中性粒细胞严重减少，单核细胞增多，脐带脱落延迟，脐炎，牙龈萎缩，肛瘘，肛周脓肿，严重性、致死性的感染等现象，就要高度警惕先天性中性粒细胞减少症。

家庭护理要点

◇ 避免孩子反复感染，同时监测血常规变化。

◇ 尽量减少不必要的外出，少去人流密集的地方。若必须外出，尽量做好防护，如戴口罩等。

◇ 家庭成员中存在感染症状，如发热、咳嗽、腹泻等，尽量避免与孩子接触，若必须接触，需要做好防护，如洗手、戴口罩等。

◇ 保证食物的清洁，防止因不洁饮食导致肠道感染。

> **小贴士**
>
> 保持良好卫生习惯，增强孩子体质，避免感染可以降低相关中性粒细胞减少的发生概率。

父母还应该知道的问题

中性粒细胞减少就是白血病吗？

不是。中性粒细胞减少是一种症状，由多种因素引起，大部分去除病因后可恢复正常。白血病是血液系统恶性肿瘤，如不给予正规化疗，很难自行缓解。

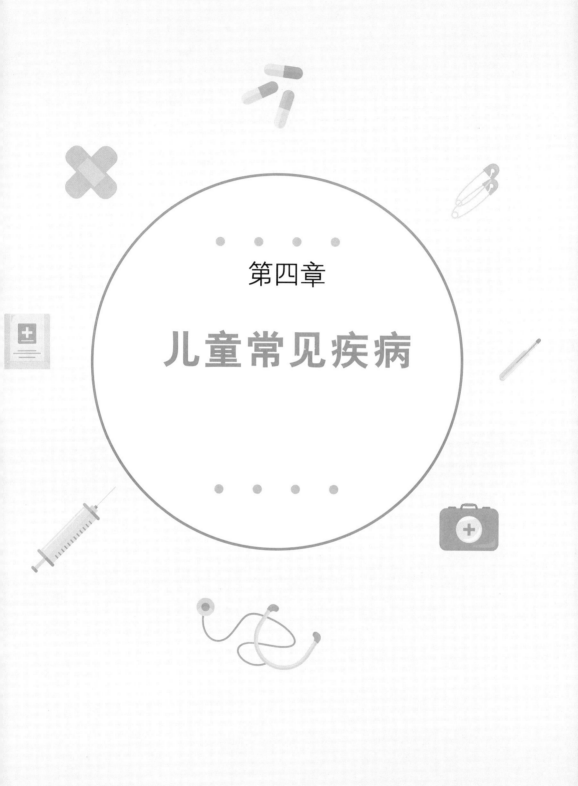

第四章

儿童常见疾病

流行性感冒

主要症状及产生原因

流行性感冒的病原是流感病毒，存在多个病毒型别，并且很容易出现变异，引起暴发流行。我们熟知的有甲型流感和乙型流感，甲型流感不仅可以感染人，也可以感染禽类，"禽流感"就是甲型流感的一种。流感的传染源是病人和隐性感染者，病毒通过呼吸道飞沫传播，感染后出现发热且多为持续高热、寒战、咽痛、咳嗽、头痛、肌肉痛（乙型流感尤其容易出现）等。流感常常为突发起病，急性症状一般持续 4 ～ 5 天，但后续的咳嗽和乏力感可持续数周。

流感有比较明显的流行季节，北方是冬春季，大约从每年 11 月底至次年 2 月底，南方除了冬季流行外，还有夏季流感高峰，在每年的 5 ～ 8 月。

什么情况下到医院就诊

流感流行季节出现发热（体温 ≥ 38℃）伴咽痛或咳嗽时要警惕流感，可以带孩子到医院做咽拭子流感病毒快速检测确诊。如果持续高热不退、咳嗽加重、出现喘憋呼吸困难、全身酸疼难以行走、持续呕吐或腹痛等症状需要立即就医。

家庭护理要点

甲型流感如果没有早期识别，发热可持续 7 ~ 10 天，乙型流感一般持续 5 ~ 7 天，早期诊断并使用抗流感病毒的药物治疗可以有效缩短病程，所以在出现流感疑似症状后应尽早到医院诊断并合理用药。家庭护理的重点是缓解孩子的不适感。

◇ 流感传染性非常强，父母在护理孩子的同时要注意自我防护，勤开窗通风，及时清理粘有孩子口鼻腔分泌物的衣物、玩具及各种用品。

◇ 在没有确诊流感之前，不要自行给孩子使用抗流感病毒的药物，因为抗流感病毒药物只针对流感病毒有效，对普通感冒无治疗效果，且可能会影响咽拭子流感快速检测的结果。

◇ 有的孩子会出现剧烈咳嗽，婴儿可能出现呼吸道分泌物增多，容易呛奶或吐沫。可少量多次喂奶并注意观察婴儿的反应，可以给孩子拍拍背帮助呼吸道分泌物的排出，选择晨起或喂奶前半小时或喂奶后两小时拍背，手呈中空状，快速有节奏地叩击婴儿背部，从下往上、由内向外，每次拍背时间 3 ~ 5 分钟，小婴儿每次控制在 2 ~ 3 分钟。

◇ 伴有肌肉疼痛的孩子，要尽量卧床休息避免剧烈活动，这可能是并发急性肌炎的征象。

◇ 多给孩子摄入水分，可以帮助退热，吃一些清淡易消化的食物，有腹泻或呕吐等胃肠道症状的孩子注意不要强迫进食，少量多次进食可减轻胃肠道负担。

父母还应该知道的问题

怎样预防流感？

接种流感疫苗是预防流感最有效的措施之一，可以明显减少流感的发生，尤其能降低重症流感发生率。推荐 ≥ 6 月龄人群接种。接种流感疫苗后，少数儿童可能会出现注射部位一过性局部红肿、硬结、疼痛、烧灼感等，还可能有一过性低热、乏力等全身症状，一般症状比较轻，接种后注意休息，密切观察有无其他不良反应。

每年世界卫生组织（WHO）会根据监测信息推荐病毒疫苗株用于制备流感疫苗，故易感人群每年均需接种。由于我国各地流感流行高峰和持续时间有所不同，为了保证易感者在高发季节来临前能够获得免疫保护，建议在疫苗可接种后尽快接种，而且整个流行季节都可以接种。

在流感流行季节或地区，免疫力低下人群包括儿童、孕妇、老年人或既往有基础疾病的人。这类人群还应注意尽量减少外出，少去人口密集场所，减少被感染的风险。

手足口病

主要症状及产生原因

手足口病是夏秋季常见的急性传染病，多发生在 5 岁以下儿童中，表现为发热、口腔疱疹以及手足皮疹。口腔内的疱疹可以出现在口腔各处，手足皮疹通常呈水疱样，有时皮疹还可能出现在全身，尤其是臀部，有湿疹史的孩子皮疹可能会更多。

 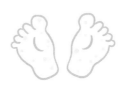

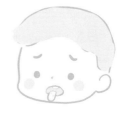

图 23　手足皮疹主要在手心和脚心及手指、足趾的屈侧面

图 24　口腔内疱疹可分布在口腔颊黏膜、唇黏膜、咽部黏膜和舌体上

手足口病的病原是肠道病毒属，有多种血清型，最常见的是肠道病毒 71 型（EV71）、柯萨奇病毒 A16（CA16）和柯萨奇病毒 A6（CA6），正是因为病原型别多种，所以每个孩子临床表现可能不完全一样，一次患病后可

获得免疫力，但各型之间无交叉免疫，所以会出现因再次感染其他型别肠道病毒而出现多次患手足口病的情况。

绝大多数患儿症状较轻，5～7天左右临床症状基本消失，而重症手足口病则来势汹汹，主要以 EV71 感染为主。3 岁以下婴幼儿尤其要警惕，病程在 1～5 天，表现为精神差、嗜睡、易惊、头痛、呕吐、烦躁、肢体抖动等体征，皮疹稀少甚至不出现皮疹。

什么情况下到医院就诊

◇ 孩子出现口腔疱疹、手足皮疹时，需要到医院就诊以明确诊断。

◇ 当孩子持续高热超过 3 天，或者出现精神差、打蔫、持续呕吐、手脚不自主抖动、抽搐等表现时需立即就诊。

家庭护理要点

手足口病是一种病毒感染性疾病，绝大多数情况下不需要使用抗生素，家庭护理的重点是减轻症状，尽量让孩子感到舒适。

◇ 可以给予中成药类口腔喷雾剂以缓解口腔疼痛，手足皮疹部位可以正常清洁，避免使用刺激性洗护用品，不要自行挑破疱疹以免发生感染。

◇ 多喝水可以预防发热引起的脱水，食物尽量软烂好消化。口腔疱疹较多时，孩子可能不想吃饭，可以适当吃些常温或偏凉一点的食物，比如酸奶、冰激凌、淡果汁等，尽量避免刺激性食物。

父母还应该知道的问题

手足口病和疱疹性咽峡炎是什么关系？

这两种疾病是肠道病毒感染后所表现出的不同临床表现，同样具有传染性，同样需要居家隔离。一些得疱疹性咽峡炎的孩子可能在患口腔疱疹后3～5天出现手、足、臀部等处皮疹，此时根据皮疹形态可诊断为手足口病。

手足口病疫苗效果如何？

手足口病疫苗是特指EV71灭活疫苗，可有效预防EV71感染，但不能预防其他型别肠道病毒，也就是说，打了手足口病疫苗，可以预防EV71感染所导致的手足口病，尤其是预防重症手足口病的发生，但是不能预防其他型别肠道病毒感染所致的手足口病。

如何预防手足口病？

手足口病可以通过呼吸道飞沫排出病毒，接触被病毒污染的玩具、物品，或食用了被病毒污染的食物、水等进行传播。所以在手足口病流行季节应少去人群密集的公共场所，同时养成良好的个人卫生习惯，勤洗手、多通风、多运动增强体质，减少被感染的机会。适龄儿童及时接种疫苗。

手足口病会不会自行痊愈？

轻症手足口病如没有发热，或仅是一过性发热、精神状态良好、皮疹不多也没有溃烂或化脓的迹象，是可以自行痊愈的。口腔疱疹一般在5～7天左右愈合，手足皮疹一般在5～7天后逐渐消退，不留疤痕。

小贴士

孩子得了手足口病，父母不要自行给孩子用抗生素。当出现高热时，可遵医嘱服用退热药，帮助孩子做好物理降温。

水 痘

主要症状及产生原因

典型水痘表现为全身分批出现的斑丘疹、疱疹、破溃疹、结痂疹，这4种形态皮疹可同时出现，被称为"四世同堂"。皮疹主要出现在躯干、头部，四肢较少，称为"向心性分布"，还可累及黏膜，比如眼结膜、口腔黏膜、外阴等。水痘皮疹痒感明显，还可伴有疼痛感，伴或不伴发热。

水痘病原是水痘—带状疱疹病毒，初次感染后可以表现为我们通常所说的水痘，也可能是隐性感染，也就是没有任何症状或症状轻微，之后病毒可能长期潜伏在人体的脊髓后根神经节或颅神经的感觉神经节中。到了成年后，抵抗力下降时，潜伏的病毒可引起带状疱疹。好多家长都不知道自己身上的"包包"或者"痘痘"是带状疱疹，再传染给孩子，使孩子患上水痘才后知后觉。

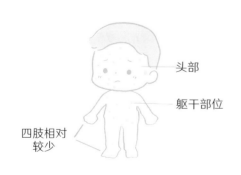

头部

躯干部位

四肢相对
较少

图 25　水痘的皮疹呈向心性分布，主
要出现在头面部、躯干，四肢较少

带状疱疹的传染性远不如水痘，对于多数成人来说都没有传染的风险，但是对于抵抗力相对较差、免疫功能还不完善的儿童就不一样了，尤其是未接种过水痘疫苗的孩子非常容易被感染。水痘的主要传播途径是直接接触传播（水痘、带状疱疹病人）和空气飞沫传播（水痘病人），也可以通过接触被污染的用具，比如共用毛巾等方式传播。

什么情况下到医院就诊

◇ 当孩子出现水疱样皮疹，尤其是 1 ~ 2 天内迅速增多遍及全身时，应及时带孩子到医院就诊。

◇ 当孩子出现持续高热不退、精神萎靡、打蔫、水疱表现为出血样皮疹时，需要立即到医院就诊。

家庭护理要点

水痘为病毒感染性疾病，具有一定的自限性，通常两周左右痊愈。家庭护理的主要目的是减轻皮肤的不适和瘙痒症状，促进最终的痊愈和结痂。水痘出现的前 3 ~ 5 天是病程的高峰时期，孩子的不适感最为明显。

◇ 水痘的皮疹比较痒，外用炉甘石呋喃西林洗剂可以帮助缓解痒感，减少抓挠，痒感明显不能耐受者可口服抗组胺药物，比如氯雷他定。

◇ 有的孩子还会感觉到疼痛，但绝大多数孩子可以忍受，不需要用特殊药物。如疼痛严重，可用镇痛剂，如索米痛或卡马西平等止痛，但是一定要在医生指导下使用。

◇ 给孩子剪指甲，不要让他抓挠患处，反复抓挠容易造成皮肤感染。如果孩子年龄还小，在他睡觉时戴上手套，避免他在睡觉的时候无意识地抓挠。

◇ 水痘的水疱将经历破溃、结痂、干燥脱落的过程。患水痘期间可以淋浴，不要使用沐浴露、香皂等，勤换衣物，保持皮肤相对清洁，减少细菌感染的可能。

◇ 水痘出现发热较常见，如果患儿的体温不超过 39℃ 可以使用物理降温方法，包括减少衣物、多喝温水；如果超过 39℃ 可给予布洛芬或者对乙酰氨基酚退热，禁止使用阿司匹林退热，减少后期出现并发症的可能。

◇ 鼓励孩子多喝水，有的患儿可能会因为出现口腔疱疹不愿意进食、进水，可以做一些软烂、易消化食物，常温或稍凉一些的食物会更适合患儿。

◇ 避免吃辛辣刺激以及容易出现过敏反应的食物，比如鱼虾蟹类、热带水果等，多吃蔬菜和水果，补充维生素可以促进皮疹愈合。

父母还应该知道的问题

水痘会不会留下疤痕？

水痘通常不会留下永久性的疤痕，除非皮疹发生了严重的细菌感染。有的孩子可能留有水痘的"痘印"，儿童皮肤修复能力较强，随着年龄的增长，"痘印"会逐渐变浅、变淡。

要不要给孩子接种水痘疫苗？

接种疫苗是预防水痘的有效方法，一般在 1 岁以后接种 1 针，4 ~ 6 岁时加强免疫 1 针。但是疫苗并非 100% 能预防水痘，尤其是在接种后 3 ~ 5 年，疫苗的保护力会逐渐下降，所以即便接种过水痘疫苗也要注意与传染源隔离，接种过水痘疫苗的孩子感染水痘后有可能临床表现较轻、痊愈较快。

如果孩子接触了水痘患者，多久能发现被传染？

水痘的潜伏期较长，接触后一般在半个月左右出现症状发病，最长潜伏期可达 21 天。水痘的水疱液中含有大量病毒，水疱全部结痂干燥后就不再有传染性。

猩红热

主要症状及产生原因

猩红热是由 A 组乙型溶血性链球菌感染所致，是学龄前儿童及学龄期儿童（5～15岁）常见的急性传染病，冬春季节多见，病人及带菌者为传染源，主要通过呼吸道飞沫传播，有时可经过破损的皮肤或产道传播。可表现为发热、咽喉痛（尤其是在吞咽动作时明显）、猩红热样皮疹、草莓舌或杨梅舌、皮疹消退后脱皮。

猩红热样皮疹是指全身弥漫性红疹，皮肤看起来粗糙，呈鸡皮样，摸上去类似砂纸感，潮红明显，用手按压潮红可迅速消退，去压后潮红迅速出现。皮疹往往首先出现在颈部或胸部，在发热后 1～2 天内出现并逐渐扩散至全身，在皮肤皱褶处如颈部、手肘、大腿根部等皮疹尤其明显，3～4 天逐渐消退，1 周后出现脱皮。脱皮程度与皮疹轻重一致，皮疹少而脱皮轻，呈糠屑状，手指及足趾处皮肤较厚，脱皮往往比较明显，甚至呈手套状或袜套状脱皮。脱皮可持续 1～2 周。

草莓舌是指舌苔厚且呈白色，舌乳头红肿突出于白苔外，多在猩红热早期出现，2～3 天后白苔脱落，舌面光滑，呈肉红色，舌乳头仍然突起。

什么情况下到医院就诊

◇ 发热、咽喉疼痛且出现皮疹时应带孩子去医院就诊。

◇ 当出现持续高热不退、颈部淋巴结肿大、咽喉肿痛明显，甚至出现吞咽困难、耳朵疼痛或外耳道流出液体等症状，应立即带孩子就诊。

◇ 在发病 2 ~ 3 周，出现水肿、关节痛、巧克力色或茶色尿液，应带孩子到医院就诊。

家庭护理要点

◇ 猩红热为细菌感染性疾病，需要使用敏感抗生素治疗，儿童通常首选青霉素类或头孢类抗生素，应在医生指导下使用，要注意按剂量足疗程服用，减少并发症发生。

◇ 多休息，避免剧烈活动，鼓励孩子多饮水，补充发热导致的液体丢失，扁桃体上有脓的孩子尤其要鼓励多饮水。

◇ 病程急性期猩红热样皮疹痒感比较明显，可外用炉甘石洗剂缓解症状，可以正常洗澡，但是要避免用沐浴露，病程恢复期皮疹消退后出现脱皮脱屑，勤换衣物洗澡可减轻孩子的不适感，这时可以给予外用润肤乳液涂抹，促进皮肤恢复。

◇ 急性期因咽喉疼痛孩子可能不愿意进食，可以给他吃一些软烂好消化的食物，鲜榨果汁或新鲜的蔬菜和水果可补充维生素，促进皮肤愈合。

父母还应该知道的问题

猩红热的并发症有哪些？

猩红热的急性并发症主要是化脓性并发症，如中耳炎、鼻窦炎、淋巴结炎，远期变态反应性并发症包括风湿性心脏病和急性肾小球肾炎。敏感抗生素的合理使用能有效控制绝大多数并发症的出现，极少数孩子即便规范足疗程用药后也可能会发生急性肾小球肾炎，所以患猩红热后需要定期检测尿常规，一般建议监测尿常规至半年左右。

猩红热会传染吗？

猩红热有一定传染性，一旦有人出现任何疑似的症状，一定要到医院检查明确诊断。在服用抗生素48小时后，患儿的传染性会明显减轻，通常建议在服用抗生素一周以后再重返学校，虽然这时候孩子身上可能还有脱屑或脱皮，但是皮屑不会传染细菌，已经没有传染性了。

为什么要吃那么久的抗生素？

目前推荐口服敏感抗生素（如阿莫西林或二代头孢）10天，以彻底清除链球菌感染，确保孩子服用足够剂量和足够疗程的抗生素，可显著减少并发症的发生。也许在服药后孩子的病情很快好转，但链球菌感染并未完全消退，过早停用抗生素可能会出现病情反复，增加风湿性心脏病的发病风险。绝大多数孩子不会因为这样的抗生素治疗而发生其他副作用，少数孩子可能并发肠道菌群紊乱，可以在使用抗生素的同时口服益生菌，具体用药应在医生指导下进行。

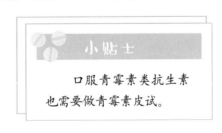

小贴士

口服青霉素类抗生素也需要做青霉素皮试。

传染性红斑

主要症状及产生原因

传染性红斑又叫第五病，是由细小病毒B19感染所致，5～10岁儿童为感染高峰年龄，传染源为病人和病毒携带者，主要经呼吸道传播。

常见的症状有发热及类似感冒的症状，发热的第2～3天出现皮疹，从面部蔓延至全身，为红色水肿样斑丘疹，有的孩子有痒感，可因日晒、洗澡等情况加重。面部皮疹最有特征性，脸颊红肿而嘴周苍白，被形容为"巴掌脸"，就像被打了一样，一般持续2～4天消退。有的孩子可能出现关节疼痛或头疼的症状。

什么情况下到医院就诊

◇ 孩子出现发热，并且出现皮疹。

◇ 脸颊上突然出现亮红色的红斑并且凸出于皮肤表面，摸上去微热。

◇ 出现持续高热不退、精神萎靡或烦躁。

家庭护理要点

◇ 传染性红斑是病毒感染性疾病，为急性自限过程，一般持续 5 ~ 9 天，科学护理的目的是尽量让孩子舒适，以减轻病症。

◇ 传染性红斑的皮疹很少会出现破溃和感染，可以给孩子正常洗澡，注意水温不要太高。

◇ 孩子出现发热时可减少衣物避免捂汗，高热时可遵医嘱口服退热药。

◇ 尽量让孩子摄入更多的水分，补充因发热导致的液体丢失。

◇ 避免吃辛辣刺激以及易出现过敏反应的食物，比如鱼、虾、蟹类等。

父母还应该知道的问题

传染性红斑对身体危害大吗？

传染性红斑可以在家庭、学校和幼儿园中流行，预后大多良好。成人也可能会感染，出现关节疼痛等症状。细小病毒 B19 感染除了可以引起传染性红斑，还可能引起慢性溶血性疾病患者的一过性病情加重，以及免疫功能低下患者的纯红细胞再生障碍贫血，应引起重视。

上呼吸道感染

主要症状及产生原因

急性上呼吸道感染，俗称"感冒"，病毒是常见的病原体。上呼吸道感染主要通过呼吸道传播，在人口密集的场所，容易发生交叉感染。主要症状是打喷嚏、流鼻涕、鼻堵、咽喉痛、咳嗽等；伴或不伴有发热、低热或中等度发热，一般持续 3 ~ 7 天。不同于流感，不会出现持续高热、头痛、肌肉酸痛等，全身不适症状不明显。

什么情况下到医院就诊

◇ 孩子月龄小于 6 个月。

◇ 6 ~ 24 月龄发热超过 24 小时。

◇ 大于 2 岁，发热超过 72 小时。

◇ 持续高热（体温大于 39℃，服用退热剂体温不下降或下降不明显）。

◇ 精神不好、哭闹、易怒或烦躁不安。

◇ 出现呕吐、腹泻、尿少。

◇ 耳痛。

◇ 喘息、呼吸困难。

◇ 严重咽痛。

◇ 出现皮疹。

◇ 流涕、鼻堵等鼻部症状超过 7 天。

家庭护理要点

普通感冒是一种自限性疾病，一般情况下，病程为 3 ～ 7 天。照顾感冒的孩子以让他感到舒适为核心。要给孩子多喝水，监测体温，可以口服适宜的感冒药物，注意休息。对于有发热的孩子，要密切观察其病情变化。

父母还应该知道的问题

孩子总是流鼻涕，是感冒吗？

一般情况下，孩子感冒的时候，除了有流涕、鼻堵等症状外，还会有发热、咳嗽、咽喉痛等症状，3 ～ 7 天左右症状会逐渐消失。如果孩子只是表现为流鼻涕、鼻堵等症状；或者感冒发热、咳嗽等症状都好转后，仍有流鼻涕、鼻堵等症状，就要考虑不是感冒，而要注意是否为感冒诱发的鼻炎。过敏性鼻炎最常见，特别是对于有湿疹等过敏性疾病病史，以及父母有过敏性鼻炎的孩子更要注意。家长要及时带孩子到儿科专科医院的耳鼻喉科检查。

> **小贴士**
>
> 如果流涕症状持续 7 ～ 10 天，甚至更长，就要考虑不是感冒的问题，要特别注意鼻炎的可能。

幼儿急疹

主要症状及产生原因

幼儿急疹是 3 岁以下孩子常见的一种病毒感染性疾病，通常会持续
2 ~ 3 天的高热（体温高于 39℃），但一般精神状况良好，如突然出现高热
很容易引起高热惊厥。当孩子的体温恢复正常后，出现红色充血性皮疹，
以躯干、颜面部为主，皮疹的多少不一，也就是"热退疹出"，皮疹持续
1 ~ 3 天。

什么情况下到医院就诊

◇ 出现高热惊厥或痉挛。

◇ 呕吐。

◇ 精神差。

家庭护理要点

幼儿急疹非常难诊断，因为皮疹只在退热后才出现。家庭护理的重点就

是做好发热等的护理，让孩子在疹子未出、无法明确诊断时感觉舒适。

◇ 发热不退的话，可以给孩子洗个温水澡。

◇ 提供足够的液体摄入。

父母还应该知道的问题

怎样区别病毒性感冒和幼儿急疹？

幼儿急疹的核心特点是"热退疹出"，只有当孩子经历整个病程后，才能做出最后诊断。病初，孩子可能只表现为发热，而且体温还多为高热，发热一般持续 2～3 天，血常规结果提示病毒感染。在孩子只表现为发热，而疹子还未出的时候，很难判断是病毒性感冒，还是幼儿急疹。在此期间，家长没有必要猜测是否为幼儿急疹，而应好好照顾孩子，对症治疗，让孩子多喝水，尽量少穿衣服，勤测体温，必要时口服退热剂。一般发热 2～3 天后，孩子体温突然下降，恢复正常后出现皮疹。此时，根据孩子的整个病程特点，才可以做出幼儿急疹的诊断。皮疹一般 2～3 天左右逐渐消退，整个病程结束。

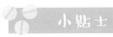
小贴士

如果孩子在发热的同时出现皮疹，一定要带孩子到医院及时就诊。

喉　炎

主要症状及产生原因

　　喉炎是儿科的急症，多数由病毒感染引起。由于喉部是呼吸道中最狭窄的部位，喉部发生感染时，会引起呼吸道梗阻，甚至会引起窒息而危及孩子的生命。 急性喉炎的主要症状是声音嘶哑，咳嗽的声音呈空空的，类似小狗叫，又称为犬吠声咳嗽。伴或不伴有发热，多在夜间加重，严重时会出现吸气性喉鸣、呼吸困难、面色发青等表现。医生会根据孩子咳嗽的声音和声嘶的情况进行诊断。喉炎容易进一步发展为支气管炎、肺炎。另外，得过喉炎的孩子，容易反复得喉炎。

　　急性喉炎进展快，如果不及时给予相应治疗，容易出现呼吸困难，甚至引起窒息而危及生命；如果给予及时有效的治疗，绝大多数都能够很快恢复，预后好。因此，如果孩子出现声嘶、犬吠声咳嗽等急性喉炎的症状，容易引起呼吸困难等危重情况，特别是婴幼儿，家长应及时带孩子到医院就诊，即使是在夜间，也应及时去急诊。

什么情况下到医院就诊

◇ 出现声音嘶哑，犬吠声咳嗽。

◇ 哭闹或安静时可听到喉鸣音。

◇ 呼吸增快、呼吸困难。

◇ 持续高热，嘴唇和指甲发青。

家庭护理要点

◇ 对于急性喉炎的孩子，要多喝水，遵医嘱给予相应的治疗。

◇ 注意观察病情变化，尽量让孩子安静，避免哭闹。

父母还应该知道的问题

孩子得了急性喉炎，医生要给孩子用激素，可以吗？

急性喉炎起病急，病情进展快，病情相对重，是由于感染引起喉部黏膜水肿，引起气道阻塞，而糖皮质激素具有很好的抗炎、减轻喉部水肿的作用，能够及时缓解孩子的症状。糖皮质激素的使用包括雾化吸入、口服和静脉输注三种，医生会根据孩子的病情轻重选择不同的给药方式。无论哪种给药途径，糖皮质激素治疗急性喉炎都是在短期内使用的，安全性很高，所以家长不用太担心。

孩子声音哑很长时间了，是急性喉炎吗？

如果孩子仅是声音哑的时间较长，没有犬吠声咳嗽，急性喉炎的可能性不大，可能和孩子平时经常大声喊叫有关，另外还要注意孩子的声带等是否有问题。平时注意保护好嗓子，避免大喊大叫。同时带孩子到儿科专科医院的耳鼻喉科门诊检查。

支气管炎

主要症状及产生原因

支气管炎可以由多种病原菌感染引起，如病毒、细菌、肺炎支原体等。咳嗽、喘息是主要症状，伴或不伴有发热。初期咳嗽为干咳，之后由于病原体的不同可能会出现白色、黄色或绿色黏痰等。咳嗽具有一定的保护作用，可以促进痰液的排出，进而避免痰液阻塞气道而加重病情。因此，要鼓励孩子咳嗽。但咳嗽剧烈时会引起呕吐，此时要避免孩子将呕吐物误吸入气道。如果咳嗽剧烈，影响孩子的睡眠等，可以给予相应的治疗。支气管炎病情加重时也会出现呼吸急促、呼吸困难等表现。

什么情况下到医院就诊

◇ 咳嗽频繁、剧烈，伴有呕吐或影响睡眠。

◇ 伴有发热、喘息。

◇ 黄色痰或黄白色痰，痰中带血。

◇ 呼吸急促、呼吸困难、口周发青。

◇ 病程大于 3 天。

家庭护理要点

◇ 鼓励孩子咳嗽，不要自行给孩子吃镇咳药。

◇ 给孩子多拍背，以促进痰液的排出。

◇ 多饮水。饮食要清淡，不要给孩子吃凉的、甜的食物。

◇ 避免吸入二手烟。

父母还应该知道的问题

孩子咳嗽明显，需要尽快止咳吗？

咳嗽是呼吸道感染（如急性上呼吸道感染、支气管炎、肺炎等）的主要表现，和病原体入侵引起气道黏膜损伤等有关。这是机体的一个生理反射，咳嗽能够促进痰液等的排出，保持气道通畅，有助于疾病的恢复。所以，在呼吸道感染期间，应当鼓励孩子多咳嗽。只有当咳嗽频繁或者特别严重的时候，才要在医生的指导下给予适当的镇咳。

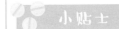
小贴士

儿童常见的是急性支气管炎，很少有慢性支气管炎，所以，如果孩子咳嗽的时间超过4周，就为"慢性咳嗽"，需要到呼吸内科门诊就诊。

♡ 毛细支气管炎

主要症状及产生原因

毛细支气管炎，又称喘憋性肺炎。好发于 2 岁以下，特别是 6 个月以下的孩子，冬季高发。呼吸道合胞病毒是最常见的病原体，其他病毒如鼻病毒、副流感病毒、偏肺病毒等也可以引起。该病起病急，病情进展快，咳嗽、喘息和痰多是主要症状，伴有低热或无发热，病情加重，会出现呼吸增快、呼吸困难等。有一定的自限性，一般情况下，病程为 10 ~ 14 天。

什么情况下到医院就诊

◇ 发热超过 38.5℃，或持续发热超过 48 小时。

◇ 咳嗽频繁、剧烈，咳嗽后常出现呕吐。

◇ 呼吸增快、呼吸费力。

◇ 口周发青。

家庭护理要点

◇ 多拍背，保持气道通畅。

◇ 避免呛奶。

◇ 饮食清淡。

◇ 多饮水。

父母还应该知道的问题

孩子患毛细支气管炎，一定要用抗生素吗？

孩子处于生长发育的过程中，呼吸道管腔相对于成人而言明显细小，而细支气管的管径更小，当出现毛细支气管炎时，气道内会分泌痰液而进一步加重管径的狭小，孩子就会出现喘憋的表现。但是，引起毛细支气管炎的病原体多数为呼吸道合胞病毒等，而头孢等抗生素对病毒感染是没有作用的。因此，在绝大多数情况下，是不需要用抗生素的。

> **小贴士**
>
> 毛细支气管炎的主要症状是痰喘，具有一定的自限性。保持呼吸道通畅很重要，所以雾化、拍背、必要时吸痰等是更有效的治疗方法。

肺　炎

主要症状及产生原因

肺炎是指由于各种原因导致的肺部炎症，儿童常见的是感染性肺炎，由病毒、细菌和肺炎支原体等病原体引起，症状包括发热、咳嗽、咳痰、喘息等。严重情况下，孩子会出现呼吸困难，包括呼吸急促、出现鼻扇、三凹征（指吸气时胸骨上窝、锁骨上窝、肋间隙出现明显凹陷），还可能会引起肝脏、心脏等其他脏器的损伤。

什么情况下到医院就诊

◇ 发热超过 38.5℃或发热持续 3 天以上。

◇ 咳嗽频繁、剧烈，并伴有呕吐、伴有喘息。

◇ 咳黄色黏痰。

◇ 痰中带血。

◇ 咳嗽持续 1 周以上。

◇ 口周发青、呼吸困难。

家庭护理要点

◇ 做好物理降温。

◇ 必要时服用退热药。

◇ 多拍背。

◇ 饮食清淡。

◇ 多饮水。

父母还应该知道的问题

医生听诊肺部没有问题，为什么胸片显示是肺炎呢？

支气管肺炎主要表现为发热、咳嗽、喘息等，确诊支气管肺炎有两个方法，一个是依据医生的听诊，即肺部能够听到固定的细湿啰音；另一个是依据胸部影像学如胸片的结果。两个诊断肺炎的方法是相互独立的，也是不能够相互取代的，因此就会出现"医生听诊肺部没有问题，而胸片显示有肺炎"的情况，而这种情况经常会出现在肺炎支原体感染引起的肺炎中。

> **小贴士**
>
> 如果孩子咳嗽时间超过1周、有痰，即使没有发热，也要考虑支气管肺炎，需及时就诊。

 哮 喘

主要症状及产生原因

哮喘的本质是气道的慢性炎症，其特点是气道反应性增高，即患有哮喘的孩子气道很敏感，暴露于过敏原、刺激气味、呼吸道感染等因素后，气道发生反应导致发病。哮喘的主要症状是反复出现的咳嗽、喘息、气促、胸闷等，常在夜间或凌晨发作或加剧，给予支气管舒张剂治疗有效，咳嗽、喘息等症状能够很快得到缓解。

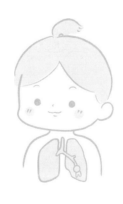

● 喘息
肺内能听到哮鸣音，
类似于拉风箱时的
"咝咝"声。

● 咳嗽
通常为干咳，
或有少量痰

● 气急
呼吸急促，上气
不接下气。

图 26　哮喘的主要症状

146

什么情况下到医院就诊

◇ 喘息症状反复发作。

◇ 运动后咳嗽、喘息明显。

◇ 咳嗽持续超过 4 周，常在运动时、夜间、凌晨发作或加重。

◇ 孩子出现呼吸急促、费力，口周发青等呼吸困难表现，应紧急就诊。

家庭护理要点

◇ 明确过敏原，避免接触。

◇ 家中禁止吸烟，避免刺激气味，保持室内通风。

◇ 避免呼吸道感染。

◇ 正确用药。

◇ 遵医嘱，规范、长期治疗。

◇ 定期复诊。

父母还应该知道的问题

哮喘和肺炎有什么区别？

哮喘急性发作时，表现为咳嗽、喘息等症状，呼吸道感染时还会出现发热，医生听诊患儿肺部会听到喘鸣音，有时也可以听到粗湿啰音，与支气管肺炎的表现有类似之处，应注意鉴别。

哮喘和肺炎是两种不同的疾病，如果孩子反复得肺炎，特别是以咳嗽、喘息为主要表现，没有发热，或仅是低热，给予支气管扩张剂雾化吸入治疗后，能够很快好转，这时就要注意孩子可能患有哮喘，要及时到哮喘专业门诊就诊，以帮助确诊及进行下一步治疗。

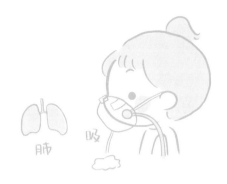

图 27　雾化可使药物直接到达呼吸道和肺内

孩子得了哮喘后，在没有症状的时候，也需要用药吗？

哮喘本质是气道的慢性炎症，只有控制气道的慢性炎症，哮喘才能够得到控制。当孩子经过治疗，咳嗽、喘息等症状缓解，如果不继续给予相应的长期治疗，气道的慢性炎症仍然持续存在，在诱发因素的刺激下，仍可能反复出现哮喘。因此，即使在孩子没有咳嗽、喘息等的情况下，仍需遵医嘱给予长期的规范治疗，以控制气道的慢性炎症。

> **小贴士**
>
> 哮喘是儿童常见的慢性呼吸道疾病，需要长期、规范、个体化治疗。对过敏性哮喘应积极查找过敏原，避免再次接触，可显著减少哮喘的发作。

反复呼吸道感染

主要症状及产生原因

当孩子 1 年内上、下呼吸道感染的次数频繁，超出正常范围，就可以怀疑是反复呼吸道感染。其中，上呼吸道感染包括感冒、咽炎、扁桃体炎、喉炎等；下呼吸道感染包括气管炎、支气管炎、支气管周围炎和肺炎。

通常反复呼吸道感染的孩子年龄较小，以学龄前的孩子比较常见，最常见的是 2 ~ 4 岁的孩子，随着孩子年龄逐渐增大，发病率会逐步下降，主要发病季节是在冬、春两季，气候寒冷、气温变化比较大的情况，部分孩子在夏季有自然缓解的趋势。

什么情况下到医院就诊

如果孩子总是患上呼吸道感染或下呼吸道感染，应带孩子到呼吸内科门诊就诊，以明确是否是反复呼吸道感染，必要时进一步做相关化验检查查找病因。

家庭护理要点

♥ 日常护理

◇ 平时做好防护的同时，适当增加户外活动，逐步提高孩子对寒冷环境的适应能力。

◇ 避免被动吸烟、室内装潢、生活燃气、工业废气、雾霾等环境污染。

◇ 避免孩子过度劳累，保证睡眠充足。

◇ 保持孩子大便规律并且通畅。

◇ 在呼吸道感染期间，不能盲目用药。

◇ 当孩子生气、着急、啼哭等情绪剧烈变化时，容易影响免疫系统及脾胃功能，因此，孩子的情绪疏导也很重要。

♥ 饮食调养

◇ 孩子出生后尽可能选择母乳喂养，避免过早断奶，及时添加辅食。

◇ 如果孩子长期食欲不振、偏食、挑食，调整孩子饮食习惯的同时，可以寻求中医调理孩子脾胃功能。

◇ 让孩子少吃高糖、高热量、低营养的食品。

◇ 避免吃饭过急过量、贪食生冷，避免过食肥甘厚味、煎炸烧烤，避免边吃边玩等不良饮食习惯。

◇ 多给孩子提供丰富且易消化的食物，营养均衡、搭配合理。

♥ 中医疗法

◇ 三伏天进行贴敷疗法，对部分反复呼吸道感染患儿有明显改善作用。

◇ 根据孩子具体情况，选用相应的推拿疗法，如补脾经、补肾经、按揉气海、按揉足三里、捏脊等，可以改善反复呼吸道感染次数和症状。

◇ 除非得到医生的指导，否则不要盲目给孩子使用药物，尤其是抗生素及各种苦寒中成药。

父母还应该知道的问题

孩子反复流鼻涕、咳嗽，一定是反复呼吸道感染吗？

过敏性鼻炎也可出现鼻塞，鼻部及咽喉部发痒，频繁打喷嚏，流清水样鼻涕等。哮喘可以表现为咳嗽反复发作。因此，是否为反复呼吸道感染，应带孩子到呼吸内科门诊确诊。

孩子积食会引起反复呼吸道感染吗？

孩子饮食不当，进食过急、过量、过杂，容易出现不消化的问题，也就是通常说的"积食"。积食以后，停滞不化，容易内生郁热，增加患呼吸道感染的机会。应避免孩子积食，一旦积食以后及时处理，对于改善反复呼吸道感染非常重要。

孩子出汗过多会引起反复呼吸道感染吗？

孩子出汗过多，汗毛孔呈现经常开放的状态，容易着凉受寒，出现呼吸道感染的症状，如发热、流涕、咳嗽等。对于出汗比同龄儿明显偏多的孩子，家长可以请医生帮忙找原因，进行调理。

♡　腹　泻　

主要症状及产生原因

当孩子频繁出现水样或较稀的大便，大便次数增多，就可以怀疑腹泻。

常见原因

◇ 轮状病毒感染所致胃肠炎是婴幼儿急性腹泻的最常见原因，秋冬季节高发。除了排稀水便或蛋花汤样便外，常伴有发热和呕吐。

◇ 食物中毒引起的腹泻发作很快，通常在进食数小时后就会发生。

◇ 食物过敏也可能引起腹泻。

◇ 抗生素也会引起腹泻，例如头孢类抗生素。

◇ 饮食习惯的改变可能会引起腹泻。

◇ 腹泻往往伴随其他症状，如发热、流鼻涕、咽喉痛等，也可能出现呕吐。在腹泻出现之前，腹部往往有痉挛性疼痛。

需要注意的是，母乳喂养婴儿的大便常常是黄色糊状、含有奶瓣，有可能在每次进食后都有排便，达到每日 10 次之多。只要宝宝精神佳、吃奶好、体重增长正常，家长就不用太紧张，此种情况属于生理性腹泻。

什么情况下到医院就诊

◇ 月龄小于 1 个月的婴儿出现 3 次或超过 3 次的严重腹泻。

◇ 大便带血或有黏液。

◇ 大便次数频繁、水样便。

◇ 高热，体温超过 39℃，孩子看上去状态不好。

◇ 精神不振、面色不好、嗜睡、惊厥。

◇ 超过 6 小时未排尿、啼哭泪少或无泪、口唇黏膜干燥、眼窝凹陷、婴儿出现前囟凹陷。

◇ 出现固定部位的持续腹痛，在腹泻后仍未减轻。婴儿和不会说话的幼儿腹痛的主要表现是胸膝卧位，大声啼哭，任何安慰都无效。

◇ 孩子所在的幼儿园暴发流行性腹泻。

家庭护理要点

♡ 日常护理

对婴幼儿而言，脱水很容易发生。治疗孩子腹泻的目的是预防和纠正脱水。如果同时伴随呕吐，补液就更为重要。

♡ 饮食调养

◇ 提供足够的液体摄入，孩子想喝多少就喝多少。

◇ 对于腹泻的孩子，仅摄入清水是远远不够的。

◇ 从孩子腹泻一开始，就可以少量多次地服用口服补液盐Ⅲ，也就是低渗口服补液盐。补液盐容易被吸

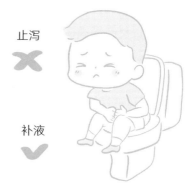

图 28 应对腹泻的关键，是预防和治疗脱水

收，能有效防止脱水发生。一袋口服补液盐Ⅲ冲250毫升温白开水，一次冲完，分次服用，比如每隔5～10分钟喂孩子一勺口服补液盐，超过1岁的孩子每隔10分钟喂10～20毫升口服补液盐。补液盐在室温下可以放置24小时，凉了可以隔水加热。

◇ 给予温热的液体，特别热或特别凉都会刺激肠道导致更严重的腹泻。

◇ 母乳喂养的婴儿，适当增加喂奶次数，并在两次喂奶的间隔口服补液盐。

◇ 当腹泻加重时，将孩子（月龄超过6个月）的饮食改为米粉、米粥和烂面条。这些食物非常容易消化，是孩子发生腹泻后的首选食品。

◇ 一旦腹泻停止，让孩子进食少量较软食物，如土豆泥，因为淀粉类食物较容易消化。要避免食用牛奶和奶制品。在腹泻发生24小时后，人工喂养的孩子可以继续喝配方奶，建议少量多次喂奶，还要在每两次喂奶的间隔添加口服补液盐。

◇ 在严重的腹泻后，孩子可能对一般的配方奶不耐受，此时可以尝试喝腹泻奶粉，即不含乳糖的奶粉。1～2周后再逐渐改为平时喝的奶粉。

◇ 怀疑奶粉过敏的孩子需要更换为水解配方奶粉。

父母还应该知道的问题

孩子的大便里有黏液和血丝，一定是细菌性痢疾吗？

细菌性痢疾起病急，有发热、头痛、恶心、呕吐、腹痛、腹泻等症状，粪便中有黏液脓血。如果家里环境很干净，没有病患接触史和不洁饮食史，大便中虽然有黏液血丝，经抗生素治疗无效，那么就要注意其他肠道疾病。因为肠道的异常免疫反应也可以造成黏膜坏死脱落，出现与细菌性痢疾相似的大便改变。最常见的疾病是牛奶蛋白过敏所致的直肠结肠炎。少见的疾病如炎症性肠病（溃疡性结肠炎、克罗恩病）、嗜酸细胞性胃肠炎等。

乳糖不耐受为什么会引发腹泻？

乳糖是存在于人乳和动物乳中的一种糖，如果孩子不能产生足够的消化乳糖的酶，就会使乳糖在肠道内聚积，在细菌的作用下，分解成有机酸分子，使得身体的水分渗透到肠道内，水分随大便排出造成腹泻。

孩子腹泻为什么容易出现脱水？

婴幼儿的每日需水量较大，对缺水的耐受性更差。如果腹泻丢失水分较多，且没有得到充足的补充，就会出现脱水。如果发现孩子有以下表现时，就可能存在脱水，需要立即去医院就诊：精神不好、爱睡觉、不爱玩耍，皮肤发灰、干燥、弹性较差，前囟和眼窝凹陷，口腔黏膜干燥，尿量减少，四肢发凉等。

小贴士

- 腹泻期间避免摄入固体食物和牛奶。避免食用会使大便软化的蔬菜和水果及任何高纤维食品，直到孩子的大便恢复正常。
- 除非得到医生的指导，否则不要给孩子用任何止泻药，不要滥用抗生素。轮状病毒肠炎是病毒引起的，通常病程较短，抗生素治疗无效，可以自愈。

便　秘

主要症状及产生原因

便秘的主要症状是：孩子因大便导致肛门疼痛、哭泣或其他不适；排出鹅卵石样的、质硬的大便；大便时伴有鲜红色的血；尿布或内裤上出现血迹。便秘的主要原因有：饮食原因、排便次数和习惯的改变。很多孩子的便秘与饮食相关，2 岁以上的孩子如果饮用过多的牛奶也会造成便秘，摄入过多低纤维食物和含铁质过多的维生素也是便秘的原因。为了缓解便秘，要给孩子多喝水。

什么情况下到医院就诊

◇ 出生不到 1 个月的新生儿出现便秘问题。

◇ 便秘还伴有腹胀、呕吐。

◇ 超过 5 天没有排便。

◇ 肛门出血。

◇ 排便时伴有剧烈疼痛。

◇ 粪便污渍在 2 次大便之间出现在内裤或尿布上。

家庭护理要点

如果孩子出现便秘，父母不用过分担心，恰当的家庭护理可以解决这些问题。改变孩子的饮食习惯，添加水果和蔬菜对减轻便秘有一定效果。除非有医生建议，否则不要轻易使用泻剂和灌肠剂。

♡ 日常护理

◇ 在进行如厕训练时给予孩子足够的支持，尽早养成良好的卫生习惯。

◇ 孩子坐在坐便器上的时间不要过长，否则他会以为你是在鼓励他这样做。

♡ 饮食调养

◇ 让孩子多饮水，特别是在炎热的天气或已经患病的情况下。

◇ 孩子年龄超过 2 岁，减少牛乳、奶酪、果酱的摄入，这些食物可能会引起便秘。

◇ 食用富含纤维的食物。6 个月的孩子就可以吃全麦粥了。再大一些的孩子可以通过食用水果、蔬菜、全麦食品摄入足够的纤维。富含纤维的水果和蔬菜有：豆类、杏、梨和梅子等。

◇ 饮食均衡，除了富含纤维的食物，还要保证摄入适量的易消化的肉类。

◇ 让孩子多吃未经加工的天然食品。

父母还应该知道的问题

孩子发热后大便很干、很硬是便秘吗？

孩子生病伴随发热呕吐时，大便也会变得很干、很硬，这并不是便秘。由于发热和呕吐使孩子流失了过多的水分，消化系统从大便中吸收水分以维持正常机体的水平衡。疾病痊愈时一切就会恢复正常。只要孩子状态得到改善，就要及时鼓励孩子多喝水、多吃水果和蔬菜。便秘问题一般会在 1 周内解决。

什么是慢性便秘？出现慢性便秘了怎么办？

在孩子学会如厕后，慢性便秘的孩子有时候会不自知地在内裤上排出粪便的污渍，这与长期慢性便秘有关。慢性便秘导致质硬粪便牢牢地黏附在肠管上，只有类似腹泻的水样便能够渗透通过这一堵塞区域。而在孩子并不知道的时候，漏便已经发生。如果怀疑孩子出现了这种问题，立刻带孩子到医院获得完整的治疗计划，及时发现并解决问题非常重要。症状如果已经持续数周或数月，则需要积极治疗，改变孩子的排便习惯，在医生指导下，应用泻剂帮助治疗。

为什么吃了药，便秘还是没有改善？

如果孩子便秘后只是单纯依赖药物治疗，生活饮食习惯未注意调整，那么治疗效果可能并不理想。便秘"三分治、七分养"，最重要的因素还是在于日常调理，平时多吃一些蔬菜、水果等粗纤维含量较多的食物，增加户外活动量，逐渐培养规律排便习惯等，便秘情况才会好转。

便秘的孩子需要做进一步检查吗？

若经各种方法治疗，便秘仍不缓解并且伴有消瘦、呕吐、腹胀等其他表现，需要做进一步检查。

孩子对排便有恐惧感怎么办？

长期便秘可能会导致孩子对排便有恐惧感，一方面是由于大便干结引起的肛裂、痔疮等，让孩子排便过程比较痛苦；另一方面，长期排便不畅，加之父母催促排便，可能使孩子产生排斥心理，进一步加重排便恐惧感。所以，对于有排便恐惧感的孩子，父母要及时进行心理疏导，除了饮食生活调理，还可以通过用温水洗屁屁、排便前按揉肛门等方式，帮助孩子放松肛门括约肌，缓解排便紧张感，同时养成规律排便的习惯，帮助孩子缓解排便时的疼痛，逐渐减轻对排便的恐惧感。

小贴士

● 孩子的排便习惯存在很大的个体差异，不是所有孩子每天都排便。有的孩子每隔2～3天才排便一次，但大便的形态正常，此种情况不是便秘。便秘的主要标志是排便间隔时间和大便形态的改变。

● 慢性便秘比较严重，当孩子长大后甚至会引起其他疾病。大便带血可能是更严重疾病的症状，当出现这一情况时，应尽早就医。

♡ 厌 食

主要症状及产生原因

厌食是小儿时期的常见消化系统疾病，以较长时间不思饮食、食量减少甚至厌恶进食为主要特征。本病在夏季暑湿时令症状加重，以 1 ~ 6 岁儿童多见。多由于饮食不节、喂养不当而致病。

什么情况下到医院就诊

◇ 厌食症状时间过长，或经饮食、生活调理后未见明显好转，甚至逐渐加重。

◇ 伴随症状没有缓解，如精神差、腹胀腹痛、恶心呕吐、大便不畅等。

◇ 生长发育水平低于同龄儿童，或免疫力明显下降。

家庭护理要点

轻症厌食多数经过饮食、生活调理，或居家配合小儿推拿治疗后，食欲可逐渐恢复正常，预后良好。

♥日常护理

◇ 早睡早起、饮食和生活习惯规律。

◇ 适当进行户外运动，促进胃肠道蠕动。

◇ 若有生活环境变换，允许孩子逐步适应。

♥饮食调养

◇ 饮食均衡、易于消化、荤素搭配，少食肥甘厚味、生冷坚硬等不易消化的食物，鼓励多食蔬菜及粗粮，不要盲目进补。

◇ 不挑食、不偏食；夏季勿贪凉、喝冷饮。

◇ 根据不同年龄选择适合的食物。

◇ 培养良好喂养习惯，逐渐适应自主进食，不可逼迫进食。

◇ 对于生病后胃气刚刚恢复的患儿，要逐步增加饮食，切勿暴饮暴食导致脾胃复伤。

父母还应该知道的问题

孩子挑食，应该劝孩子吃不喜欢吃的食物吗？

孩子挑食是很普遍的现象，如果只是不喜欢吃几种食物，大部分肉、蛋、奶、蔬菜、水果都喜欢吃，就不需要特别纠正。但是如果挑食很严重，比如很多孩子只喜欢吃肉，不喜欢吃蔬菜、水果，就需要想点儿方法，但不要采取强硬的方法，否则可能引起孩子的恐惧和逆反心理，反而更不爱吃。可以试试变换烹调方式，如炒菜不喜欢吃，可以把菜做成包子馅、饺子馅，看看孩子是否容易接受。

孩子不爱吃饭一定是食积了吗？

食积，也就是平时说的"吃积食"了，是由于吃得过饱或者饮食过于油腻，不利于消化，损伤脾胃功能造成的。一般会伴有腹胀腹痛、恶心呕吐、口臭、大便干燥或酸臭、烦躁哭闹、舌苔厚腻等。有的孩子还会晚上睡觉不老实，翻来覆去地满床滚，或者趴在床上撅着小屁股睡，甚至还可能夜里惊醒啼哭，都说明孩子食积了。"若要小儿安，三分饥与寒"，意思就是想要孩子不生病，就不要给他吃得过饱、穿得过多，适度最好。所以，家长一定要注意，无论是哪种食物，就算再有营养也不能吃太多，否则不仅不能促进孩子的生长发育，还会损伤脾胃，得不偿失。

孩子感冒了，不爱吃饭怎么办？

在感冒期间，许多父母认为多吃才有抵抗力，盲目给孩子增加饭量，有时候反倒加重"积食"症状，更加损伤脾胃功能，不利于病情康复。孩子感冒期间食欲差，如果其他症状没有继续加重，精神状态还不错，就不用担心，也不要逼着孩子多吃饭，只需精心护理就可以。感冒康复后，如果还是食欲不好，可以在医生指导下进行规范治疗，采取最适合孩子的方式，使脾胃功能尽快得到恢复。

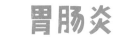 # 胃肠炎

主要症状及产生原因

胃肠炎是胃肠道的感染性疾病。多种病毒或者细菌都会引起胃肠炎。常见的症状有恶心、呕吐、腹痛、腹泻、发热和食欲降低。呕吐通常持续的时间不会超过2天，但是腹泻可能持续5～7天。

轮状病毒是一种常见的引起婴幼儿胃肠道感染的病毒，通常刚开始的时候是发热和呕吐，而后是严重的水泻。有可能造成婴幼儿脱水，是十分危险的。

诺如病毒是另一种引起小儿急性胃肠炎的主要病毒，常在幼儿园、学校等处引起集体暴发。表现为阵发性痉挛性腹痛、发热、恶心、呕吐和腹泻，持续1～3天。

还有一些胃肠炎是由于细菌引起的。

有的食物中毒、肠道寄生虫、乳糖不耐受症、食物过敏和腹腔疾病的症状可能和胃肠炎比较相似。

什么情况下到医院就诊

◇ 发热，体温高于 37.5℃。

◇ 正确护理后，孩子的症状在 24 小时内没有得到缓解。

◇ 有脱水的迹象，包括口腔和嘴唇干燥、倦怠，6 小时不排尿、尿液呈深黄色；对 2 岁以下的婴幼儿来说，脱水的表现为囟门凹陷。

◇ 持续超过 8 小时的腹泻和呕吐，而且无法让孩子喝进水。

家庭护理要点

♡ 日常护理

◇ 让孩子多休息，在他的床边准备一个盆或者塑料袋，在他要呕吐的时候就不用跑去洗手间了。

◇ 饭前便后都要洗手，防止交叉感染。

◇ 在呕吐之后漱口，这样可以去除呕吐后口腔中的异味。大一些的孩子也可以在呕吐后刷牙。

♡ 饮食调养

◇ 孩子可以饮用米汤、口服补液盐。每次喝的量不要太大，因为胃需要休息，而且此时吸收液体的速度比较慢，如果一次性饮用大量液体会引起呕吐。

◇ 当呕吐停止 3 小时后，慢慢开始恢复饮食。最初可以吃米粥、烂面条，如果不想吃固体食物，不要强迫，继续喝口服补液盐。

◇ 如果是非母乳喂养的孩子，在恢复饮食的时候，应该听取医生的建议。

◇ 蒙脱石散有助于缓解腹泻，需遵医嘱用药。

◇ 不要给孩子服用止泻药。这些药可能没有什么作用，还有可能掩盖孩子的主要症状。

父母还应该知道的问题

怎样预防诺如病毒感染？

诺如病毒是秋冬季引起胃肠炎的主要病原，可以在人群聚集地，如幼儿园、学校、食堂等地暴发。食用或饮用被诺如病毒污染的食物或水，触摸被诺如病毒污染的物体后未彻底洗净双手而进食，接触过诺如病毒感染患者，如照顾患者、与患者分享食物或共用餐具等，都可导致诺如病毒感染。家中如果有人感染了诺如病毒，发生呕吐或腹泻后，家属要及时清除呕吐物并清洗被污染的地方和被污染的衣物，以免造成病毒传播。诺如病毒多通过呼吸道和消化道传播，患者家属要做好防护，注意洗手和通风，避免接触患者的呕吐物。

怎样留取合格的粪便标本，用于化验便常规？

孩子出现腹泻的情况，需要尽早到医院化验便常规。留取粪便标本也是有要求的，需要留取 1 ~ 2 小时内的新鲜大便，盛装大便的容器可以选用干净的便盒、便盆、塑料袋或一次性纸杯等，需要直接留取到容器内，不能混有尿液，也不能从纸尿裤上收集粪便，否则会影响化验结果。

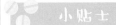

小贴士

● 避免在备餐区附近给孩子更换尿布。

● 确保孩子已接种轮状病毒疫苗。

心肌炎

主要症状及产生原因

心肌炎是心肌的炎症性疾病，由多种病原体（病毒、细菌、支原体、螺旋体、原虫等）感染、过敏或自身免疫疾病引起。临床表现差异很大，可从无明显症状到轻微症状到休克、心衰甚至猝死。

什么情况下到医院就诊

该病病情发展迅速，如抢救不及时，有生命危险。一旦出现以下表现，应立即前往医院。

◇ 极度乏力、头晕、烦躁、呕吐、心前区疼痛或压迫感。

◇ 以腹痛、呕吐等消化道症状为主要表现。

◇ 出现双下肢水肿等心功能不全的症状及体征。

◇ 婴儿表现为拒食、烦躁、软弱无力、气促呻吟等。

家庭护理要点

◇ 孩子得了心肌炎，最应该注意的是休息。为了促进发生炎症反应的心肌细胞恢复，最有效的办法即减少能量消耗。安静、休息状态下心肌细胞运动减少，从而减少能量消耗，达到促进心肌细胞恢复的目的。安静休息不是指在家或者病房做作业、玩平板电脑、看电视，而是真正静卧，让心肌细胞恢复。

◇ 饮食要以清淡为主，不要过饱进食。轻症心肌炎患儿可适当选择富含维生素 C 的食物及钾含量比较高的水果和蔬菜，避免进食不易消化食物及腌制食物。

父母还应该知道的问题

孩子胸痛、胸闷是患有心肌炎吗？

孩子出现胸痛、胸闷的症状不一定是得了心肌炎。胸痛、胸闷是临床比较常见的症状，可以由多种原因引起。要注意孩子一个月内有无呼吸道或消化道感染，胸痛、胸闷是否在运动后加重，是否同时伴有乏力表现，如果出现上述症状，建议及时就医。还要注意一点，因为年龄的原因，有时候孩子不能明确表达胸痛、胸闷的感受，有一部分孩子因"胸痛"来就诊，后来发现病因是发作性心动过速，所以家长要注意观察孩子发作时有无面色改变，给孩子数数脉搏，看看是否存在心率明显增快的情况，条件允许的情况下，可以及时进行心电图检查。

急性心肌炎病程多久？什么时候可以正常参加体育运动？

心肌炎急性期病程在 6 个月以内，这个时期疾病的症状、体征、相关辅助检查多变，孩子应尽量避免参加体育运动。待病情恢复，在医院评估后才可以参加体育运动。

感冒一定会诱发心肌炎吗？

不是感冒就一定会诱发心肌炎。感冒多数与病毒感染有关，感冒后，只有极少部分孩子的心脏会受到病毒的损伤，这与病毒的种类、人体的免疫力、周围环境的影响有密切的联系。有些病毒感染，在人体抵抗力下降后会乘虚而入，直接侵袭心肌或通过自身免疫反应损害心肌，引发心肌炎。

小贴士

● 增强抵抗力，养成良好的生活习惯，尽量避免感冒，防患于未然是关键。

● 孩子得了心肌炎，家长不要过于焦虑，只要及时就医，大部分是可以完全治愈的。

心脏早搏

主要症状及产生原因

心脏早搏也称期前收缩，就是比预期的心跳提前出现的心脏跳动。产生的原因多种多样，可由疲劳、植物神经功能紊乱、药物、精神紧张等因素引起，还可由腹泻、呼吸道感染、电解质紊乱等诱发。各种心脏疾病如风湿性心肌炎、心肌炎、心肌病、心力衰竭等都会诱发早搏，还有一些全身性疾病如系统性红斑狼疮、甲状腺功能异常、遗传代谢性疾病等累及心脏，也是心脏早搏的常见原因。

根据异位起搏点的部位不同，早搏可分为房性、交界性（心房与心室交界处）和室性早搏 3 种，以室性早搏最为常见。临床表现差异也很大，大多数孩子无明显症状，有些孩子会出现心慌、心前区不适的表现。

什么情况下到医院就诊

家长无意中或体检时发现孩子心律不齐，不论是否有症状，都应该到正规医院就诊，评估是否存在早搏、早搏的数量、早搏的起源、早搏的运动风险、是否需要加用抗心律失常药物等。

家庭护理要点

♡ 日常护理

◇ 单纯的房性早搏或室性早搏的孩子，平时没有症状，可以完善运动平板试验。如果运动状态下早搏无明显增多，是不限制体育运动的，每3 ~ 6月定期监测动态心电图、超声心动图即可。

◇ 让孩子平时养成良好的生活作息习惯，注意避免感冒。如果出现呕吐、腹泻，可能导致心律失常加重，注意及时补充足够的电解质，除了喝水以外，要补充口服补液盐。

♡ 饮食调养

◇ 饮食不过饱，少吃刺激性食物。

◇ 多吃新鲜蔬菜、水果，少吃辣椒。

◇ 多吃清淡易消化的食物。

父母还应该知道的问题

发现孩子心律不齐，应该做哪些检查明确诊断？

最常见和最方便的检查方法就是心电图。这项检查能够判断心律失常的性质，发现心脏听诊时没有发现的心率和心脏节律变化。但是，心电图最明显的不足就是记录时间比较短，有时发现不了心律失常，从而漏掉相关疾病诊断。24小时动态心电图就是我们常说的Holter，能够完整记录心脏24小时的心电变化，这个装置就像一部带导线的手机，在孩子身上挂一天后再送回医院，相关科室的医生通过相应的分析软件，分析心电图24小时的动态变化，还可以统计早搏数量，发现潜在的危险性及致命性心律失常。另外，要进行超声心动图检查，能够发现有无心脏结构异常并评价心脏功能。以上检查都是无创性的。儿童心律失常的介入检查是心内电生理检查，为有创性检查，既可以诊断，也可以进行导管消融治疗。

儿童心跳比成人快，是正常现象吗？

一般来说，医学上所说的心率都是在安静状态下测得的。所以，要知道孩子的心率是多少，应该在他清醒、安静状态下测定。这种状态怎么掌握呢？只要让孩子安静坐 5 ~ 10 分钟就可以。儿童生长发育过程中，不同年龄段心率的正常范围不一样，儿童心率在出生时最快，可达 140 次 / 分。随着年龄增长，心率逐渐减慢，渐渐向成人接近，当儿童发育成熟时，心率在 60 次 / 分与 100 次 / 分之间。因此，儿童心率快慢不能仅看数字，还要看年龄。医学上有心率与年龄的配比关系。出生时 140 次 / 分，1 ~ 3 岁 110 ~ 120 次 / 分，4 ~ 6 岁 100 ~ 110 次 / 分，7 ~ 9 岁 80 ~ 100 次 / 分，10 ~ 12 岁 70 ~ 90 次 / 分，12 岁以上儿童心率接近成人，大约在 60 ~ 100 次 / 分范围内。

小贴士

● 佩戴动态心电图时，在不影响电极片粘贴的前提下，尽可能做到像日常生活一样规律作息。

● 如果孩子的病情需要口服抗心律失常药物，一定要按时、按量口服，定期去专业门诊复诊，千万不要擅自停服或减量。

♡ 儿童高血压

主要症状及产生原因

　　儿童高血压按病因分为原发性高血压和继发性高血压两大类。继发性高血压的患儿可找到相关病因，多由内分泌、心血管、肾脏、神经系统疾病引起，且患儿血压升高程度往往较重，可有恶心、头痛、视物模糊、烦躁等表现，并同时伴有原发病的症状。一般来说，年龄越小，继发性高血压越常见；对于青少年，高血压病因更接近成年人，85%～95%属于原发性高血压。

　　原发性高血压指病因未明，且以高血压为主要表现的一种独立性疾病，多有家族史。原发性高血压患儿血压多呈轻到中度升高，多无明显的临床症状或症状轻微。有的孩子可能表现有头痛、头晕，但由于症状不显著，甚至可能被误认为其他系统疾病。肥胖儿童血压多处于同龄儿高值水平，易患原发性高血压，这些孩子如果出现头晕、头痛，应特别注意测量血压。

表 5　中国 3 ～ 17 岁儿童青少年高血压筛查的简化公式标准

性别	收缩压（毫米汞柱）	舒张压（毫米汞柱）
男	100 + 2×年龄	65 + 年龄
女	100 + 1.5×年龄	65 + 年龄

注：本表可用于快速筛查可疑的高血压儿童。

什么情况下到医院就诊

◇　婴幼儿高血压往往都是继发性高血压，早期可能无明显症状。婴幼儿因不会说话，常表现为烦躁不安、哭闹、过于兴奋、易怒、夜间尖声哭叫等。

◇　继发性高血压患儿常常伴有原发病的表现，常见的是肾脏疾病，如先天肾动脉狭窄，后天隐匿性的肾小球肾炎、肾盂肾炎，早期可无明显的肾病症状，而仅表现为生长迟缓、瘦弱、面色苍白，易被误认为消化吸收功能差，此时则可能已出现血压水平的偏高。还有一部分儿童又矮又胖，应注意内分泌方面的疾病，如皮质醇增多症，孩子表现为面色绯红，肩背部增厚，汗毛多而长，体重增加但身高并不增长。

◇　青少年高血压多数为原发性高血压，大部分可能没有明显症状，或仅出现头晕、头痛等不特异的症状，所以一旦发现血压升高，不论是否有症状，都要到医院就诊。尤其是有高血压家族史或体形肥胖者，平日或体检时更需注意监测血压，如有血压增高，要及时就医。

家庭护理要点

♡日常护理

◇　婴幼儿高血压多合并有原发病的问题，因此除监测血压外，还要注意原发病的护理。监测血压时，家长要注意不同年龄段的孩子，测量血压时所使用的袖带是不一样的，一般以袖带的宽度覆盖上臂的 1/2 ~ 2/3 为宜，松紧度要合适，缠绕后能伸进一个小指就可以了。测量血压时要在孩子安静状态下，袖带和血压计要在一个平面上。给婴幼儿测量血压时，要尽量避免剧烈哭闹，防止血压急剧升高。

◇ 青少年高血压患者日常护理要注意以下两点。

创造宽松的生活环境。避免孩子学习负担过重和精神过度紧张，同时应保证充足睡眠。应让孩子采取积极的生活态度和健康的生活习惯，合理地安排学习和休息，松弛有度，起居有节，休息有序，养成良好的生活起居习惯。

加强体育锻炼及减肥。儿童青少年血压偏高与超重、肥胖显著相关，体重减轻 4 ~ 5 千克，可以使血压下降 5 ~ 10 毫米汞柱。一定要改变久坐不动（长时间看电视、玩电脑游戏）的不良生活方式。建议青少年多做有氧锻炼，包括慢跑、游泳、打篮球等，每周至少锻炼 3 次，每次至少 20 分钟以上。

♡ 饮食调养

◇ 与血压升高有关的饮食因素包括：盐摄入过量，饮食过度，喜食甜食以及碳水化合物，饱和脂肪酸、胆固醇摄入过多等。针对以上原因，应该养成良好的饮食习惯，不偏食、不挑食，多食水果、蔬菜，少吃高糖、高脂肪食品，特别是薯片、炸鸡翅等油炸食品，做到饮食结构合理，营养搭配均衡，既保证生长发育需要，又避免肥胖的发生。

◇ 注意增加含钾、钙食物的摄入，特别是新鲜蔬菜、水果、杂粮，粗粮中含有膳食纤维，能够减少饱和脂肪酸的吸收，增加血管弹性。

父母还应该知道的问题

高血压会对身体造成哪些损害？

长期高血压可对身体各重要脏器尤其对眼底、心、脑、肾脏造成损害。高血压眼底病变主要表现为视网膜病变，依严重程度分为4级，级别越高，眼底病变越重；对心脏的影响，主要表现为心室质量增加、心脏扩大、心功能不全的症状；对脑的影响，主要表现为急性脑水肿、脑卒中；对肾脏的影响，主要表现为血尿、蛋白尿，甚至肾功能不全。建议3岁以上的孩子每年体检都要进行血压检测，以早发现、早治疗。

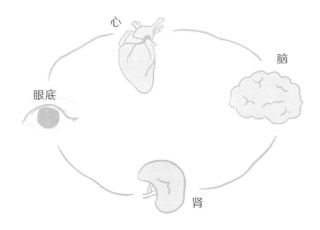

图 29　只要动脉经过的地方，高血压都有可能对其造成损害

用药方面应注意哪些问题？

孩子出现高血压，家长不要过于紧张或者盲目自行用药，应及时带孩子到医院检查，明确血压升高的原因，评估脏器损害情况，由医生制定防治方案，早期及时干预，多数高血压能够得到有效控制，逆转脏器损害。而且，长期口服降压药物的孩子不可以突然自行停药。

川崎病

主要症状及产生原因

川崎病又称皮肤黏膜淋巴结综合征，是一种以全身血管炎性改变为主要病理特点的急性、发热性、出疹性小儿疾病。常见于 5 岁以下儿童，平均年龄 2 岁左右，主要表现为：发热、皮疹、双眼球结膜充血、口腔及咽部黏膜弥漫充血、唇发红及干裂、并呈杨梅舌，发病初期手足硬肿和掌跖发红，恢复期指趾端出现膜状脱皮，颈部淋巴结肿大等。多数学者认为可能在某些诱发因素作用下，如感染，由于个体存在遗传易感性，导致自身免疫系统被异常激活，而发生血管炎性损害，但引发这种异常的炎性反应的具体机制仍未明确。

川崎病易合并冠状动脉病变，是儿童获得性心脏病的主要病因。目前病因还不十分明确。

什么情况下到医院就诊

当孩子持续发热 3 天以上，通过抗感染治疗无效，有皮疹、双侧球结膜充血、口唇发红或者干裂、舌乳头明显呈杨梅舌改变、颈部淋巴结肿大、手足潮红硬肿等情况出现时，需要及时就诊。

如果患儿发热超过 5 天，抗感染治疗效果不好，炎症指标越来越高，又没有其他明确的感染可以解释病情时，即使没有出现上述典型的皮肤黏膜症状，也要及时就诊，进一步完善检查明确是否为川崎病。

家庭护理要点

◇ 川崎病急性期的患儿，多数比较烦躁，家长要耐心安抚患儿。

◇ 如果患儿眼睛发红，要避免强光刺激，不要让他揉眼睛。

◇ 注意皮肤清洁，皮肤瘙痒明显者可外涂炉甘石洗剂，臀部及肛周红斑、脱屑者，便后用温水冲洗干净，外涂鞣酸软膏。

◇ 合并关节疼痛明显的患儿，要减少关节负重及活动。

◇ 恢复期指趾末端脱皮明显，要注意看管好孩子，可以给孩子戴上手套，不要让他撕扯脱掉的皮，避免损伤皮肤。

◇ 川崎病患儿急性期后需要口服较长时间的阿司匹林，服药期间要注意观察皮肤有无反复的瘀点、瘀斑，注意避免磕碰。有一部分川崎病患儿可能会出现药物过敏，因此还要注意观察孩子皮疹和体温的情况，如果反复出现皮疹或体温波动，近期又没有感冒等情况时，需要及时就医。

◇ 川崎病合并冠状动脉瘤的患儿，还要注意避免剧烈的体育运动。

◇ 患儿应进食清淡易消化的食物；避免进食油腻、辛辣、刺激性及易导致过敏的食物。

父母还应该知道的问题

如何判断孩子是普通感冒还是川崎病？

川崎病发病高峰在 1 ～ 3 月份的冬春季节。典型的患儿表现为不明原因发热 5 天以上，抗感染治疗效果不好，有皮疹、眼睛红、口唇干红、皲裂、杨梅舌、颈部淋巴结肿大、手足潮红硬肿表现，而普通感冒是没有上述这些表现的。有些临床表现不典型的川崎病患儿要引起注意，如果持续高热不退，抗感染治疗效果不好，炎症指标越来越高，又没有其他明确的感染病因可以解释病情的时候，要考虑是不是川崎病，这个时候要做进一步检查。

小贴士

川崎病患儿出院后要坚持遵医嘱服药，定期复查，并在家中监测体温。

先天性心脏病

主要症状及产生原因

先天性心脏病是指在胚胎发育时期由于各种原因所导致胎儿心脏、大血管发育停滞或发育异常所引起的心血管畸形，是小儿时期最常见的心脏病。其形成原因目前还不明确，但已知如下一些高危因素可能会诱发先心病。

◇ 胎儿发育的环境因素。如孕早期有宫内感染，母亲感染了风疹病毒、柯萨奇病毒，羊膜本身有病变，妊娠早期先兆流产，母亲年龄过大，或者母亲有糖尿病、苯丙酮尿症等代谢性疾病等。也可能是妊娠前 12 周母亲服用了有细胞毒性的药物，或接触有毒有害环境或辐射等。

◇ 遗传因素。完全由遗传因素导致的先心病一般只占 5% ~ 8%。

◇ 其他因素。如高原缺氧地区先心病发病率更高。

什么情况下到医院就诊

◇ 如喂养困难、生长发育停滞、呼吸急促、频繁感冒、肺炎、体力活动受限等。

◇ 缺氧症状，表现为面部、嘴唇、指甲青紫，或剧烈哭闹后突然出现意识障碍；大一些的孩子可以看到手指、脚趾关节末端膨大，像棒槌一样，活动后喜欢蹲下来等。

◇ 气道压迫症状，表现为呼吸急促、喘鸣等。

◇ 胸痛症状，特别是运动后。

家庭护理要点

♡日常护理

◇ 预防感冒是所有先心病患儿的护理重点。左向右分流型先心病的孩子，一旦罹患呼吸道感染，很容易诱发心功能不全。紫绀型先心病则会在呼吸道感染后加重缺氧。

◇ 对于简单类型的先心病患儿，如果缺损很小，分流量不大，按照正常孩子日常护理即可，不需要限制孩子饮食及活动，每半年到一年复查一次超声心动图。

◇ 对于分流量较大或紫绀型先心病患儿，要注意喂养方式，少食多餐，避免呛奶；口服强心、利尿药物，减轻心脏负担；注意防寒保暖，少去人群聚集的场所，避免感冒、肺炎；定期复查超声心动图。

◇ 严重先心病患儿不建议接种疫苗，可待手术矫治后3个月进行补种。

◇ 注意控制饮食总量，尤其不能过饱饮食，要遵循少食多餐原则，以免加重心脏负担。

♡术后护理

◇ 患儿术后早期需要每2～3天进行换药，拆线后一周内不要洗澡，可以用温水擦拭全身。

◇ 注意预防感冒，及时增减衣物。

◇ 吃易消化的富含蛋白质、维生素、纤维素的食物，同时注意饮食卫生，避免腹泻造成电解质紊乱。

◇ 少食多餐、保持大便通畅，以免加重心脏负担。

◇ 施行正中开胸手术的患儿术后前 3 个月不要爬行，保护胸廓的完整性，避免胸骨畸形愈合。

◇ 小婴儿家长需要拍背以帮助其排痰。

◇ 术后在 1 个月、3 个月、6 个月、12 个月需要定期复查超声心动图及心电图，了解孩子术后恢复情况，根据结果调整用药。

◇ 术后 3 个月内不建议打疫苗。

父母还应该知道的问题

先天性心脏病遗传吗？

在临床上确实可以见到先天性心脏病家族遗传史，如兄弟姐妹同时患先心病、父母与子女同时患先心病的情况，而且其疾病性质甚为相似。但先天性心脏病的发病机制比较复杂，遗传因素（如染色体异常）在先天性心脏病的发生发展中起一定作用，但不能说它是遗传病。也就是说，父母患有先天性心脏病，并不能一定会导致子女得病。总的来说，在先心病的形成原因中，遗传因素所占比例很小，通常不超过 10%。一般如果母亲患有先心病，第二代患先心病的危险性大约为 10%。若母亲健康，但所生的第一胎患有先心病，第二胎患病的可能性为 2% 左右；若连续两胎皆为先心病者，再生的先心病儿可能增至 10%。

小贴士

孕期前 3 个月是心脏成形的关键时期，母亲在这个时期一定要做好防护，避免受凉感冒，避免服用药物，不要接触放射线、有毒、有害等物质。

泌尿道感染

主要症状及产生原因

泌尿道感染是指病原菌直接感染泌尿系统，在尿液中繁殖，并造成泌尿道黏膜及组织的损伤，是儿童最常见的感染性疾病之一。婴儿期（1岁以内）是泌尿道感染的高发年龄段，新生儿及婴幼儿临床症状多不典型，常以发热为主要表现，可伴排尿哭闹、呕吐、腹泻、奶量减少等。年长儿可有发热、寒战等全身症状，常伴有腰痛，同时尿路刺激症状明显，患儿可出现尿频、尿急、尿痛、尿液混浊，偶见肉眼血尿。

什么情况下到医院就诊

◇ 婴幼儿出现不明原因发热（尤其当发热是唯一症状），排尿哭闹、烦躁不安、尿色混浊、尿异味大、血尿等。

◇ 儿童出现排尿疼痛或灼烧感、小便频繁、下腹部或后腰疼痛、发热等。

家庭护理要点

♡日常护理

◇ 应给婴幼儿勤换纸尿裤，不要给他穿开裆裤。

◇ 清洗顺序应从前向后，减少尿道口污染和上行感染的机会。

◇ 单独使用清洁用具，减少感染发生。

◇ 改变不良的生活习惯，教育孩子不要过度憋尿，因为这样会给细菌生长繁殖的机会。

◇ 教会孩子特别是女孩大便后擦拭的正确方法，避免大便污染尿道；男孩可轻轻牵拉包皮，用温水清洗尿道口，避免因包皮内藏污纳垢，引起尿路感染。

♡饮食调养

◇ 多给孩子摄入水分，一方面可以帮助退热，另一方面多排尿可以冲刷尿道，促进细菌的排出。

◇ 给孩子提供清淡易消化的食物，有腹泻或呕吐等胃肠道症状的孩子不要强迫进食，少量多次进食可减轻胃肠道负担。

◇ 保证足够的热量，发热的孩子热量消耗比较快，如果孩子进食困难，可以在水中补充适当的糖分。

◇ 合理进食蔬菜及水果，保证大便通畅。如有大便干结，可服用益生菌及乳果糖帮助调整大便性状，必要时去医院进一步治疗。

父母还应该知道的问题

就诊前需注意哪些事项？

如果怀疑孩子有泌尿道感染，就诊前可以先用清洁、干燥的矿泉水瓶留取 10 毫升左右尿液,以备检查需要。留取尿液前最好清洁孩子外阴,并留取中段尿,避免局部分泌物污染尿液标本。

怎样预防泌尿道感染?

鼓励孩子多饮水,不憋尿,保持大便通畅。对于婴幼儿,家长应及时更换尿布,避免穿开裆裤,保持会阴部位清洁卫生。如果存在泌尿道畸形,应及时到泌尿外科就诊,必要时手术治疗。

小贴士

已经发现泌尿道感染的孩子,要在医生指导下足量、足疗程用药,不能掉以轻心。很多家长认为孩子不发热,尿检正常就可停药,而未用够疗程,这样间断治疗或过早停药,孩子的泌尿道感染就有可能转为慢性。

儿童夜遗尿症

主要症状及产生原因

儿童夜遗尿症又称遗尿症，俗称"尿床"，是一种儿童期常见的疾病，是指年龄在 5 岁以上的儿童，平均每周至少 2 次夜间不能自主排尿，并且要持续 3 个月以上。遗尿症常见原因如下。

◇ 身体中缺乏一种化学物质，叫作血管升压素，这种物质在晚上会分泌得更多，告诉肾脏少产生些尿液。所以，即便孩子的膀胱容量是正常的，缺少了这种物质，夜间尿量产生增多，膀胱也不能储存这些多余的尿液。

◇ 孩子的膀胱容量不够大，储存不了整晚的尿液。

◇ 如果膀胱足够大，但在它充满之前发生了痉挛，也会在睡眠中不自主排出尿液。

◇ 膀胱和大脑尚未建立起紧密联系，以至于膀胱充盈后大脑不能感知，造成孩子不能觉醒，最终出现睡眠时不自主排尿。

什么情况下到医院就诊

年龄在 5 岁以上的儿童，平均每周至少 2 次夜间不能自主排尿，并且持续 3 个月以上。

家庭护理要点

♡ 日常护理

◇ 作息规律。一般建议孩子 9 点前睡觉。睡得过晚不仅会影响孩子休息和生长发育，也会对孩子的觉醒有不利影响。

◇ 睡前准备。睡觉前不宜过于兴奋，如剧烈运动，看刺激的电视剧、电影，玩游戏等；晚饭后减少饮水及含水食物的进食，包括牛奶、酸奶及水果等；睡前排尿，不仅能减轻孩子心理压力，又能为膀胱储尿预留空间。

◇ 针对尿频。平时要注意通过转移注意力的方法，减轻膀胱的过度活动。

◇ 唤醒。根据孩子的排尿规律，合理唤醒。即在孩子不尿床的前提下，唤醒的时间尽量后延，在确定孩子排尿规律后，定时唤醒，提高这个时段孩子的觉醒意识，有助于孩子的恢复。可使用遗尿报警器，可以在第一时间识别患儿有排尿需求，帮助唤醒孩子在清醒状态下去厕所排尿。通过这样反复训练使孩子最终感受到尿意而自觉醒来排尿，帮孩子建立正常的排尿反射。

◇ 正向激励。打骂不能解决患儿尿床。家庭中要建立良好的激励机制，让患儿主动参与控制夜间排尿，避免逆反心理。家庭与患儿共同努力，才能更好改善尿床。

◇ 膀胱功能训练。对于膀胱容量偏小的孩子，家长在白天要鼓励孩子有意识地适当憋尿，使膀胱充分充盈，以达到多存尿的目的。孩子的膀胱具备足够的储存尿液的功能后，再训练排尿中途停止再排尿，以训练膀胱括约肌的功能，达到使孩子自己能随意控制排尿的目的。

♡ 饮食调养

◇ 避免辛辣刺激、含咖啡因或茶碱类的食物和饮料。

◇ 晚餐要早、清淡、少盐、少油，饭后不要剧烈活动或过度兴奋，睡前 2 ～ 3 小时不要再进食。

◇ 保证日间液体摄入，尽量将全天饮水量移至日间，睡前 2 ～ 3 小时开始限制饮水及水果。

◇ 多食用含纤维素丰富的食物，多饮水，每日定时排便。如果孩子有便秘，需养成良好的排便习惯，同时积极治疗便秘。

◇ 针灸治疗也是一个不错的选择。遗尿的孩子夜间睡眠沉实、不易叫醒，针灸治疗有促醒的作用，同时根据孩子的情况辨证施治、调节心脾肾功能。

父母还应该知道的问题

小儿尿床还有其他原因吗？

小儿尿床多数是因为控制排尿的能力还不完善，但不能忽视其他因素，如尿路感染、脊髓损伤、骶部神经功能障碍、癫痫、大脑发育不全、蛲虫病等。因此，必要时应进一步评估，寻找病因。

如何记排尿日记？

排尿日记是评估儿童膀胱容量和儿童夜间尿量的主要依据，同时也是选择治疗方案的重要参考。排尿日记需要详细记录连续两个周末白天（即 4 个白天）和一周连续 7 个夜晚的饮水、遗尿、尿量、大便、睡眠等情况。虽然存在一定困难，但一定要确保数据准确和真实，这样医生可根据这些信息评估孩子膀胱容量、最大排尿量和夜间总尿量等重要数据，为制订适合孩子的治疗方案提供重要参考。

隐　睾

主要症状及产生原因

隐睾是指阴囊内无睾丸，可发生于单侧和双侧，单侧较为多见。隐睾表现为患侧阴囊空虚或扁平，多伴发阴囊发育差。孩子在体格检查触诊时，发现阴囊空虚无睾丸，检查腹股沟区可以触及睾丸样的光滑包块，即为可触及的隐睾。如果能将触及的睾丸逐渐推入阴囊，松手后又回缩，称为滑动睾丸，属于隐睾的诊断范畴。如果松手之后可在阴囊内停留，称为回缩性睾丸，不属于隐睾，但需要家长密切观察及定期由专科医生复查。

隐睾的病因尚不清楚，但间接证据表明该疾病很可能是多种遗传因素和环境因素共同作用的结果，多见于早产儿或低出生体重儿。

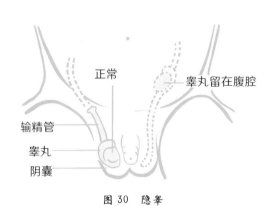

图 30　隐睾

188

什么情况下到医院就诊

◇ 出生后孩子一侧阴囊空虚，未发现睾丸。

◇ 孩子一侧或双侧睾丸在阴囊和腹股沟之间滑动，不能确定睾丸位置。

家庭护理要点

◇ 在婴儿出生后 6 个月内观察孩子睾丸下降情况，如满 6 个月仍未见睾丸下降至阴囊，应由专科医生诊断及治疗。

◇ 术后注意伤口清洁、消毒。

◇ 定期复查超声，明确患侧和健侧睾丸发育情况。

父母还应该知道的问题

确诊为隐睾的孩子一定要做手术吗？

如果隐睾诊断明确，手术治疗是目前唯一推荐的有效治疗方式。在婴儿出生后 6 个月内应该观察睾丸是否可以自行下降，最佳手术年龄是 6 月龄～18 月龄，一般建议孩子 6 个月后进行睾丸固定手术治疗。手术目前有开放和腹腔镜辅助两种方式，专科医生会根据病情选择适合孩子的手术方式。

隐睾手术一次可以完成吗？

隐睾手术的目标是下降固定睾丸，改善睾丸功能，降低睾丸恶变的潜在风险，防止腹股沟斜疝嵌顿和睾丸扭转等并发症。大多数隐睾手术可以一次完成，少数患儿因睾丸位置过高、精索过短等原因，需要做第 2 次手术。

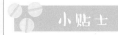
小贴士

隐睾常见的合并疾病有：鞘膜积液、腹股沟斜疝、尿道下裂等，因此医生在诊断时会对孩子进行全面查体。

鞘膜积液

主要症状及产生原因

鞘膜积液是指睾丸鞘膜腔内液体积聚过多，超过正常量而形成的囊性病变。可见于各个年龄段，绝大多数为男孩。表现为腹股沟或阴囊一侧或双侧出现包块，部分患儿包块无大小变化，部分患儿平卧或睡眠后肿块缩小，剧烈运动后包块可能增大。局部检查可触及肿块呈囊性，边界清楚，光滑，用手电筒贴近照射可见包块透光性良好。包块可包裹睾丸或挤压睾丸，故张力高、时间长的鞘膜积液可导致睾丸受压损伤。

什么情况下到医院就诊

◇ 孩子一侧阴囊或腹股沟区包块，伴或不伴疼痛感；尤其是包块持续存在，不能自行吸收，或缓慢增大。

◇ 包块压迫到患侧睾丸，家长不能确定是否存在睾丸受损。

◇ 不能确定睾丸是否受压。

家庭护理要点

◇ 密切观察孩子鞘膜积液量的变化，是否存在不适感，定期复查。

◇ 1岁以内的孩子，如果鞘膜积液的体积不大、张力不高，尚有自行消退的机会，不急于手术治疗。

◇ 如果鞘膜积液张力高，压迫睾丸明显，应及时到医院就诊，根据病情尽早手术治疗。

◇ 不要穿过紧的内裤，应选择宽松、纯棉的内裤。

◇ 保持阴囊部的清洁卫生，防止感染。

◇ 2岁以下的孩子存在张力低、体积小的鞘膜积液，可以密切观察是否能够自行吸收。如果家长不确定，可以寻求专业医生帮助。

父母还应该知道的问题

鞘膜积液会自行吸收吗？

1岁以内的孩子存在张力较低的鞘膜积液，有自行吸收的可能，可不必急于手术。如果鞘膜积液增大不明显，张力低、体积小，双侧睾丸发育正常，可以在专科医生的指导下，适当延长观察期。

鞘膜积液体积较大，可以用穿刺排液的方式替代手术治疗吗？

鞘膜积液的成因在于鞘突管的闭合异常引起液体积聚，穿刺排液并没有解决未闭鞘突的问题，达不到治愈目的。所以如果确诊为鞘膜积液且需要手术，则应遵医嘱从病因上治疗鞘膜积液。

鞘膜积液和常说的"小儿疝气"有什么区别？

小儿疝气即腹股沟斜疝，病因和鞘膜积液相似，也是鞘状突未闭合引起。如果经未闭的鞘状突疝入的是肠管、网膜，甚至女孩的卵巢等腹腔内组织，即为腹股沟斜疝。如未闭鞘突细小，仅有液体流下积聚，则为鞘膜积液。一般来说，鞘膜积液引起疼痛的情况少见，一旦有腹股沟包块疼痛、肿胀明显，要警惕腹股沟斜疝嵌顿的可能性，需及时就医。

小贴士

　　鞘膜积液还应和其他阴囊包块的疾病区别：腹股沟斜疝是肠管或网膜等腹腔内容物疝入腹股沟或阴囊，包块不透光；睾丸肿瘤是在阴囊内的实性包块，可超声检查明确诊断；感染性阴囊肿物会合并红肿疼痛等症状，触痛明显。以上疾病一般都可以通过阴囊超声帮助诊断。

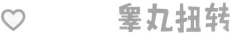

睾丸扭转

主要症状及产生原因

睾丸扭转是小儿外科的急症，是因睾丸供血的精索血管扭转或扭曲导致睾丸急性缺血。睾丸扭转多为急性发作的阴囊疼痛、肿胀，疼痛局限在阴囊内的占 1/3，其他多数伴有向腹部或腹股沟部放射性疼痛。

年长儿可以描述明确的阴囊内睾丸疼痛；但年幼的孩子描述不清具体疼痛位置和程度，少数孩子可有胃肠道症状，如恶心、呕吐等。睾丸扭转的病因并不完全清楚，可能与剧烈运动、突然变换体位等原因相关。

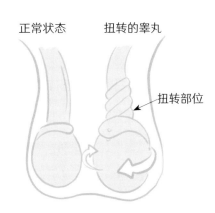

图 31　左侧为正常的睾丸，
右侧为扭转的睾丸

什么情况下到医院就诊

一旦出现阴囊疼痛，尤其是伴有腹股沟区放射痛，无论轻重，都要及时到医院就诊，由专业医生做出诊断和治疗，以免延误最佳治疗时机。

家庭护理要点

♡ 日常护理

◇ 如果孩子出现睾丸疼痛的症状，家长一定要观察孩子的阴囊是否肿胀，用手触碰睾丸是否存在触痛，如果疼痛持续存在，无论轻重，都应尽快带孩子到医院就诊。

◇ 有少数睾丸扭转是在外伤后出现，如果孩子阴囊受到外伤并有疼痛，也建议家长带孩子到医院完善相关检查。

◇ 腹痛患儿的家长也应检查孩子是否还有阴囊疼痛和肿胀，要记得询问孩子是否为睾丸疼痛同时伴有腹痛。

♡ 手术后护理

◇ 睾丸扭转急诊手术后，应注意伤口清洁、消毒、定期换药。阴囊皱褶多，更容易感染，要密切关注伤口恢复情况。

◇ 手术后需要定期超声检查，明确患侧睾丸或阴囊恢复情况。

父母还应该知道的问题

除了睾丸扭转，还有其他阴囊疼痛的急性疾病吗？

除了急性发作的睾丸扭转，还有附睾炎、睾丸附件扭转、腹股沟斜疝嵌顿等其他阴囊疼痛的疾病。这些疾病的诊断一方面依靠专业医生的查体，另一方面通过阴囊超声可以明确睾丸血流供给等状态，是不可或缺的辅助检查。

♡　　　　　　　包　茎　　　　

主要症状及产生原因

包茎指包皮口窄小，不能完全上翻显露阴茎头。包皮与阴茎头间有生理性粘连，在婴儿期是普遍现象，称为生理性包茎。随着年龄的增长、阴茎的发育，孩子在 3 ~ 4 岁时粘连逐渐分离吸收，包皮自行向上退缩。如果粘连未被吸收，就形成了先天性包茎。

继发性包茎可能是多种原因引起的，包括暴力性的上推包皮或包皮外伤引起包皮口瘢痕狭窄等。

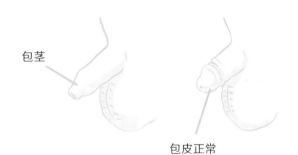

包茎

包皮正常

图 32　包茎和包皮正常的对比图

嵌顿包茎是指包皮嵌顿在阴茎头的冠状沟处，无法下翻复位。水肿的包皮嵌顿在阴茎头的冠状沟部，在其上缘可见到狭窄环，阴茎头水肿呈暗紫色。如果不及时解除嵌顿，可能导致严重的阴茎头缺血坏死，所以一旦发现嵌顿包茎应及时就诊。

什么情况下到医院就诊

◇ 包皮口狭窄伴排尿困难、反复感染。

◇ 4～5岁以上的孩子仍无法上翻包皮。

◇ 包皮口红肿、疼痛，出现炎症表现。

◇ 出现嵌顿包茎。

家庭护理要点

♡ 日常护理

◇ 对于有狭窄环的包茎患儿，家长不要强行上翻包皮，避免包皮口撕裂出血和形成瘢痕。

◇ 平时做好卫生清洗，才能预防感染。

♡ 手术后护理

◇ 手术后，应每日清洗包皮口，并保持伤口干燥。

◇ 多喝水，让孩子熟悉小便的过程。

◇ 使用纸尿裤的孩子一定要勤更换。

◇ 衣服宽松透气，注意保持局部干燥。

◇ 饮食要清淡，避免生冷、油腻、辛辣、刺激性食物。

父母还应该知道的问题

所有的男孩都需要做包皮手术吗？

不是。大多数男孩的包皮可以自行上翻，应根据孩子年龄、包皮口情况、伴发症状等综合判断手术指征。

做包皮手术越早越好吗？

不是。根据孩子包皮口情况和症状轻重，大多数患儿在 5 岁前无须手术。如果 4 ~ 5 岁以上的孩子仍无法上翻包皮，或同时伴有排尿困难等症状，家长可带孩子到专业医院就诊，检查是否有手术指征。

如需手术，对于比较大、能配合的孩子，可选择局部麻醉。而不能配合的年幼宝宝，为了保证手术成功进行，医生会选择全麻。

阴茎头包皮炎

主要症状及产生原因

包皮感染造成阴茎头和包皮红肿，即为阴茎头包皮炎。表现为包皮口红肿，可伴有脓性分泌物，触痛明显。多发生于有包茎的儿童，由于分泌物存积于包皮卜，反复刺激，或外源性急性感染，如接触了不卫生的洗澡水等导致。

什么情况下到医院就诊

包皮口狭窄、红肿、疼痛时，建议到医院就诊。

家庭护理要点

◇ 对于有包茎的婴幼儿，及未做手术的包茎患儿，应每日清洗包皮口，避免感染。

◇ 清洗包皮口时，适度上翻包皮，不要强行上翻，以免引起外伤感染。

◇ 戏水、游泳后，要在清洁流动水下清洗包皮，避免感染。

◇ 一旦出现包皮口红肿、疼痛，可以外用抗生素药膏治疗。

◇ 注意多饮水。

父母还应该知道的问题

阴茎头包皮炎会引起泌尿系感染吗？

一般情况下，阴茎头包皮炎属于局限性炎症，很少引起泌尿系感染。但如果包皮口红肿、疼痛的同时出现排尿异常症状，如尿痛、血尿等，要做尿常规检查，排除伴发泌尿系感染。

精索静脉曲张

主要症状及产生原因

精索静脉曲张是一种血管病变，指精索内静脉由于各种原因引起回流不畅，或静脉瓣不全导致静脉回流受阻，阴囊内形成血管性团块而导致。多见于 10 岁以上儿童，一般没有症状，多在体检时发现，也有家长发现孩子的阴囊有无痛性蚯蚓状团块。主要表现为站立时一侧阴囊下垂，有时伴局部坠胀、坠痛感，向同侧腹股沟、下腹部、腰部及会阴部放射，在劳累、行走、站立过久后症状加重，休息、平卧后症状减轻或消失。

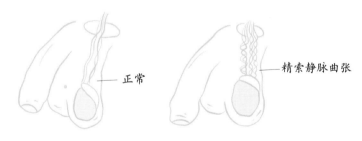

正常

精索静脉曲张

图 33　正常精索和精索静脉曲张的对比图

什么情况下到医院就诊

◇ 孩子自诉一侧阴囊坠胀，有疼痛感。

◇ 站立时一侧阴囊明显下垂，或发现阴囊无痛性蚯蚓状包块。

家庭护理要点

◇ 10 岁以上男童的家长应注意观察孩子阴囊外观，是否有异常包块。

◇ 如孩子自诉有阴囊坠胀感或隐痛，要重视并及时到医院就诊。

◇ 手术后患儿应注意定期换药，术后避免剧烈活动。

父母还应该知道的问题

确诊精索静脉曲张后，一定要手术治疗吗？

不一定。对于轻度的、无症状的精索静脉曲张，可以先密切观察。如有以下几种情况，则需要手术：精索静脉曲张合并睾丸发育滞后、患侧睾丸较健侧睾丸体积缩小 20% 以上、睾丸存在其他影响生育的情况、双侧可扪及的精索静脉曲张、精索静脉曲张引起严重的疼痛不适等症状。

> **小贴士**
>
> 孩子的阴囊出现慢性疼痛、坠胀感，家长不要忽视，应及时就诊，排除精索静脉曲张。

儿童免疫性血小板减少症

主要症状及产生原因

免疫性血小板减少症是临床最常见的一种获得性自身免疫性、出血性疾病。发病前 2 ~ 4 周常有前驱感染或疫苗接种史，也可无任何诱因。主要是由于机体免疫功能异常，导致免疫相关的血小板破坏增多和产生血小板不足，是良性自限性疾病，80% 的病例在诊断后 1 年内血小板计数可恢复正常，仅 20% 左右的患儿病程会持续 1 年以上。

什么情况下到医院就诊

◇ 皮肤、黏膜出现针尖大小的新鲜出血点，有时可以是唯一出现的临床表现。

◇ 皮肤、黏膜瘀斑，鼻出血，牙龈出血，咳嗽带血，呕吐后发现呕吐物中存在鲜血，血尿或黑便等出血表现。

◇ 青春期女性月经量过多，月经持续时间过长。

家庭护理要点

◇ 如果孩子出现血小板减少，总的护理原则是保持安静、避免磕碰、避免哭闹。

◇ 血小板计数 $>50 \times 10^9$/L 的孩子应注意避免严重磕碰及剧烈运动，防止出现活动性出血。

◇ 血小板计数 $<50 \times 10^9$/L 的孩子，如有出血表现时，需要卧床休息。

◇ 血小板计数 $<20 \times 10^9$/L 的孩子，有明显出血症状，需立即就诊。

◇ 注意进食软烂、易消化的食物，避免因食物过硬划伤口腔、食道等导致出血后不易止血。

◇ 注意保证食物干净，避免暴饮暴食，防止患儿出现呕吐、腹泻等可能增加出血风险的问题。

父母还应该知道的问题

得了儿童免疫性血小板减少症，就不能做运动了吗？

血小板计数 $>80 \times 10^9$/L 的孩子可以正常活动。血小板计数 $>50 \times 10^9$/L 的孩子可以完成适度的体育活动，比如散步等。血小板计数 $<50 \times 10^9$/L 的孩子有明显出血表现时，需卧床休息。当孩子经过观察及治疗，血小板恢复正常，则可以进行正常运动。

哪些孩子需要定期评估？

对于治疗效果不佳、呈现反复血小板减少的孩子，建议定期监测血常规，必要时进行血液科相关检查，甚至需要进行骨髓穿刺，血液系统、免疫系统相关基因检测。尽量寻找引起免疫异常原因后，再根据结果和临床治疗反应开展个体化的进一步治疗。

♡ 注意缺陷多动障碍

主要症状及产生原因

注意缺陷多动障碍俗称多动症，指发生于儿童时期，与同龄儿童相比，以明显注意集中困难、注意持续时间短暂、活动过度或冲动为主要特征的一组综合征。多动症是在儿童中较为常见的一种障碍。

生活中的主要表现

◇ 孩子在听课、做作业或做其他事情时，注意力常常难以持久，好发愣走神；经常因周围环境中的动静而分心，并东张西望或接话茬儿；做事往往难以持久，常常一件事未做完又去做另一件事。

◇ 难以始终遵守指令而完成要求完成的任务；经常有意回避或不愿意从事需要较长时间集中精力的任务，如写作业，并且不能按时完成任务；常常丢三落四，遗失自己的物品或好忘事；与他说话，也常常心不在焉，似听非听等。

◇ 上课时坐不住，在座位上扭来扭去，小动作多，常常玩弄铅笔、橡皮甚至书包带，与同学说话，甚至离开座位；下课后招惹同学，话多，好奔跑喧闹，难以安静地玩耍。

◇ 常常不分场合地插话或打断别人的谈话；经常打扰或干涉他人的活动；老师问话未完，经常未经允许而抢先回答；会常常登高爬低而不考虑危险；常因鲁莽行为给他人或自己造成伤害。

◇ 常常出现学习困难，学业成绩常明显落后于智力应有的水平。

◇ 部分孩子因经常受到老师和家长的批评及同伴的排斥而出现焦虑和抑郁。

什么情况下到医院就诊

◇ 孩子频繁出现上述表现，需要就诊。

◇ 除上述表现外，还伴有焦虑、冲动及情绪障碍。

◇ 除上述表现外，还伴有交流障碍、癫痫、抽搐、智力运动发育异常。

家庭护理要点

◇ 寻求专业医务人员的帮助，家庭成员也要接受咨询。父母应学会理解、同情对方，能够相互学习、相互安慰。协调并改善家庭成员间关系，尤其是亲子关系。

◇ 父母需要了解该疾病，正确地看待孩子的症状，有效地避免与孩子之间的矛盾和冲突，和谐地与孩子相处和交流，掌握行为矫正的方法，并用适当的方法对孩子进行行为方面的矫正。

◇ 父母要学会管理孩子行为的方法，学习如何关注、表扬孩子，如何纠正孩子的不良行为，理解孩子的需要，更好地对其行为做出适当反馈。

父母还应该知道的问题

注意缺陷多动障碍和孩子顽皮、淘气是一回事吗？

两者有本质区别。

在注意力方面：多动症患儿无论何时何地都不能集中注意力，而淘气、顽皮的孩子大多是因为对学习不感兴趣，注意力才不集中。

在自我控制能力方面：在陌生环境里顽皮的孩子往往能做到较为安静，而多动症患儿即便在严肃场合也会做出不合时宜的古怪行为。

在意志力和行为方面：顽皮的孩子对自己的游戏常有一定的计划，并能坚持完成，而且在做游戏时的反应力和动作灵活性方面都是正常的；多动症患儿的行动是无目的的，做事有始无终。

在病因和治疗方面：注意缺陷多动障碍是最常见的儿童行为问题，是一种神经发育障碍性疾病，治疗上应联合药物治疗、心理治疗及行为训练；而顽皮的孩子多是由于生长环境因素所致，治疗上主要是行为及心理治疗。

注意缺陷多动障碍有哪些治疗方法？

注意缺陷多动障碍的孩子选择最佳的治疗方法是非常必要的。目前应用的治疗方法主要有药物治疗、心理行为治疗、家庭治疗，脑电生物反馈治疗等。通常以药物治疗为主，同时合并其他几种治疗方法。

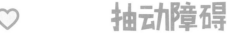 抽动障碍

主要症状及产生原因

抽动障碍又称抽动症，是一种发育性神经精神障碍的疾病。患儿常存在多种共病情况，如注意缺陷多动障碍、强迫障碍、行为问题等。抽动障碍的病因尚未明确，可能是遗传因素、神经生理、生化代谢及环境因素在发育过程中相互作用的结果。

常见的表现及特点

◇ 不自主的、突发的、快速重复的肌肉抽动，在抽动的同时常伴有暴发性的、不自主的发声和秒语。

◇ 抽动的部位和形式多种多样，比如眨眼、斜视、噘嘴、摇头、耸肩、缩颈、伸臂、甩臂、挺胸、弯腰、旋转躯体等。

◇ 发声性抽动则表现为喉鸣音、吼叫声，可逐渐转变为刻板式咒骂、陈述污秽词语等。

◇ 病情常有波动性，时轻时重，有时可自行缓解一段时间。抽动部位、频度及强度均可发生变化。

◇ 在紧张、焦虑、疲劳、睡眠不足时可加重，精神放松时减轻，睡眠

后可消失。

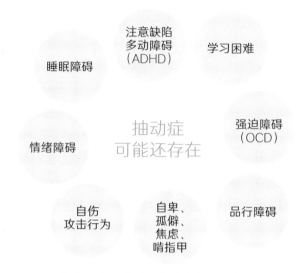

图 34　抽动障碍可能并存的一些情况

家庭护理要点

♡日常护理

◇ 家庭成员需共同理解疾病的性质和特征。

◇ 合理安排孩子的日常作息时间和活动内容，避免过度紧张和疲劳。

◇ 对于发生抽动的孩子可帮助其闭口，有节奏、缓慢地做腹式深呼吸，从而减少抽动症状。

◇ 症状严重的孩子可以采用药物治疗，需要由专业医生评估。

◇ 一般情况下，家长很难区分抽动障碍和癫痫发作，如果上述症状反复出现，就要及时到医院就诊，由医生评估孩子的病情。

♡饮食调养

◇ 避免过食辛辣刺激、热量过高的食物，如羊肉、烧烤、巧克力等；

避免过食寒凉、损伤脾胃的食物，如冰激凌、冷饮等。

◇ 对于烦躁易怒、口渴喜饮者可适当多食木瓜、枸杞、百合、莲子、银耳等；对于体胖易热、舌苔厚者可适当多饮陈皮水、白萝卜水；对于眨眼明显者，可适当饮菊花枸杞水。

♡中医疗法

仰卧位：轻缓按揉双侧太阳、攒竹、睛明、风池、迎香、耳后高骨。

俯卧位：按揉心俞、肝俞、脾俞、肾俞四个穴位，每个穴位按揉1分钟。

除了药物外，中医针灸与推拿也有较好的疗效，选取哪种方法需要根据孩子的病症、耐受情况等由医生评估确定。

父母还应该知道的问题

患有抽动障碍的孩子，生活中应注意哪些事项？

抽动症是在运动功能正常的情况下发生的，非持久性存在，常常时好时坏，可暂时可长期，也可因某些诱因而加重或减轻，症状波动为该疾病特点，家长应避免因一时的症状波动而焦虑。

在日常生活中尽量减少孩子看手机、玩游戏的时间。家长避免过度限制、唠叨、呵斥、批评、指责孩子，过度关注会提醒孩子，使抽动症状加重。必要时家长可以与学校老师等有关人员及时沟通，为孩子的康复共同努力。

♡　　　　　　癫　痫　　　

主要症状及产生原因

癫痫俗称羊角风，是大脑神经元突发性异常放电，导致短暂的大脑功能障碍的一种慢性疾病。儿童癫痫的病因为基因变异、围生期缺血缺氧、皮质发育不良、低级别胶质瘤、脑炎后遗症、外伤、代谢病等。6岁前是儿童脑发育的关键时期，要积极控制癫痫发作，以利于孩子今后的生长发育。

常见反复刻板的发作症状

◇ 发愣、反应迟钝。

◇ 口角、肢体节律性抖动。

◇ 流涎、心率增快、腹部不适等植物神经症状。

◇ 肢体快速抖动。

◇ 发作性跌倒。

◇ 不合时宜的发作性行为。

◇ 幻听、幻视、幻嗅等幻觉发作。

什么情况下到医院就诊

不明原因抽搐或者其他癫痫发作应及时就诊，进行病因学诊断，制订治疗随访方案。

家庭护理要点

◇ 保证按时服用合适剂量的抗癫痫药物，对孩子来说至关重要。服用错误剂量的药物会引发诸如嗜睡、头晕眼花、意识障碍及惊厥等副作用。

◇ 孩子的体重增长或减少，药物剂量也会随之进行周期性的调整。

◇ 有时抗惊厥药物的种类也需要调整，一些孩子需要服用多种药物控制病情。

◇ 要告知幼儿园老师孩子的真实病情，以及惊厥发作时的处理方法、所有可能出现的紧急情况的处理方法。

父母还应该知道的问题

癫痫会遗传吗？

癫痫的遗传具有一定的复杂性，并不是携带了致病基因就一定会发病，如果发病，症状也可能有轻有重。对于染色体异常与单基因遗传性癫痫，基因检测是重要的辅助检查项目，有助于早期明确诊断、帮助选药及优生优育。

 小贴士

如果孩子生病了，要告知医生孩子在服用抗惊厥药物，医生会根据病情调整孩子服用的药物剂量，尤其在出现呕吐或腹泻的时候。

精神发育迟滞

主要症状及产生原因

精神发育迟滞是一组以智能低下和社会适应困难为显著临床特征的精神障碍，多在中枢神经系统发育成熟 (18 岁) 以前起病。

病因广泛而复杂，从围产期到 18 岁以前，影响中枢神经系统发育的各种因素都可能导致智力发育障碍，主要包括遗传因素、围产期有害因素、出生后不良因素。

主要表现为不同程度的智力低下和社会适应困难

轻度：智商在 50 ~ 69 之间，幼儿期即可表现出智能发育较同龄儿童迟缓，小学以后表现为学习困难。能进行日常的语言交流，但是对语言的理解和使用能力差。

中度：智商在 35 ~ 49 之间，从幼年开始，患者智力和运动发育都较正常儿童明显迟缓，不能适应普通小学的就读。能够完成简单劳动，但效率低、质量差。通过相应的指导和帮助，可学会自理简单生活。

重度：智商在 20 ~ 34 之间，患者出生后即表现出明显的发育延迟，经过训练只能学会简单语句，但不能进行有效语言交流，不能学习，不会计数，不会劳动，生活常需他人照料，无社会行为的能力。

极重度：智力在 20 以下，完全没有语言能力，不会躲避危险，不认识亲人及周围环境，以原始性的情绪表达需求。生活不能自理，尿便失禁。常合并严重脑部损害、躯体畸形。

什么情况下到医院就诊

◇ 与同龄儿童比出现发育落后，语言及认知能力落后。

◇ 出现运动、语言、认知功能倒退。

◇ 除智力发育落后外，伴有抽搐等神经系统症状。

家庭护理要点

◇ 对患儿进行教育和康复训练，无论何种类型、程度、年龄的患儿均可进行。孩子年龄越小，开始训练越早，效果越好。另外要根据孩子的智力水平因材施教。

◇ 行为治疗能使孩子建立和巩固正常的行为模式，减少攻击行为或自伤行为。心理教育和家庭治疗使父母了解疾病的相关知识，减轻焦虑情绪，有助于实施对孩子的教育和康复训练。

◇ 遵医嘱服药，注意避免服药过量，定期门诊随诊。

父母还应该知道的问题

精神发育迟滞能治愈吗？

精神发育迟滞病因多样，不同时期引发该病的病因是不一样的，有的患儿以智力发育迟缓为主，有的患儿以运动发育迟缓为主，如果怀疑儿童有发育迟缓，一定要做到早发现、早诊断、早干预。对于一些可以治疗的疾病所导致的发育迟滞，尽早治疗可以达到较好的效果，如苯丙酮尿症引发发育迟缓，早期给予低苯丙氨酸饮食可以最大限度地改善症状，使其可以像正常儿童一样成长。当然，目前大多数发育迟滞还不能对因治疗，但也是越早康复治疗效果越好。

> **小贴士**
>
> 　　做好产前疾病筛查，注意孕期用药、孕期情绪、孕期营养等，如有家族性疾病病史，计划怀孕时需要进行遗传咨询，必要时完成产前诊断。

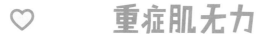 # 重症肌无力

主要症状及产生原因

重症肌无力是一种由神经—肌肉接头处传递功能障碍引起的自身免疫性疾病，主要表现为部分或全身骨骼肌无力和易疲劳，活动后症状加重，经休息后症状减轻。

疾病产生原因有两类，一是先天遗传性，极少见，与自身免疫无关；二是自身免疫性疾病，最常见。发病原因尚不明确，普遍认为与感染、药物、环境因素有关。

什么情况下到医院就诊

◇ 眼睑下垂、视力模糊、复视、斜视、眼球转动不灵活。

◇ 表情淡漠、苦笑面容、讲话大舌头、构音困难，常伴鼻音。

◇ 咀嚼无力、饮水呛咳、吞咽困难。

◇ 颈软，抬头困难，转颈、耸肩无力。

◇ 抬臂、梳头、上楼梯、下蹲、上车困难。

家庭护理要点

◇ 避免可能使疾病加重或复发的因素，常见诱因有感染、手术、精神创伤、全身性疾病、过度疲劳等。

◇ 使用类固醇药物治疗期间应尽量避免感染，注意控制饮食及体重。如出现呼吸道感染等情况，就诊时应向医生告知患有重症肌无力，避免应用可能加重肌无力病情的药物治疗。

父母还应该知道的问题

重症肌无力的孩子在日常生活中需要注意哪些事项？

平时要注意提高身体抵抗力，对于全身型的患儿，要注意避免肺部感染和压疮等症状，最好吃软食或半流质食物，不要吃坚硬的食物，避免发生呛咳。重症肌无力为自身免疫性疾病，治疗周期长，治疗期间病情容易反复，应树立治疗信心，积极寻求正规治疗，不要迷信土方，避免病情延误加重。

主要症状及产生原因

儿童矮小症是指孩子的身高低于同年龄、同性别儿童第三百分位，简单来说就是在同地区、同年龄、同民族、同性别的孩子中随机抽取 100 个，按身高进行排队，最矮的 3 个就算是矮小。

儿童的身高增长是连续且有规律的，从孩子出生到成年，一共有两个生长发育高峰。在出生后 2 年内，孩子会出现生长加速。3 岁后，身高增长逐渐减慢。3 岁到青春期前儿童多呈匀速生长，每年身高增长约 5 ~ 6 厘米。进入青春期后儿童再次出现身高增长加速。

儿童身高受很多因素影响，其中最大的因素是父母的遗传身高，其次环境因素也能影响身高增长情况。

矮小症的病因主要分为两类，外因包括营养不良、精神压力大、运动不足、睡眠不足等；内因包括染色体异常、甲状腺功能减退、生长激素缺乏、代谢异常、骨骼发育异常等。

什么情况下到医院就诊

当发现孩子的身高明显低于同年龄儿童，或者身高增长减慢时就应该到医院就诊。通过测量孩子的身高、绘制身高增长曲线，可以对身高增长情况进行评估。如果没有条件，也可以通过以下方式进行初步筛查。

◇ 孩子的日常座次。如果学校是按照学生身高进行座位排列，而孩子一直位于班级的前部，就应该考虑身高的问题。

◇ 孩子的衣服。孩子的衣服随着年龄增长需要及时更换。如果发现孩子的衣服很长时间都不需要更换，或者衣服号码明显小于同年龄儿童，这个时候就需要注意身高问题。

家庭护理要点

♡ 日常护理

◇ 家长需要定期测量孩子的身高和体重，每 3 个月测量 次，并做好记录，了解孩子每年身高增长情况。

◇ 睡眠质量对儿童的身高有重要影响。促进生长的激素并不是 24 小时平均分泌，而是呈脉冲式分泌，昼夜波动大。白天生长激素分泌较低，夜晚深度睡眠时分泌最旺盛。保证充足、高质量睡眠，是维持正常生长的必要条件。因此要早睡早起，保证睡眠时间充足。学龄前儿童建议每天达 10 ～ 13 小时睡眠，青少年每天达 8 ～ 10 小时睡眠。此外，家长要为孩子营造良好的睡眠环境，避免声、光刺激，睡前不要玩得太兴奋。睡前避免过量进食和饮水，尤其是甜食及刺激类食物。日间睡眠时间不宜过长。

◇ 在保证营养供给的前提下，运动是促进身高增长的最有效方式。通过运动可以最大程度发挥儿童身高增长的潜能，并且增加运动也能减少儿童发生感染性疾病的风险，增强机体免疫力，间接减少矮小的发生。建议要以动力性体育运动项目为主，结合静力性体育运动，进行全面而系统的体育运动。1 ～ 3 岁推荐爬行、跑、跳；3 ～ 7 岁推荐跑跳、做操等；大于 7 岁推荐弹跳类运动，如摸高、跳绳、篮球等。保证孩子每周运动 3 ～ 5 天，每次持续时间不少于 30 分钟，推荐 50 ～ 60 分钟。

◇ 长期焦虑、紧张会抑制生长激素分泌，影响孩子生长。保持快乐心态对于身高的增长也非常重要。减轻压力、创造轻松和谐的生活环境是对家长和孩子的基本要求。

♡ 饮食调养

参照《中国居民膳食指南》，儿童青少年在饮食中要保持食物的多样化，注意荤素兼顾、粗细搭配，保证鱼、肉、奶、蛋类和蔬菜的摄入。

◇ 一日三餐，两餐间隔 4 ～ 5 小时。

◇ 三餐比例要适宜，按照所提供的能量占全天总能量的比例，早餐占 30%，午餐占 40%，晚餐占 30%。

◇ 蛋白质、脂肪、碳水化合物的比例分别为 12% ～ 14%、25% ～ 30%、55% ～ 65%。

◇ 建立良好的饮食习惯，不偏食、不挑食，拒绝暴饮暴食。

父母还应该知道的问题

孩子个子矮，会不会是晚长呢？

当发现孩子的身高不理想时，很多家长认为"二十三，蹿一蹿；二十五，鼓一鼓"，孩子只是晚长，后面就会赶上来。这种说法究竟有没有依据呢？

通常意义上的"晚长"是指体质性青春期发育延迟。这类孩子进入青春期的时间较同龄人晚，在青春期前和同龄儿童比较显得矮小。青春期一旦开始，生长速度迅速增加，最终达到正常的成年身高。体质性青春期发育延迟多有家族史，即他们的父母也有晚长的情况存在。通过进行骨龄测定可以区分矮小和晚长，晚长的孩子骨龄通常比自己的实际年龄小。

孩子个子矮，吃"增高药"有用吗？

随着大家对于身高的重视，越来越多的家长开始焦虑孩子的长个情况，到处寻医问药，也出现了很多所谓的"增高药"。"增高药"是否能够改善孩子的身高？

回答这个问题首先要明确孩子矮小的原因。如果孩子的身高是营养不良导致，保证足够的营养摄入可以改善孩子的身高增长情况。如果是其他原因导致的矮小症，随意用药反而有可能延误病情。甚至有些不良商家生产的所谓"增高药"药物成分中添加性激素制剂，在应用药物早期确实会出现身高增长加速，但由于性激素作用会导致骨骺提前闭合，孩子的最终身高反而会降低。

小贴士

对于矮小症的治疗首先要明确病因，不同的原因治疗方式不同，医生会根据孩子的病史、体格检查结果综合进行判断。营养不良的孩子需要加强营养，慢性疾病继发的矮小需要积极治疗原发病。其他病因导致的矮小症也需要不同的治疗方法。

 肥　胖

主要症状及产生原因

肥胖是由遗传因素、环境因素等多种因素相互作用引起的慢性代谢性疾病。因为能量摄入超过能量消耗，导致体内脂肪总含量过多和（或）局部含量增多及分布异常。通过身高、体重计算体重指数（BMI），BMI ≥同龄同性别儿童第 95 百分位数为肥胖。

$$BMI = \frac{体重（千克）}{身高（米）^2}$$

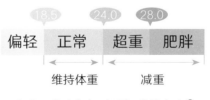

图 35　体重指数（BMI）计算方法[①]

根据病因，肥胖可以分为单纯性肥胖和病理性肥胖。单纯性肥胖是指只

---

① 不同年龄段儿童肥胖标准见附录。

有肥胖而无任何器质性疾病的肥胖，约占儿童肥胖总数的95%；病理性肥胖则有明确病因，占肥胖的极少数，常伴有容貌或智能异常。

肥胖不仅影响孩子的形象、心理和生理的发育。较为严重的肥胖患者可有胸闷、气急、胃纳亢进、便秘腹胀、关节痛、肌肉酸痛、易疲劳、倦怠以及焦虑、抑郁等，也可导致高血压、高血脂、糖尿病、动脉硬化、脂肪肝、胆结石、肥胖通气不良综合征等并发症。

什么情况下到医院就诊

◇ 疑似病理性肥胖患者。

◇ 肥胖合并严重的代谢性疾病或合并症患者。

◇ 连续两年以上 BMI 超过 90th 的同龄同性别儿童，或体重超过 95th 的同龄同性别儿童。

家庭护理要点

以控制体重为基本理念，以行为矫正为关键，以生活方式干预包括饮食调整和运动健康教育为主要手段。合理的减肥速度是 6 个月减少体重 10%。由于儿童青少年处于生长发育的关键时期，在控制儿童肥胖发展的同时，不能影响儿童身高的增长。

♥ 日常护理

行为干预：养成健康生活习惯，如增加日常身体活动，减少静坐时间。

◇ 看电视、玩电子游戏和使用电脑的时间每天不应超过 2 小时。

◇ 不躺着看书、看电视。

◇ 课间 10 分钟应离开座位去活动身体。

◇ 每做 40 分钟课外作业，就应活动 10 分钟。

◇ 周末、假日作息时间应规律，早睡早起，不睡懒觉。

运动干预：运动前需进行必要的评估，尤其是心肺功能和运动功能的医学评估，排除禁忌证。活动前后做好准备活动和恢复活动。

◇ 有氧运动、力量运动、柔韧性训练相互结合，相互穿插进行，调动孩子的兴趣和积极性，循序渐进，长期坚持。有氧运动如快走、慢跑、上下楼梯、跳绳、打球、骑自行车、登山等，可更多地消耗脂肪，达到控制体重的效果。力量运动可采用哑铃、杠铃以及其他的沙袋、器械等进行。柔韧性训练包括各种伸展性活动。

◇ 运动强度可采用脉搏来衡量，有氧运动时脉搏应达到最大心率的60% ～ 75%。可参照公式：脉搏 =（220 － 年龄）×（60% ～ 75%）。

◇ 每天至少坚持锻炼 30 分钟，最好每天达到 60 分钟的中等强度运动。分散的运动时间可以累加，但每次不少于 15 分钟。最终目标为每周运动 150 分钟以上，每周运动 3 ～ 5 天。

♡ 饮食调养

◇ 参照《中国居民膳食指南》，儿童青少年在饮食中要保持食物的多样化，注意荤素兼顾、粗细搭配，保证鱼、肉、奶、蛋类和蔬菜的摄入。

◇ 一日三餐，两餐间隔 4 ～ 5 小时。

◇ 三餐比例要适宜，按照所提供的能量占全天总能量的比例，早餐占30%，午餐占 40%，晚餐占 30%。

◇ 蛋白质、脂肪、碳水化合物的比例分别为 12% ～ 14%、25% ～ 30%、55% ～ 65%。

◇ 控制总能量摄入，也要保证蛋白质、维生素、矿物质的充足供应。

◇ 肥胖儿童适宜吃新鲜的蔬菜和水果、鱼、虾、蛋、奶、肉类、禽类、肝、豆腐、豆浆，多喝白开水。

◇ 肥胖儿童不适宜吃含氢化植物油的各种糕点，糖果、蜜饯、巧克力、冷饮、甜点心、膨化食品、西式快餐、肥肉、黄油、油炸食品，各种含糖饮料。

父母还应该知道的问题

肥胖有哪些危害？

儿童肥胖可导致多种疾病，包括躯体疾病和精神心理疾病。儿童肥胖是儿童高血压、高血脂、2型糖尿病、脂肪肝及代谢综合征等慢性疾病的重要危险因素。此外，儿童及青春期肥胖可能导致哮喘、睡眠呼吸暂停、骨骼问题、性早熟、多囊卵巢综合征、脂肪肝等一系列疾病。肥胖也可能影响孩子的心理发育，导致自尊心降低、生活质量下降。

怎样预防肥胖？

通过健康教育，营造健康的生活环境，促进健康饮食习惯和规律的体育活动等，预防超重和肥胖的发生。针对超重和肥胖的孩子，进行肥胖诊断、分类和并发症评估；并予强化生活方式及行为干预治疗，必要时药物治疗，预防体重进一步增加和肥胖相关并发症的发生，并定期进行随访。评估各种代谢指标是否达标，评估伴发疾病的控制状态，预防并发症的发生和进展。

> **小贴士**
>
> 对于肥胖，应以控制体重为基本理念，行为矫正为关键，生活方式干预（包括饮食调整和运动健康教育）为主要手段。总的来说，治疗肥胖最好的方法还是预防。

性早熟

主要症状及产生原因

女孩在 8 岁之前、男孩在 9 岁之前出现第二性征，或者女孩在 10 岁之前出现月经初潮，称为性早熟。对于女孩来说，第二性征包括乳房发育、阴毛和腋毛生长、月经初潮等；对于男孩来说，第二性征包括睾丸增大、阴茎增长变粗、阴毛和腋毛生长、变声、胡须生长等。性早熟的儿童，除第二性征发育之外，还可出现身高猛增的表现。

性早熟的病因复杂，可单纯由下丘脑—垂体—性腺轴提前启动所致，也可由肿瘤、外源性雌激素摄入、肾上腺疾病或其他复杂疾病引起。

性早熟明显影响儿童的正常生长发育和社会心理健康，可引起身材矮小、肥胖、心理健康问题等。

什么情况下到医院就诊

当家长发现孩子过早出现第二性征的时候（女孩 8 岁之前、男孩 9 岁之前，或者女孩 10 岁之前出现月经初潮），建议到医院内分泌科就诊，完善性激素、骨龄、生殖系统超声等基本检查进行评估。

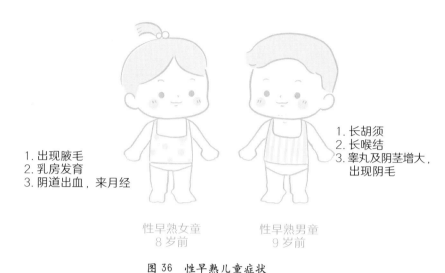

1. 出现腋毛
2. 乳房发育
3. 阴道出血，来月经

1. 长胡须
2. 长喉结
3. 睾丸及阴茎增大，
   出现阴毛

性早熟女童
8 岁前

性早熟男童
9 岁前

图 36　性早熟儿童症状

家庭护理要点

♡日常护理

◇ 适度运动，避免体重增长过快。

◇ 保障高质量睡眠。

◇ 减少电子产品的使用。

◇ 改善家庭养育环境，形成良好的教育氛围。

◇ 注意家庭药品及化妆品的存放，避免孩子误服避孕药、使用成人化妆品。

♡饮食调养

◇ 饮食健康，少吃反季节蔬菜和水果、油炸食品、鸡肉、豆制品、蜂蜜、蜂王浆等食品。

◇ 避免食用成人补品，瓜果蔬菜食用前用清水浸泡并清洗干净。

父母还应该知道的问题

性早熟会影响孩子身高吗？

性早熟儿童受体内性激素影响，身高增长过早加速，骨骺融合提前，使得最终的成人身高低于按正常青春期发育的同龄正常儿童的身高。需注意的是，孩子的身高还受遗传身高、饮食运动等因素的影响。

如父母青春期发育早，孩子性早熟是不是不用太担心？

性早熟只是一个症状学诊断，其病因是多种多样的，有一些肿瘤或先天综合征等严重疾病也可引起性早熟表现。因此，如果孩子过早出现第二性征发育，不要掉以轻心，应该及时就诊、进行评估，避免延误诊治。

> **小贴士**
>
> 性早熟发病率逐年增高，女孩高于男孩，明显影响儿童正常生长发育和社会心理健康等。如发现孩子过早出现第二性征发育，应及时就医，避免延误。

漏斗胸

主要症状及产生原因

漏斗胸是以胸骨凹陷为特征的胸壁畸形，病因尚未达成共识，先天因素及后天因素均可导致疾病发生。男孩较女孩高发，一般难以自行修复。

胸壁凹陷多于学龄期趋于稳定，也可在学龄期和青春期生长发育较快时逐渐加重，或伴有胸部扁平的表现。孩子体形一般较同龄儿童瘦弱，有的孩子可伴随肩膀前倾和驼背等不良体态。畸形较严重、伴有心肺受压的孩子可出现运动耐量减退，轻量体力活动后即出现心悸、气促等症状，同时较同龄儿童更易出现呼吸道感染。

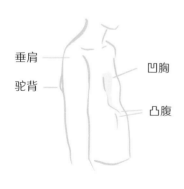

垂肩
驼背
凹胸
凸腹

图 37 漏斗胸孩子的体态

什么情况下到医院就诊

◇ 孩子在出生时或出生后不久出现前胸壁的较浅的凹陷，并随生长发育逐渐加重。

◇ 前胸壁凹陷，严重影响外观，伴有肩膀前倾、驼背等不良体态。

◇ 在青春期伴有胸部扁平等症状。

◇ 孩子较同龄儿童运动耐量下降，易出现呼吸道感染。

◇ 因胸壁凹陷，孩子出现心理障碍等情况。

家庭护理要点

♡日常护理

◇ 轻度漏斗胸胸壁凹陷不严重的孩子的家长应鼓励其积极进行体育锻炼，通过胸壁肌肉锻炼可在一定程度上改善胸廓外观。

◇ 漏斗胸的成因有先天和后天多种因素，研究证明，它与缺钙没有直接关系，所以家长不要盲目给孩子补钙，有疑问时建议咨询专业医生。

♡手术后护理

◇ 接受手术的孩子，术后因惧怕疼痛呼吸运动受限，易并发肺部感染，家长应鼓励孩子有效呼吸及咳嗽，鼓励其尽早下床活动，保持良好的体态，以保持术后的矫形效果。

◇ 在钢板留置体内期间应避免对抗性运动，以防钢板移位。

父母还应该知道的问题

漏斗胸一定要做手术吗？

轻度漏斗胸的患儿不需要通过手术治疗，可以通过锻炼改善外观，比如做俯卧撑和游泳等运动。Haller 指数＞ 3.2（中度以上）为本病的手术指征。Haller 指数即胸廓最凹陷处的横径与前后径的比值。此外，畸形逐渐加重、出现心肺功能异常及心理障碍的孩子均应积极手术治疗。

漏斗胸有最佳手术年龄吗？

目前国内一般建议漏斗胸手术矫正年龄为 3 岁到青春期，此时儿童胸廓弹性良好，矫形效果好，手术后疼痛感较大龄患者轻，但最佳手术时机也应结合畸形严重程度等因素综合考虑。

鸡　胸

主要症状及产生原因

鸡胸是部分胸骨及其相邻肋软骨向前凸出的畸形，是发病率仅次于漏斗胸的第二常见的胸廓畸形，发病可能与钙磷代谢有关。由于婴幼儿的皮下脂肪丰满且腹部较大，胸壁前凸多不易被家长发现。随着年龄增长，儿童腹壁肌肉加强，腹部逐渐平坦，胸壁向前凸起逐渐显现而被发现。

什么情况下到医院就诊

◇ 胸壁前凸畸形随着孩子生长发育进行性加重。

◇ 畸形严重影响胸廓外观，伴有含胸、驼背等不良体态。

◇ 胸壁向前凸出的畸形很难通过衣服遮挡，孩子对自身外观评价较差，自卑，甚至影响社交。

◇ 3 岁以前出现的鸡胸可能是佝偻病的表现，家长还应带孩子到医院检查是否存在维生素 D 缺乏性佝偻病。

家庭护理要点

对于轻度鸡胸的孩子，家长应鼓励其积极进行体育锻炼，通过胸壁肌肉锻炼可在一定程度上改善外观。

父母还应该知道的问题

鸡胸有哪些治疗方式？

与漏斗胸不同的是，鸡胸还可以通过支具矫形治疗。轻度的鸡胸可通过佩戴特制矫形背心向后挤压胸骨以达到矫形目的，但需要孩子进行良好的配合和频繁的门诊复查。

鸡胸在什么情况下才需要做手术？

6岁以下的孩子，一般不建议手术。随着孩子年龄增长，胸廓逐渐变硬，或畸形严重不对称者，矫形支具治疗效果不佳，则需要考虑外科手术治疗。畸形严重者，胸廓容积缩小，心肺功能出现异常的孩子均应积极手术治疗。术后孩子的生活质量、运动耐量和对自身形象的主观评价都可有显著改善。

> **小贴士**
>
> 青春期的孩子常常因为鸡胸而缺乏自信，甚至产生自卑感，为了掩盖凸起的胸部造成驼背。而不良的姿势和体态往往会加重畸形。一旦发现孩子鸡胸，应到医院就诊，及时干预。

叉状肋

主要症状及产生原因

叉状肋是一种常见的胸壁畸形，表现为肋骨前端分叉畸形，因此而得名。叉状肋可以单独存在，也可能合并其他畸形。大多数孩子主要表现为前胸壁凸起、胸壁外观异常或双侧胸壁不对称。凸起处质硬，表面皮肤无红肿，按压无痛感，位置固定，分叉的肋骨会随着孩子生长发育而生长，因此若不及时干预，将影响胸廓形态、心肺功能和心理健康。

什么情况下到医院就诊

◇ 孩子出现胸壁异常凸起，质硬，无红肿疼痛，位置固定，逐渐增大。

◇ 双侧胸壁不对称。

◇ 常规体检时，拍胸片发现肋骨分叉。

家庭护理要点

若孩子胸廓畸形不严重，可暂时保守观察或者佩戴胸廓矫形支具，定期门诊复查。同时，应鼓励其积极进行体育锻炼，通过胸壁肌肉锻炼改善外观。

父母还应该知道的问题

什么情况需要做手术？

若孩子的叉状肋畸形较重，严重影响胸廓形态，畸形发展较快，影响心理健康者，应积极手术治疗。通过手术切除分叉畸形的肋骨，以进行胸廓矫形，同时减轻畸形对孩子心肺功能的影响。

> **小贴士**
>
> 叉状肋很难通过外观诊断，若家长发现孩子胸部异常突出或两侧胸壁不对称，应及时到医院就诊，通过胸片和胸部 CT 检查确定有无肋骨畸形。

急性阑尾炎

主要症状及产生原因

阑尾炎是儿童期常见的外科急腹症，也是儿童期接受急诊腹部手术的常见疾病。阑尾炎常发生于 10 ~ 19 岁，不到 5% 发生于 5 岁及以下患儿，男孩比女孩更常见。

阑尾炎典型症状包括：转移性右下腹痛、发热、厌食、呕吐。不同年龄段孩子症状不尽相同。新生儿阑尾炎发病率极低，以腹部膨隆、呕吐和进食量减少为最常见表现，也可能发生体温不稳定和脓毒性休克。幼儿以发热和弥漫性腹部压痛伴反跳痛或肌卫为主要症状，也可存在易激惹、呻吟呼吸、行动困难或拒绝走动，以及右髋部疼痛。相对而言，阑尾炎在学龄期儿童中更常见，患儿常出现腹痛和呕吐，但可能不会出现典型的转移性腹痛这一表现。体格检查中，大多数患儿有右下腹压痛，不自主肌卫和反跳痛提示穿孔，其他突出症状包括发热、厌食及随活动而出现的疼痛、腹泻、便秘和排尿困难。

阑尾炎常由阑尾腔梗阻引起。其他如粪便、未消化食物、其他异物、阑尾上皮层肥大的淋巴滤泡或者阑尾本身弯曲或扭曲均可能造成阑尾腔梗阻，进而引起阑尾腔扩张及阑尾壁增厚。初期阑尾炎表现为定位不清的脐周腹痛，随病情进展，腹痛逐渐转移至右下腹。

阑尾梗阻可使阑尾黏膜受损，阑尾腔内细菌过度生长，细菌侵入阑尾壁，发生炎症、缺血和坏疽，最终导致穿孔。阑尾壁的炎症引起腹膜炎，产生局部腹痛和压痛，这是急性阑尾炎的主要临床体征。如果感染灶不能被肠管和大网膜包裹时，无法局限，引起弥漫性腹膜炎。

什么情况下到医院就诊

◇ 腹痛。通常为年长儿童和青少年的首发症状。可能始于脐周附近，随后移动至右下腹，还可能随咳嗽或跳跃而加重。腹痛为持续性，或虽为间断疼痛但进行性加重。

◇ 呕吐。无不洁和不当食物进食病史，无明显诱因出现反复呕吐。

◇ 发热。常出现于发病 1 ~ 2 日后，尤其伴有腹痛、呕吐、食欲减退等消化道症状。

◇ 新生儿急性阑尾炎较为罕见，极易误诊、漏诊。新生儿出现腹部膨隆、呕吐、摄食量减少、体温不稳定、反应变差等情况，均应到医院就诊。

◇ 对于保守治疗中的急性阑尾炎患儿，如腹痛突然减轻，但发热并无缓解，则高度提示阑尾穿孔可能，应尽快到医院就诊。

家庭护理要点

♡ 观察病情

◇ 孩子出现无明显诱因的脐部疼痛，注意是否是持续性的，是否会转移至右下腹部，是否随孩子走路及运动加重。幼儿无法准确描述腹痛感受，注意是否会有强迫蜷曲体位，拒绝下床活动。

◇ 腹痛是否能够通过排便或者腹部按摩缓解，如不能缓解，或者按摩腹部会加重疼痛，应尽早到医院就诊。

◇ 腹痛如由间断疼痛转为持续性疼痛或疼痛进行性加重，应尽早就诊。

◇ 孩子出现无明显诱因的腹痛、呕吐症状，注意监测体温。

♡日常护理

◇ 应避免暴饮暴食等不当饮食行为，因为胃肠功能紊乱可引起阑尾黏膜受损引发阑尾炎。

◇ 当孩子出现恶心、呕吐、腹痛等不适时，应注意合理饮食。应避免饮用苹果、梨、樱桃汁等含糖量高的饮料。运动饮料含有过多的糖和不适当的电解质，也应避免饮用。避免食用高脂肪食物，推荐的食物包括复合碳水化合物（大米、小麦、土豆、面包）、瘦肉、酸奶、水果和蔬菜。

◇ 孩子呼吸道感染或肠道感染时，病原菌可能直接感染阑尾或引起局部阑尾淋巴组织增生并导致梗阻，引发阑尾炎，应注意观察患儿腹痛情况。

父母还应该知道的问题

对于不会表达的婴幼儿，需要观察哪些方面？

婴幼儿患阑尾炎具有较高的穿孔和腹膜炎发生率，在疾病初期可能仅仅表现为轻度腹痛以及食欲减退，很快发展为发热和弥漫性的腹部压痛伴反跳痛或肌卫，但也可能存在面色苍黄、易激惹、呻吟呼吸、行动困难或拒绝走动，以及右髋部疼痛表现。

🌸 小贴士

平时大便干燥的孩子如果突然出现腹痛，不伴呕吐发热等其他症状，可先鼓励其排便，或使用开塞露刺激排便。如排便后腹痛缓解，则不必急于就诊，考虑便秘引起痉挛性腹痛；如排便后腹痛仍存在，则需要到医院检查。

腹股沟斜疝

主要症状及产生原因

腹股沟斜疝常称为疝气，患儿可能出现的临床特征包括间歇性出现腹股沟肿块（可复性肿块）史。患儿哭闹、咳嗽、长时间站立、剧烈运动、便秘等活动造成腹内压增高，引起腹股沟出现肿块。当患儿半躺或安静状态下，腹内压减小，疝出组织还纳入腹腔，腹股沟肿块消失。有时腹股沟肿块嵌顿，表现为腹股沟肿块不能还纳并伴有剧烈疼痛，同时可伴随呕吐。

腹股沟斜疝产生的原因

◇ 胚胎学因素。胎儿期男孩儿的睾丸位于胎儿腹腔，需要通过鞘状突下降至阴囊内，睾丸下降后，鞘状突通常会闭合。女孩的卵巢除不离开腹腔，下降过程与男孩相同。如鞘状突没有闭合，腹腔脏器可通过未闭合的鞘状突疝出，形成腹股沟斜疝。

◇ 解剖学因素。腹股沟管是一条穿过腹壁的斜行管道，男孩的精索从腹部经此到达阴囊，女孩的圆韧带从腹部经此到达大阴唇。婴儿的腹股沟管较短，并且垂直通过腹壁。这种解剖学因素使婴儿尤其易发生腹股沟斜疝，特别是早产儿。

什么情况下到医院就诊

◇ 孩子出现间歇性腹股沟区隆起史，可在腹内压升高（如用力或哭泣）时出现。

◇ 孩子突发腹股沟包块并伴有疼痛、胀痛，伴或不伴呕吐，幼儿可表现为患侧下肢蜷曲，拒绝站立。

家庭护理要点

♡ 观察病情

◇ 学龄及较大儿童描述下腹部或腹股沟疼痛时，应注意检查腹股沟是否有隆起或肿块。

◇ 低龄婴幼儿无诱因出现呕吐、腹痛时，应注意检查腹股沟是否有隆起或肿块。

♡ 日常护理

◇ 婴儿更换纸尿裤时，应注意检查腹股沟或阴囊有无增大或肿块。尤其是女婴出现卵巢疝气时，仅仅表现为一侧腹股沟隆起，往往被忽视。

◇ 给婴幼儿洗澡时，注意观察腹股沟是否有隆起或肿块突出。

◇ 均衡、合理饮食，避免长期便秘，诱发腹股沟斜疝出现。

◇ 腹股沟斜疝出现嵌顿时，避免进食，并注意避免呕吐引发的呛咳、误吸引起窒息，并尽快就医。

父母还应该知道的问题

腹股沟斜疝必须手术治疗吗?

对于新生儿或小月龄婴儿,如腹股沟斜疝出现不频繁,可以观察至1岁左右;如仍未自愈,应手术治疗。其他年龄段儿童在腹股沟斜疝明确诊断后,应择期手术治疗。如果腹股沟包块出现频繁,容易形成嵌顿的情况,则任何年龄均建议尽早手术治疗。

小贴士

如果孩子出现腹股沟斜疝嵌顿的表现,应让孩子平躺,安抚他保持平静,然后尽快到医院就诊。

急性肠套叠

主要症状及产生原因

肠套叠指一段肠管内陷（套叠）入自身肠腔内。该病是 2 岁以下婴幼儿最常见的急腹症之一。婴幼儿肠套叠的典型表现为突发间歇性、较严重、进行性腹部绞痛，伴有不能安抚的哭闹，以及下肢向腹部屈曲的体位。通常每 15～20 分钟发作 1 次。随着时间推移，发作越来越频繁，程度越来越严重。呕吐通常是其突出症状，常发生于腹痛最初发作后不久。最初，呕吐物可能不含胆汁，但随着肠梗阻的进展，呕吐物中通常会出现胆汁。在右侧腹部可以触及腊肠样腹部肿块。

约 75% 的肠套叠属特发性，即无明确诱发因素，但其中部分可能是病毒感染诱发的。其余 25% 的病例则是由肠道潜在疾病或状况诱发的，最常见的是梅克耳憩室，还有肠重复畸形、肠息肉等。

什么情况下到医院就诊

◇ 出现无明显诱因的剧烈腹痛，且呈间歇性发作，起初每 15～20

分钟出现 1 次，发作间隔会逐渐缩短，疼痛常导致患儿哭泣并蜷缩身体。

◇ 反复呕吐。

◇ 便血，常常为暗红色果酱样血便。

◇ 嗜睡，通常为阵发性。

家庭护理要点

♡ 观察病情

◇ 注意观察孩子腹痛的特点，是否有间歇性发作的情况，疼痛是否剧烈，腹痛间隔时间是否有变化。

◇ 注意呕吐是否频繁，能否自行缓解。

◇ 注意排便情况及大便颜色。

◇ 注意孩子的精神状态。

♡ 日常护理

◇ 肠套叠通常可通过气灌肠或超声监测下水灌肠等非手术方法还纳，但有一定复发率，故非手术方法还纳后仍应观察孩子是否再发生肠套叠相关症状。

◇ 婴幼儿不当饮食可引起肠功能紊乱，成为诱发肠套叠的非特异性因素，故婴幼儿应合理进食。

◇ 非手术方法还纳后，亦应注意合理饮食。当患儿清醒后，可予以流质饮食，并根据耐受情况过渡至普通饮食，但要尽量避免不易消化的食物。

父母还应该知道的问题

复发性肠套叠是否必须手术？

复发不一定是手术的指征。一般来说，复发肠套叠仍可尝试非手术方法还纳，前提是患者情况稳定。但是，应仔细审查影像学检查以发现可能存在的病理诱发点。如果识别到诱发点，仍可以采用非手术方法还纳，尤其是诱发点呈弥漫性的情况下。对于情况不稳定的患儿，以及有局灶性诱发点或多次复发的患儿，应考虑手术。

小贴士

　　小儿肠套叠早期治疗效果很好，非手术方法还纳成功率高，但应注意避免因延误就诊引起肠坏死、肠穿孔等并发症。

新生儿脐炎

主要症状及产生原因

急性脐炎为新生儿特有的疾病，是脐带脱落后脐带残端发生的炎症。急性脐炎处理不当可变为慢性，如在脐带创口未愈的基础上使用消炎药粉、中药粉等异物刺激，易形成肉芽肿，导致数月不愈。

产生原因

◇ 产前脐带膜破裂和多次阴道检查，胎儿经过产道时引起感染。

◇ 羊膜早期破裂、产程长，均可引起脐带损伤感染。

◇ 新生儿出生后切断脐带时，或在脐带残端更换敷料时污染引起炎症。

◇ 引起脐炎的病原菌以金黄色葡萄球菌为主，其次为溶血性链球菌、大肠杆菌，亦可混有厌氧菌感染，如破伤风杆菌、梭状芽孢杆菌等。

主要症状

脐炎因轻重程度不同，可表现为不同的临床症状，从轻度红肿到广泛蜂窝织炎、脐部脓肿、脐周皮肤坏死脱落、腹膜炎，甚至败血症。

什么情况下到医院就诊

◇ 新生儿脐部出现红肿，脐窝出现脓性分泌物，严重患儿可能出现发热或体温不稳定、拒食、皮肤发花、精神反应差等情况，均应尽早到医院就诊。

◇ 新生儿脐炎多数在早期及时进行局部处理或同时给予全身抗生素后，可很快控制并好转。如患儿出现全身中毒症状，可能出现败血症，应尽快到医院就诊。

家庭护理要点

♡ 观察病情

◇ 轻度脐炎可通过消毒、换药，清除脐部分泌物进行治疗。但应注意脐部红肿范围是否增大、分泌物是否增多，注意患儿体温变化、皮肤颜色变化、食欲是否减退。

◇ 注意脐部分泌物的性质，是否为血性、脓性，是否有异味。

♡ 日常护理

◇ 脐部出血患儿亦视为轻度脐炎，可使用碘伏局部消毒，同时给婴儿洗澡时应避免脐部沾水，使感染加重。

◇ 单纯性脐炎可使用碘伏消毒，清理局部分泌物，同时配合莫匹罗星软膏或夫西地酸乳膏外用，抗感染治疗。

◇ 新生儿脐带消毒处理应尽可能彻底，避免延迟脱落，产生慢性炎症，形成肉芽肿。慢性肉芽肿需要外科处理，可使用硝酸银烧灼，或用激光、电凝处理。

父母还应该知道的问题

脐炎较为严重的患儿除局部护理外，还需要哪些治疗？

当脐炎较为严重，伴有脐周蜂窝织炎、腹膜炎、败血症时，患儿中毒症状严重，除给予局部治疗外，应使用有效的全身抗生素；维持水、电解质平衡，必要时给予其他支持治疗；保证营养，提供每日足够热量供应。

> **小贴士**
>
> 慢性脐炎如长期不愈，仍持续分泌黏液，应考虑合并脐尿管残余可能，可通过脐部超声检查进行鉴别。

肛周脓肿和肛瘘

主要症状及产生原因

婴儿肛周皮肤及直肠黏膜娇嫩，局部免疫功能发育不成熟，黏膜屏障功能不完善，易被粗糙不洁的尿布擦伤，而引起肛门周围的皮下感染。在便秘、腹泻时，尤其腹泻时，肛隐窝外翻变浅，黏液减少，利于细菌入侵形成隐窝炎，炎症扩散到肛腺内，形成肛周脓肿。

肛门直肠周围脓肿和肛门直肠瘘可被视为同一感染病程的两个连续阶段：脓肿为感染的急性期表现，而瘘为化脓和瘘管形成的慢性期表现。

肛周脓肿表现为肛周皮肤局部红肿，伴有排便疼痛、触痛，开始红肿可为红色硬结，随着疾病发展，红肿变为有波动感的圆丘形隆起，进而破溃、流脓。

肛瘘为肛周脓肿迁延的慢性期表现，表现为肛周皮肤瘘口，可有稀薄粪便排出，或反复出现脓肿、破溃。

什么情况下到医院就诊

◇ 当发现孩子肛周出现局部硬结、红肿并伴有疼痛，应到医院就诊。

◇ 当怀疑肛周脓肿或肛瘘时，应尽快就诊，避免出现严重后果。

家庭护理要点

♥ 观察病情

◇ 肛周脓肿早期采用局部抗生素外用和局部坐浴治疗。

◇ 家长应注意观察，如肿块出现软化或波动感，应及时就诊，给予切开引流。

♥ 日常护理

◇ 婴儿肛周皮肤及直肠黏膜娇嫩，平时清洁肛门时应注意轻柔护理，避免皮肤表面屏障的破坏，引发肛周感染。

◇ 肛周脓肿切开引流后可使用康复新液、高锰酸钾溶液、中药溶液坐浴，保持大便通畅，局部干燥清洁。早期需到医院门诊换药，局部使用碘伏消毒，外用抗生素软膏，引流口保持引流充分。

父母还应该知道的问题

肛周脓肿或肛瘘有相应的检查吗？该如何治疗？

有。医生可通过肛门视诊和"直肠指诊"判断，后者是用戴手套的手指触诊肛门和直肠内有无肿块等异常。肛周脓肿的治疗方法是，做皮肤小切口引流脓液，一般仅需在门诊进行。治疗肛瘘的方法多样，浅表肛瘘可局部切开以便愈合。

> **小贴士**
>
> 肛周脓肿或肛瘘在新生儿期主要采取保守治疗，不主张手术。但肛周反复感染不愈合，明确形成肛瘘时需择期手术治疗。

体位性斜头

主要症状及产生原因

体位性斜头以头颅的不对称为主要特征，俗称"睡偏头"。孩子出生后颅缝尚未融合，最初的几个月很容易因为外力或压力的作用导致颅盖骨的变形。通常6周内，孩子的头颅畸形与孕期胎儿有限的宫内空间、生产方式等因素有关，体位性斜头则常在6周以后出现。单一的喂养姿势、持续仰卧睡姿都可能是造成体位性斜头的原因。

什么情况下到医院就诊

◇ 头部外观严重不对称。

◇ 出现斜颈。

◇ 自上向下观察孩子头顶呈梯形改变。

◇ 枕后部外观呈现一侧头顶部突出，同侧耳部向下移位，呈现平行四边形样移位表现。

家庭护理要点

◇ 体位性斜头较常见，纠正孩子的姿势习惯是最主要的防治措施，比如将婴儿转向较不喜欢的一侧、躺在较不喜欢的一侧，或在清醒时让其保持俯卧姿势等。

◇ 注意定期变换喂养的姿势、方向，定期改变床与门窗的位置关系，改变哄逗的方式、方向等。

◇ 体位性斜头多出现在右侧，可能是因为家长在喂奶后把宝宝摆成右侧卧位。建议体位性斜头婴儿以仰卧姿势入睡，以减少婴儿猝死的发生。

父母还应该知道的问题

对于体位性斜头，头盔的矫正效果更好吗？

目前研究认为，头盔的矫正效果更快、更有效。头盔需要根据孩子的头型数据特殊定制，一般要求每天佩戴 2～3 小时，越早佩戴效果越明显。孩子超过 1.5 岁效果就不明显了，不再建议佩戴。

体位性斜头和狭颅症是一回事吗？

不是。狭颅症又称颅缝早闭，是由于颅缝过早闭合引起的头颅畸形、颅内压增高、大脑发育障碍和眼部症状等。不同部位的颅缝闭合可造成相应的颅骨畸形，通常为独立疾病。但体位性斜头可伴其他部位的先天性畸形，如并指（趾）、腭裂、唇裂、脊柱裂、外生殖器异常等，绝大多数需要手术治疗。通过三维颅骨 CT 可诊断。

> **小贴士**
>
> 在幼儿阶段一定注意纠正孩子的姿势习惯，避免单一体位睡姿，形成体位性斜头。

先天性肌性斜颈

主要症状及产生原因

先天性肌性斜颈又名斜颈，是以一侧胸锁乳突肌因纤维化挛缩（缩短）而导致孩子的头偏向患侧，下颌转向健侧为特征的疾病。多数孩子患侧胸锁乳突肌可触及硬结或包块，中医称为筋缩。本病发生机制尚不明确。

什么情况下到医院就诊

◇ 颈部胸锁乳突肌中下段出现一个质硬、椭圆形包块。

◇ 孩子头偏向患侧，下颌转向健侧，主动或者被动地将下颌向患侧旋转时均有不同程度受限。

◇ 患侧面部短扁，健侧长圆，双眼及双耳不在同一平面上。

家庭护理要点

◇ 临床研究表明，推拿治疗先天性肌性斜颈，年龄越小，临床疗效越佳。孩子月龄在3个月以内开始推拿治疗，治愈率较高。

◇ 在桥弓穴处涂少许润滑剂后上下来回捻转、按揉5分钟。手法轻重交替，避免损伤皮肤。在肩中俞、肩外俞、天宗穴、颈部夹脊穴、鱼腰穴、丝竹空、瞳子髎、太阳、四白、颊车、地仓等穴位进行点按法、揉法治疗。颈部扳法和颈部端提旋转法必须由医生操作，每次治疗时间约10～20分钟。

父母还应该知道的问题

家长能在家里给孩子按摩吗？

1岁以内的孩子，家长可以在推拿医生指导后，在家中给孩子适当进行按摩辅助治疗，即在孩子的患侧胸锁乳突肌局部行按揉手法和面部推拿，不建议家长在家中进行颈部牵拉扳法和颈部旋转牵拉扳法，以免发生骨折、脊髓损伤等。

除了推拿，还有其他治疗方法吗？

1岁以内孩子首选的保守治疗方法是推拿，可及时有效干预患儿面部、眼睛发育的不对称，增加病变部位的血液循环，改善肌肉的营养状况。同时可以配合其他疗法治疗本病，如中药外敷、针灸、石蜡疗法、颈部矫形器等。对于1岁以上患儿，需要手术治疗。

> **小贴士**
>
> 早诊断、早干预是肌性斜颈患儿恢复的关键，因此家长在发现问题后一定要及时带孩子到医院，明确诊断，尽早干预。

甲状舌管囊肿

主要症状及产生原因

甲状舌管囊肿是一种先天性疾病，是指在胚胎早期甲状腺发育过程中甲状舌管退化不全、不消失，而在颈部遗留形成的先天性囊肿。该病男女均可发生，可发生于任何年龄，但常见于幼儿及青少年。

甲状舌管囊肿主要表现为颈部正中一质软囊性包块，有时可偏向一侧；囊肿多呈圆形，边界清楚，生长缓慢，多无自觉症状，以偶然发现为多，偶有合并感染者。囊肿可随吞咽及伸舌等动作而上下移动。

什么情况下到医院就诊

◇ 颈部有包块。

◇ 囊肿无明显诱因较前明显增大时。

◇ 囊肿表面皮肤发红，界限不清，压痛明显，或合并发热等全身症状时。

家庭护理要点

◇ 甲状舌管囊肿早期不易发现，很多家长误以为孩子颈部局部脂肪堆积。平时要注意观察、触摸颈部有无包块，一旦发现，需要密切观察其变化，及时到医院就诊并进行 B 超等检查。

◇ 合理喂养，均衡饮食。避免感染、化脓。

父母还应该知道的问题

得了甲状舌管囊肿，什么时候进行手术治疗？

确诊为甲状舌管囊肿，如果孩子没有明显手术禁忌证，应尽早行手术治疗。因为包块不会自行消退，而且有逐步增大、感染等风险，因此争取在感染发生前手术切除。无感染的囊肿可尽早手术治疗，无明确年龄限制。如果有感染化脓等情况，先要进行囊肿切开引流，控制炎症，炎症消退 1 ~ 2 个月后择期行手术治疗。

鳃裂瘘

主要症状及产生原因

鳃裂瘘是一种先天性疾病，瘘管是鳃弓或鳃裂未能正常融合或闭锁不全所致，因为瘘管开口位置不同，症状也不甚相同。

什么情况下到医院就诊

◇ 颈部、胸部针眼状小孔，出生后即存在。

◇ 颈部、胸部包块，挤压可见半透明黏稠分泌物。

◇ 包块进行性增大、局部红肿明显、触痛明显。

家庭护理要点

◇ 很多孩子无明显症状，日常护理需要注意颈、胸部有无异常包块，注意包块变化情况，早发现、早就诊。

◇ 合理喂养，注意局部清洁，避免食用刺激性食物，清淡饮食为主。

◇ 如有包块局部红肿，触痛明显，注意局部清洁，保持瘘口周围皮肤干燥，警惕局部脓肿形成。

父母还应该知道的问题

如果发现孩子有鳃裂瘘，应该怎样治疗？

鳃裂瘘没有自愈的可能，如发现后建议手术切除。因反复感染可导致瘢痕产生，进而增加手术后复发率，建议在发现后尽早手术。如包块局部红肿化脓，可行局部脓肿切开引流术，有全身发热症状时在医生指导下可口服抗生素对症治疗。炎症控制后，1 ～ 3 个月择期行手术治疗。

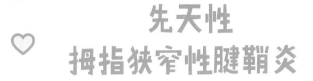

先天性拇指狭窄性腱鞘炎

主要症状及产生原因

先天性拇指狭窄性腱鞘炎，又称先天性拇指扳机指，是小儿常见的先天性畸形。主要特征是拇指指间关节屈曲畸形，单侧多见，也可见多个手指同时发病。有学者认为与先天性因素有关，也有学者认为是后天性的结节状肿大。多在出生后数周或数月被发现。主要症状为拇指的指间关节固定在屈曲位，伸直受限。有时指间关节可强迫伸直，但不久又回到屈曲位。被动伸直指间关节时，有时可闻及弹响，有的患儿出现疼痛。在拇指掌指关节近端掌侧可摸到增粗的肌腱，犹如念珠，可随拇指屈伸而上下移动。

什么情况下到医院就诊

孩子的拇指处于屈曲位，不能完全伸直或伸直受限。

家庭护理要点

腱鞘炎手术后要锻炼，主要是指间关节部位的屈伸锻炼，目的是防止术后腱鞘再次出现狭窄的情况。

父母还应该知道的问题

此病可以保守自愈吗？手术如何治疗？

新生儿患儿约有 30% 可自愈，6 个月至 3 岁患者约有 12% 可自愈。3 岁前手术治疗，效果较好。手术方法为在掌指关节掌侧横纹处做一小切口，暴露腱鞘，将腱鞘纵行完全切开，拇指屈曲畸形即可完全解除。术后早期需进行被动锻炼，避免粘连，很少复发。

> **小贴士**
>
> 家长发现孩子拇指伸不直后，需要及时到小儿骨科专科医院就诊，切记不能按照成人腱鞘炎的方法治疗。

湿 疹

主要症状及产生原因

湿疹是婴幼儿常见的皮肤过敏性疾病，主要症状是皮肤红斑、丘疹、水疱、渗出、鳞屑、皮肤干燥或者皮肤变厚，伴异常瘙痒。通常会出现在面部、耳根部、脖子和手部，四肢也很常见。目前认为病因可能与过敏体质、婴幼儿皮肤屏障功能障碍有关。

常见的致敏因素

◇ 食物，包括奶制品、蛋、海鲜、坚果等。

◇ 外界刺激，包括羊毛、衣物清洗剂，或者动物毛发、环境等。

◇ 压力或者情绪低落，过度搔抓。

什么情况下到医院就诊

◇ 患儿伴有发热，体温超过 37.2℃，并且没有其他引起发热的原因。

◇ 孩子搔抓皮疹，伴有皮肤感染的症状，有脓性渗出物，皮肤泛红，皮温较高。

◇ 孩子因瘙痒难以入睡。

◇ 认为孩子的湿疹需要医生治疗。

家庭护理要点

日常外用药止痒和加强皮肤护理，就可以让孩子感到舒适。

♡日常护理

◇ 过度洗澡会让皮肤干燥，建议每次洗澡时间在 5 ～ 10 分钟，水温避免过热。湿疹对肥皂非常敏感，应少用肥皂，尽量使用不含香精的沐浴产品。

◇ 洗澡后坚持为孩子涂润肤霜（乳），可以使孩子的皮肤柔软、不干燥，减轻瘙痒。避免使用含有酒精的护肤品，这些护肤品会加重皮肤干燥，让湿疹加重。

◇ 勤修剪孩子的手指甲和脚指甲，防止抓破皮肤。

◇ 孩子穿的贴身衣物应是纯棉且宽松的。

◇ 不要给孩子穿太多衣服，穿得太厚会让孩子出汗，加重瘙痒。

◇ 使用婴儿专用洗衣液洗孩子的衣物，洗后要用清水多清洗几次，彻底将残留的洗涤剂洗净。

◇ 如症状加重，要检查孩子在 48 小时内吃过什么新的食物或药物。

◇ 尽量让孩子远离有刺激的物品，如宠物、羽毛枕头、羊毛毯子等。

♡饮食调养

◇ 对于中重度湿疹的婴幼儿，辅食添加原则是一样一样添加，发现某种食物明显诱发或者加重湿疹，建议暂时回避。

◇ 若不能发现食物与湿疹明确相关，建议正常饮食，保证身体营养均衡。

父母还应该知道的问题

湿疹会不会持续孩子的一生？

随着皮肤屏障功能的改善，多数孩子在 3 岁左右会摆脱湿疹的困扰。有的孩子患湿疹的同时伴有其他过敏症状，如哮喘或过敏性结膜炎等，这种应考虑特应性皮炎，往往与遗传过敏有关，会伴随孩子到青春期前后，甚至一生。

如果孩子抓破了身上的皮疹，有感染的症状该怎么办？

建议先用抗生素软膏，如莫匹罗星软膏、夫西地酸乳膏，绝大多数都不需要医生处方就可以在药店买到。但仍然要注意，只能在医生的指导下，在孩子的皮肤上适量外用。

> **小贴士**
>
> 湿疹中有一种脂溢性湿疹也很常见。脂溢性湿疹常见于婴儿的头皮上（乳痂）、耳垂后面、耳廓、鼻孔。用滋润霜厚涂，软化后擦掉即可，必要时在医生指导下可外用湿疹药膏。

特应性皮炎

主要症状及产生原因

特应性皮炎是一种临床常见的慢性过敏性皮肤疾病，多起病于儿童。一般认为发病和自身敏感体质、皮肤屏障功能障碍以及免疫异常有关，是环境因素与遗传因素共同作用的结果。孩子往往有剧烈瘙痒，严重影响生活质量。此外，皮肤瘙痒还会使孩子烦躁、影响睡眠和学习成绩，甚至有自卑情绪，影响社交能力，父母要引起重视。特应性皮炎在不同年龄阶段有不同的临床表现。

婴幼儿期（0～2岁）：多于出生后6个月内发生，3个月最多，也有1～2周即发病，少数迟至5岁。初起自面部、头皮，为红斑基础上的丘疹、丘疱疹、浸润斑块，有渗出和结痂倾向，随着进展向躯干和四肢蔓延，伸屈侧均可累及。婴幼儿期后期皮疹渗出逐渐减少。此后皮损多与搔抓有关，如抓痕、血痂、苔藓化。病情反复持续至2岁，大多转为局限或部分消失。

儿童期（2～12岁）：基本形态为浸润肥厚、苔藓化。多种皮损形态并存。急性发作期可见红斑、渗出、糜烂；慢性期皮肤干燥、粗糙、苔藓化可伴抓破结痂。典型的肘窝、腘窝皮疹有特征性，开始于2～3岁，以后更常见。

青年成人期（12岁以上）：基本上是儿童期的延续。炎症减轻，更趋于干燥。屈侧苔藓化湿疹是其主要特征。其他常见部位包括腕、踝、颈、眼睑等也会出现，表现为湿疹化和苔藓化。

什么情况下到医院就诊

◇ 皮疹突然增多，症状加重。

◇ 有皮肤感染的症状（有脓性渗出物，皮肤泛红，皮温较高）。

◇ 因瘙痒难以入睡。

家庭护理要点

特应性皮炎有常人难以理解的瘙痒。止痒、加强皮肤护理是治疗特应性皮炎患儿的关键。

◇ 避免刺激。要避免食物残留物、果汁、唾液对口周皮肤的刺激；避免粗纤维衣物、汗液、洗涤剂对皮肤的刺激；避免大小便残留物对臀部及会阴的刺激。衣物以纯棉为佳。洗衣服选择柔和且不含香料的洗衣液。衣服、床单、枕巾、尿布要勤洗换，勤剪指甲。不要用塑料布包扎局部。特应性皮炎患儿要较同龄正常婴儿穿着略薄。

◇ 注意环境过敏因素。主要包括食物、花粉、虫螨等。不是所有的特应性皮炎患儿都需要常规做过敏筛查。在尚无证据证明对某种食物过敏的情况下，建议正常、合理饮食，保证生长发育。从食物中获得充足的微量元素、维生素。

对于5岁以内的中重度特应性皮炎患儿，如果进行局部治疗和良好管理的同时，特应性皮炎仍持续存在，以及有明确的食物过敏史的情况下，则需注意患儿对牛奶、鸡蛋、花生、小麦和大豆等过敏的可能，此时可进行食物过敏检查来寻找可疑过敏原。如果明确是食物引起的特应性皮炎，应该回避致敏的饮食。

如果对花粉过敏，在易过敏的季节要尽可能待在室内，关闭门窗。如果对宠物过敏，家中尽量不养宠物，否则一定要经常给房间吸尘，确保床上、家具上没有皮屑。如果对粉尘过敏，要给床褥和枕头套上专门的套子。

◇ 润肤保湿和洗澡。坚持使用适合孩子的润肤剂，防止皮肤干燥皲裂，保护皮肤屏障功能是特应性皮炎的主要治疗方法。给患儿进行皮肤清洁时用 36℃ ~ 38℃ 温水浸浴，每天 1 次，每次 5 ~ 10 分钟，浴后 2 ~ 3 分钟内涂抹润肤剂。特应性皮炎患儿需慎用肥皂清洗皮肤。

父母还应该知道的问题

特应性皮炎会不会持续孩子的一生？

本病通常初发于婴儿期，多数患儿在青春期后逐渐改善，但部分患者病情可以迁延至成年乃至一生。特应性皮炎患儿存在皮疹的同时，有可能出现其他过敏性症状，如过敏性鼻炎、哮喘或过敏性结膜炎等，这是过敏性疾病在不同器官系统的表现，需要对症治疗。通常认为孩子是否易患特应性皮炎与自身过敏体质有关。

为什么要对特应性皮炎患儿家长进行健康教育？

对患儿家长进行健康教育，明确皮肤护理的方法，可以增加患儿的依从性，减少疾病的严重程度及复发，从而有利于疾病的管理和治疗。

> **小贴士**
>
> 特应性皮炎的治疗要点是止痒、滋润皮肤。皮肤主要有保护功能，抓破后会造成感染，加重病情。因此，坚持做好止痒和滋润皮肤尤为重要。

荨麻疹

主要症状及产生原因

荨麻疹的主要特点是皮肤出现白色或红色的风团或红斑。它是过敏反应在皮肤上的表现，不传染。引起荨麻疹常见的原因包括冷、热刺激，药物过敏，昆虫叮咬，食物过敏，晒伤，情绪紊乱，感染或严重的免疫系统疾病等。但在大多数情况下，荨麻疹找不到明确的病因。

什么情况下到医院就诊

◇ 发生在脸部、口唇、舌头或颈部的肿块。

◇ 呼吸困难或呼吸频率加快。

◇ 腹痛。

◇ 发热。

◇ 孩子异常虚弱、精神反应差。

家庭护理要点

◇ 尽可能寻找过敏原，避免接触可疑的过敏物质。

◇ 如果与昆虫叮咬有关，要定期更换孩子的床单和衣物。户外活动时给孩子涂抹驱昆虫药物。

◇ 如果与阳光暴晒有关，在户外活动前，给孩子涂抹防晒霜，冬季也不例外。如果是吹冷风引起，建议做好保暖。

父母还应该知道的问题

如何避免荨麻疹发作？

荨麻疹诱发原因不明，孩子的日常生活史、用药史有时能帮助医生确定致病原因。如果孩子的荨麻疹有规律地发作，请详细记录孩子的活动、饮食和服用的药物。避免与可能引起过敏的物质或环境接触，是防止荨麻疹发作的最好方法。一些常用的儿科抗生素也会引发荨麻疹样皮疹，通常在服药后4～5天内出现。

接触性皮炎

主要症状及产生原因

接触性皮炎是指人体皮肤接触外界刺激物后发生的皮肤不良反应，通常包括皮肤出现红斑、水肿性红斑、水疱、脓疱、湿疹样皮疹等。根据接触物引起皮炎机制的不同，又可分为刺激性接触性皮炎和变应性接触性皮炎。

♡刺激性接触性皮炎

刺激性接触性皮炎是接触物直接刺激皮肤引起的皮肤疾病，任何人接触后均可发生皮炎，但皮炎的轻重程度与个人的皮肤状况有关。常见的引起刺激性接触性皮炎的物质有：强酸、强碱等强刺激性、高毒性物质，通常在很短时间内引起急性皮炎；弱酸、弱碱等弱刺激性、低毒性物质，通常缓慢作用于皮肤，引起慢性皮炎。

常见症状

◇ 丘疹、丘疱疹。

◇ 水疱或大疱，破溃后出现糜烂面。

◇ 红斑、水肿性红斑。

◇ 色素沉着。

◇ 慢性期皮肤增厚或萎缩。

◇ 瘙痒感或灼痛感。

♡ 变应性接触性皮炎

变应性接触性皮炎是接触物接触皮肤后，通过刺激人体的免疫系统发生反应，从而产生的皮肤疾病。这一类皮炎只发生在特定的对某种物质过敏的人群中，其他人接触该物质并不会引发皮炎。常见的引起变应性接触性皮炎的物质有：输液贴、中药膏药、染发剂、化妆品、洗涤剂、除臭剂、消毒剂、金属制品、衣物染料、橡胶制品、塑料制品等。

常见症状

◇ 丘疹、丘疱疹。

◇ 水疱或大疱，破溃后出现糜烂面。

◇ 红斑、软组织水肿。

◇ 色素沉着。

◇ 慢性期皮肤增厚或萎缩。

◇ 瘙痒感或灼痛感。

◇ 喘息、呼吸困难。

◇ 多汗、手足湿冷、意识不清等过敏性休克表现。

什么情况下到医院就诊

◇ 出现任何严重的过敏反应。喘息、呼吸困难或过敏性休克表现，此类症状极少发生，但严重时可能危及孩子生命，家长一定要引起足够重视，尽快前往医院急诊就诊。

◇ 皮疹严重无法自行处理。水疱或大疱破溃后出现较大创面，出现剧烈瘙痒。

◇ 出现继发皮肤感染的表现。发热，皮疹处出现肿胀、触痛、脓疱。

◇ 不再接触引起皮炎的物质后，皮疹仍然出现明显的面积增大、数量增多。

家庭护理要点

◇ 避免接触酸碱制品、有机溶剂、染料等容易引起接触性皮炎的物品。

◇ 仔细回忆孩子出现皮疹前活动的场所以及接触的物品，寻找引起接触性皮炎的原因。

◇ 如果孩子接触了可能引起接触性皮炎的物质，立即用清水清洗皮肤，移除可能接触到该物质的衣物。

◇ 接触性皮炎水疱或大疱破溃出现糜烂面时，要给孩子穿着宽松、透气的衣物，室内保持凉爽，不要让孩子进行剧烈运动，避免发生皮肤感染。

父母还应该知道的问题

接触性皮炎会传染吗？

接触性皮炎是指外界物质刺激人体皮肤后发生的不良反应，没有传染源，不会传染。应注意同一种引起接触性皮炎的物质可能存在于生活中的诸多物品中，如苯存在于燃料、杀虫剂和干洗剂中，甲醛可存在于油漆涂料、化纤地毯、香烟、纸张中等。所以，如已知孩子接触某种物质后会出现接触性皮炎，那么含有这种物质的诸多生活用品都应该避免接触。

如何区分刺激性接触性皮炎和变应性接触性皮炎？

具体见下表。

表6 刺激性接触性皮炎和变应性接触性皮炎的区别

	刺激性接触性皮炎	变应性接触性皮炎
发病人群	任何人接触后均可发病	只在对某种物质过敏的特定人群中发病
发病时间	初次接触0～2天发生	初次接触4～20天发生
发病部位	部位局限，仅发生在接触部位	皮疹范围更加广泛，不局限于接触部位
恢复情况	停止接触后皮疹逐渐消退	停止接触后也可能反复发作

尿布皮炎是怎么回事？

尿布皮炎是发生于婴儿尿布区域的接触性皮炎，其主要原因包括皮肤长时间被尿液和粪便浸泡，受到粪便中氨的刺激，以及尿布中染料、肥皂、清洁剂的刺激等。因此，在使用纸尿裤时，一方面要注意及时更换并清洗，使皮肤保持干燥、清爽；另一方面多涂护臀霜或润肤霜，维护皮肤屏障。

> **小贴士**
>
> 孩子的皮肤薄嫩，皮肤屏障功能差，还可以通过外擦皮肤润肤剂来增强皮肤屏障功能，降低孩子对接触性皮炎的易感性。

痱 子

主要症状及产生原因

痱子是指人体皮肤在高温、潮湿的环境下，汗液潴留在汗管中，导致汗管破裂、周围皮肤受到刺激而出现的皮肤反应。一般可分为白痱、红痱、脓痱和深痱 4 种，其皮疹表现和严重程度有所区别。

常见症状

◇ 白痱：表浅的透明水疱，易破。

◇ 红痱：红色的丘疹、丘疱疹，周围绕有红晕。

◇ 脓痱：丘疹顶端见脓疱。

◇ 深痱：丘疱疹，之前有反复红痱的病史，且具有出汗时增大、不出汗时不明显的特点。

什么情况下到医院就诊

◇ 个别出现脓痱的孩子会伴有少汗、无汗，继而出现头痛、厌食等中暑表现，需要前往医院就诊。

◇ 通风、降温后皮疹仍然越起越厉害时，需要到医院就诊，排除其他的皮肤科疾病。

家庭护理要点

◇ 夏季天气潮湿闷热，可用空调降低环境温度，减少排汗，定时通风。

◇ 勤洗澡，保持皮肤干燥。每天给孩子洗澡 1 ~ 2 次，一般清水淋浴冲洗即可，洗澡的时间也不要太长，目的是洗去皮肤分泌的油脂及汗液，避免出现毛囊炎、痱子等皮肤疾病。

◇ 选择纯棉、宽松的衣物，衣物薄厚适中。

◇ 给孩子定期剪指甲，防止搔抓后引起继发感染。

父母还应该知道的问题

如何判断给孩子穿的衣物薄厚适宜？

每个孩子对冷热的耐受程度不同，所以穿衣的厚度也有区别。要注意根据环境的变化及时调整衣物。一般来说，摸着孩子的前胸、后背是温热的，没有出汗的情况，那就说明衣物的厚度基本合适。如果摸着孩子的手脚已经出汗，那就说明衣物太厚了。

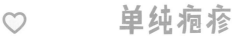

单纯疱疹

主要症状及产生原因

单纯疱疹病毒感染会引起单纯疱疹。单纯疱疹病毒一般好发于皮肤黏膜的交界处，口周、眼周、指端。

常见症状

◇ 在症状出现的前一天，皮疹部位可能会有轻微的刺痛。

◇ 疱疹处先出现一片红斑，随后出现簇状水疱。

◇ 口腔内疱疹前期症状与口腔溃疡类似，因此往往容易与口腔溃疡相混淆。

什么情况下到医院就诊

◇ 孩子眼周出现疱疹，反复发作。

◇ 疱疹周围明显红肿或在其中央出现大水疱，或有可疑感染迹象。

家庭护理要点

♡ 日常护理

◇ 疱疹可以自愈。不要让患儿触摸患病部位，尽量避免搔抓。

◇ 让患儿使用单独的毛巾，避免将病毒传染给家里的其他人。

◇ 鼓励患儿勤洗手。

◇ 有时疱疹病毒感染会伴有发热，治疗发热可以减轻患儿的不适。

◇ 不要让患儿密切接触别的孩子，防止病毒传染。

◇ 减少感冒次数。

◇ 避免过度疲劳。

💛 饮食调养

◇ 当患儿疱疹部位在口腔，疼痛难忍时，适当调整饮食，保证能够摄入足够营养。选择质地较软的食物，如蔬菜粥、面条汤、酸奶、蛋羹等都是孩子容易接受的食物。

◇ 确保摄入足够的水。因为有时由于剧烈的疼痛，患儿可能拒绝喝水。

◇ 不适时，少吃一点冰激凌会舒服些。

父母还应该知道的问题

什么情况下，单纯疱疹病毒会发作？

疲劳、精神压力过大、发热、月经期间、皮肤发生创伤后，免疫功能低下（如使用免疫抑制剂、肿瘤化疗等）都可能引起单纯疱疹病毒发作。通常在单纯疱疹出现之前，起疹部位（如唇部周围）会有刺痛感并肿大。起疹时间约持续 7 ~ 10 天，最后疱疹会干涸结痂。在疱疹没有结痂之前，往往伴有瘙痒和烧灼感。

疖 子

主要症状及产生原因

疖子是由毛囊深部及周围组织的感染引起的症状。初起为毛囊性红色丘疹，以后逐渐向周围扩散，可以形成直径数厘米大小的结节，质地较硬。疖子在身体的任何部位都可能出现，但通常出现在面部、颈部、后背的上部和臀部。对孩子而言是常见的皮肤病之一，通常需要1周左右的外用药物治疗。

什么情况下到医院就诊

◇ 孩子身上出现多个疖子或感染有扩散的倾向。

◇ 疖子很硬，并且红肿从疖子的中心开始向四周扩散。

◇ 疖子排出脓液后3天仍然没有好转的迹象。

◇ 疖子生长到敏感部位，如肘部或臀部（尤其是在孩子仍然使用尿布时）。

◇ 面部疖子。

◇ 出现发热等全身症状。

家庭护理要点

◇ 保持感染区域洁净。使用温热的肥皂水清洗伤口，脓疱破裂后仍可继续清洗。

◇ 早期未化脓时每天可外用抗生素软膏。

◇ 孩子和家长都要勤洗手。

◇ 如果疖子生长在衣服能摩擦到的地方，用一块纱布覆盖，避免感染部位受到摩擦和刺激。

◇ 如果疖子破溃或皮肤出现破损，每天清洗伤口两次，并涂上抗生素软膏，直至伤口完全愈合为止。

◇ 将孩子用过的毛巾和衣物单独放置，避免与家庭其他成员交叉使用。

◇ 外用抗生素无效，反复发作并增多时，建议到医院就诊治疗。

父母还应该知道的问题

如何预防疖子的发生呢？

多数情况下疖子不会产生严重的问题，但会导致孩子疼痛不适，尤其是长在皮肤薄嫩部位和摩擦部位的疖子。想要预防疖子发生，首先要注意个人卫生，如果孩子有出疖子的征兆，那么家长需要每天使用具有抗菌功能的肥皂清洗患处。此外，还要注意彻底治愈任何早期的皮肤感染。

> **小贴士**
>
> 不要挤压疖子，尤其是在出现脓头之后。挤压会造成感染扩散。当疖子开始破溃排脓时，可轻度加压帮助脓液排出。根据病情需要，在医生指导下口服抗生素。

头　虱

主要症状及产生原因

　　头虱是一种微小的寄生虫，成熟的虱子是芝麻大小、无翅的棕色小虫。它们的卵叫作虮，是比虱子更容易看见的小的白色不透明的卵，直径在 2 毫米左右，会紧紧地粘在毛发上面。无论虱子还是虮，都寄生于人类的皮肤和毛发上，完全依赖人类的血液存活。因此，它们会造成头皮突发的瘙痒，虱叮咬的皮肤可以出现丘疹、瘀点。严重的会造成颈后淋巴结肿大。梳子、衣服、床具都是常见的传播媒介。头虱也很容易由近距离的身体接触传播，特别是在幼儿园、小学，头虱十分容易传播。如果孩子接触的人群中有人长了头虱，一定要仔细检查孩子的毛发中是否有虫卵。

什么情况下到医院就诊

- ◇ 反复长头虱。
- ◇ 你不确定孩子是否长了头虱。
- ◇ 1 岁以下的孩子长了虱子。
- ◇ 家庭护理方法无效。

家庭护理要点

清除头虱分3个步骤，这3个步骤紧密衔接，才能彻底根除虱子。此外，还要检查家庭中的其他成员和经常接触的人是否也有虱子，如果他们也有，一定要群防群治。

♡ 除虱子

◇ 用药：用除虱洗发水、硫磺皂热水洗头发，无须医生处方就可以在药店买到。注意仔细阅读产品说明书，按照说明使用。通常在头发上停留10分钟左右。大多数人在初次使用后，可以除掉所有活的虱子，甚至可以杀死70%～80%的卵。如未清除，需要在7～10天后再次用上述方法清洗。也可以使用中药百部30克，加入水3000毫升，煮沸20分钟，趁热用药液熏洗患处，每天1～2次，直至头虱完全清除。

◇ 虱子很难被看见，而且动作还特别快。因此，需要在很强的光线下处理。如果天气条件好的话，阳光是最理想的，灯光也可以。

◇ 可以在头发上涂抹橄榄油，这样可以让虱子的动作变慢，更容易抓到。

◇ 通常一次不能除干净所有虱子，要分几次处理才能做到。

♡ 除虱卵

◇ 除虱卵是一项耗时费力的工作。将孩子的头发分成几个区域，使用细齿梳子、镊子或者指甲将微小的、白色不透明的卵一个一个清除。

◇ 有些虱卵像被胶水粘在头发上一样很难处理，可以在上面涂一些醋，这样较容易取下来。

♡ 清洁房间

◇ 在处理孩子头发的同时，要打扫干净房间，防止家人再次长虱子。

◇ 去除梳子上的所有头发，然后将它们浸泡在除虱洗发水的溶液中1

小时，或者泡在开水中 10 分钟。

◇ 用热水清洗发圈、发卡等所有的发饰，放在密封的塑料袋中 14 天。

◇ 用热的肥皂水洗涤所有的衣物、床单等，并且用高温烘干或尽可能在太阳下晾晒。不能水洗的衣服要送去干洗。

◇ 孩子的毛绒玩具也要按照上述方法清洗干净，不能洗的玩具要放在密闭的塑料袋中 14 天。14 天后，还给孩子前要仔细检查上面是否有虱子和它们的卵。

◇ 用吸尘器吸干净所有的小毯子、沙发，防止虱子随着脱落的头发而留在上面。

◇ 如果反复长虱子，应该考虑将所有不能干洗或者水洗的物品放在密闭的塑料袋中 35 天。

◇ 在治疗期间，一定注意反复检查生活环境中是否有虱子。

父母还应该知道的问题

如何预防头虱？

◇ 预防头虱最好的方法是养成良好的卫生习惯，勤洗头。洗头后尽量不要把头发扎起来，充分晾干后再扎头发，避免给头虱创造温暖、湿润的环境。淋雨后也要及时洗头。

◇ 要注意避免传染，少带孩子去昆虫多的地方，少接触脏乱差的环境，不接触有头虱的人。

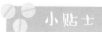 小贴士

如果发现眼睫毛上有虱子，可以在睫毛上每天涂抹两次矿脂、金霉素、红霉素眼药膏，通常坚持涂抹一星期，就可以赶走它们。

脓疱疮

主要症状及产生原因

脓疱疮是由细菌引起的皮肤表面的感染，通常是由于葡萄球菌或者链球菌引起的。这种病可以通过接触传染。发病初期是皮肤起红色斑点或小丘疹，会逐渐发展成为脓疱，脓疱破了后会在上面结出黄色的脓痂，又称黄水疮。患处很痒，而脓疱疮会由于其中的液体接触传染到身体其他部位。

什么情况下到医院就诊

◇ 体温高达 37.5℃。

◇ 新生儿患有脓疱疮。

◇ 皮疹逐渐扩散，在家治疗 10 天后没有好转。

◇ 脸上有多处脓疱。

◇ 尿液偏红或者类似可乐的颜色。

◇ 孩子的精神反应差。

家庭护理要点

◇ 每天用温的流动肥皂水冲洗患处 2 ~ 3 次，轻轻揉搓脓痂，将其去掉。使用除菌香皂，然后擦干水分，外涂抗生素软膏。

◇ 在处理伤口前后，家长和孩子都要仔细洗手。不要让孩子吸吮大拇指、咬指甲，有外伤的时候不要抠鼻子。

◇ 可以根据情况，决定是否需要在患处盖一块医用纱布来保护伤口，通常涂药膏后无须纱布遮盖。

◇ 把孩子的指甲剪短，防止细菌扩散。

◇ 将孩子的毛巾与家人的分开，勤用肥皂清洗毛巾，且充分曝晒。

父母还应该知道的问题

怎样避免孩子被传染脓疱疮？

脓疱疮是通过接触传染的，而且传染性非常强，很容易在学校、幼儿园中流行，因此，一旦被传染，应该及时采取措施。当孩子皮肤破损处接触到被感染的皮肤时，就很可能被传染。脓疱疮可能发生在身体的任何部位，尤其是有皮肤破损的地方。

 小贴士

● 如果外用药无效，皮疹脓疱增多，建议到医院就诊。

● 医生可能会给孩子开口服抗生素，要注意即使症状消失也要按照疗程坚持把药吃完。

皮肤癣菌病

主要症状及产生原因

皮肤癣菌病是常见的真菌类感染类疾病。感染位于面部、躯干称作体癣，位于头部称作头癣，位于腹股沟处称作股癣，位于足部称作足癣。感染方式多种多样，癣菌病是由于直接接触真菌感染的皮肤、用具所致，例如足、足趾间皮肤和足底皮肤被真菌感染导致足癣，接触染有癣菌病的宠物可患病，有时接触土壤也会被感染。真菌可以感染身体不同部位的皮肤，甚至可以是男孩子腹股沟处。

主要症状

◇ 皮肤会出现红色或粉红色的斑片，直径约与 1 角硬币大小相同。

◇ 通常在癣的中心会有一小块微微凸起的粗糙反应，有脱屑附着在皮疹边缘部位。

什么情况下到医院就诊

◇ 患处有脓性物。

◇ 身上皮损多于 3 处。

◇ 头癣（可能需要使用特殊的药物）。

◇ 家庭治疗后没有好转。

家庭护理要点

◇ 保持孩子的皮肤凉爽干燥，因为真菌容易在潮湿、温暖的条件下大量繁殖。

◇ 如果患处经常被衣物覆盖，应该给孩子穿宽松的纯棉衣服。当发现衣物潮湿时，应该立即为孩子换上干爽的衣服。如果孩子患有足癣，应该每天至少给他换 2 ～ 3 次袜子。

◇ 如果患有头癣，应使用抗真菌感染的洗发水，每周使用 2 次。

父母还应该知道的问题

孩子得了头癣怎么办？

头癣会引起断发、掉发、秃发，是深部真菌感染，外用药无效时需在医生指导下口服抗真菌药物，同时监测肝功能。每天洗头、每周剃头也非常有必要，患儿使用的物品，如帽子、梳子等都要进行消毒。

> **小贴士**
>
> 皮肤癣菌病是中度的接触性传染病，只有在与被感染的皮肤直接接触后才有可能被传染。

♡ 足 癣

主要症状及产生原因

足癣是一种真菌感染性皮肤病，传染性非常强，尤其是孩子皮肤抵抗力弱更容易被传染，只要孩子裸足行走在患病者行走过的潮湿的公共区域，如洗澡间、游泳池、体育馆，穿过患者的鞋子，就有可能被传染。足癣主要发生在脚趾间和足底部，如果持续发展可能连手指都会波及。皮疹表现为红色丘疹、水疱、糜烂、脱屑等。

什么情况下到医院就诊

◇ 使用抗真菌药物后出现过敏反应，如用药后出现红肿热痛加重或瘙痒的症状。

◇ 足部疼痛。

◇ 脚指甲变厚、变黄或扭曲变形。

◇ 考虑伴有其他感染。

◇ 在进行家庭护理 2 周后，症状没有明显的改善。

家庭护理要点

◇ 感染多见于多汗的足部，因为真菌喜爱在温暖、潮湿的环境中生存，所以保持良好个人卫生非常重要。

◇ 每天清洗脚部并保持干燥，特别是趾缝间。可以使用一些非处方药物，如唑类、丙烯胺类等抗真菌药膏进行治疗。

◇ 在彻底治愈前，不要让孩子裸足行走。

◇ 让孩子穿天然材质袜子，如棉或毛制成的白袜子，不要穿有颜色的、不透气的尼龙袜。

◇ 几双鞋子轮换着穿，勤晒太阳，减少潮湿环境，尽可能不穿运动鞋和塑料材质的鞋，可以穿沙滩鞋。

◇ 孩子使用单独的毛巾和洗漱用具，避免交叉传染给家庭的其他成员。

父母还应该知道的问题

孩子在出现真菌感染后，是否需要处方药物治疗？

成年人会遭受足癣的困扰，但婴幼儿感染的概率更高，可能与近些年来运动鞋的流行有关。这种鞋相较其他种类的鞋更容易导致足部出汗，而潮湿环境容易继发真菌感染。严重的病例需要在医生指导下口服抗真菌药物治疗。

如何判断孩子出现真菌感染？

确认孩子是否得了真菌感染，要查看瘙痒的足部有无白色的水疱和红色斑点，特别是在脚趾间的区域，还要查看脚底有无水疱和脱皮。可到医院做真菌镜检明确诊断，从而进一步指导治疗。

蛲虫病

主要症状及产生原因

蛲虫是人体内最常见的寄生虫之一，寄生在消化道内，属于中小型寄生虫。此种寄生虫疾病非常容易在孩子间传播。症状不十分明显，比较严重的症状有：严重的肛周、臀部或外阴瘙痒，夜晚加重，一些孩子可能会出现阴道刺激症状。

什么情况下到医院就诊

◇ 在治疗 1 周后，肛周瘙痒症状没有减轻。

◇ 肛周皮肤红肿、紧绷。

家庭护理要点

◇ 保持家庭卫生良好，让孩子饭前便后要洗手。

◇ 给孩子剪短指甲，保持清洁。

◇ 让孩子穿上合身的棉质内衣，在早上和睡前要更换内裤。

◇ 所有毛巾、床单和内衣需要彻底清洗，用沸水消毒、晒干。在清洗前不要抖动它们。

◇ 洗热水澡可以减轻瘙痒和刺激症状。

父母还应该知道的问题

蛲虫生存环境及传播方式是怎样的？

蛲虫能够在灰尘、垃圾、家具、床单、衣服、宠物的毛发及毛绒玩具上生存很长时间，通过密切接触的食物和衣物传播，在大家庭和幼儿园中，大范围的暴发和反复感染很常见。

父母怎样收集虫和虫卵，来帮助医生诊断？

通常在看医生的时候很难找到蛲虫，因为它们只在夜间排卵，在夜间最为活跃。医生会让你在家用胶带检查搜集证据来明确诊断。用一小条黏性很强的胶带在孩子入睡或大便前粘贴在肛门上，其目的是抓住虫和虫卵，随后将它取下来，粘贴在干净的载玻片上带到医院。医生如果在显微镜下找到虫和虫卵，则诊断成立。

如果孩子曾经和患有蛲虫的孩子有过密切的接触，会感染吗？

除非发现有蛲虫存在的征象，否则不要开始治疗。对于孩子的肛周不适，尤其是瘙痒症状应提高警惕，如果家中的孩子有蛲虫感染，医生很可能要对所有家庭成员进行驱虫治疗。

小贴士

在孩子入睡1～2小时后能够看到蛲虫出没，在手电筒的帮助下检查肛周，蛲虫为白色的线头状，大约0.8厘米长，活动迅速的小型寄生虫。

疣

主要症状及产生原因

这里讲的疣是寻常疣、扁平疣，由人类乳头瘤病毒感染引起。被感染的皮肤出现隆起的圆形或者粗糙肿块。被感染的皮肤与周围皮肤有明显的分界，有时会有色素沉着，皮肤出现黑色斑点。疣会单独或大量出现在身体的任何部位，包括面部和生殖道。根据所生长的部位不同，可以分为如下类型。

◇ 寻常疣：通常出现在指甲周围、手指和手背处。

◇ 跖疣：通常出现在足底，由于行走的压力，通常是扁平的，而且走路时会出现疼痛。

◇ 扁平疣：扁平疣比寻常疣和跖疣小，但更粗糙，而且会出现很多，一般一次会出 20 ～ 100 个不等。身体的任何部位均可出现此疣。

什么情况下到医院就诊

◇ 不能确定皮肤上新长出的是疣。

◇ 孩子觉得不舒服，要求把这些疣去掉。

◇ 疣越长越多。

◇ 遵循家庭护理要点但没有效果。

家庭护理要点

用温水浸泡疣后，进行局部治疗效果会更好。大多数疣会在 2 ～ 3 年内自然消失，如果进行适当治疗，通常可以在 2 ～ 3 个月内消失。如果疣所在的部位使得孩子感觉非常难受，可以咨询医生如何应对和护理。

父母还应该知道的问题

疣会传染吗？

疣是会传染的，从初次感染到生长到肉眼可见需要数月时间。患以上 3 种类型的疣传染风险较小，但是生殖道疣传染性很强。如果皮肤遭到损伤，感染疣的概率明显增高，这就解释了为什么那些咬自己手指的孩子更容易患疣。但疣也可以被自身的免疫系统抑制，永久性消失。

毒葛疹

主要症状及产生原因

有的孩子的皮肤会对有毒的藤类植物中含有的油脂过敏，譬如有毒的橡树和漆树分泌出的油脂，敏感的皮肤接触到这些物质就会生出毒葛疹。春季植物生长旺盛，毒葛疹多发于这个季节。

当孩子接触到导致过敏的油脂后，皮肤会在 18 ～ 72 小时内出现早期的过敏症状。有时这些症状会持续长达 3 周时间。疹子会发红、疼痛，且非常痒。疹子以水疱的形式出现，刚开始是长出针尖大小的水疱，稍后长大成为直径 2 厘米左右的水疱。水疱通常在 10 ～ 14 天内干燥结痂。

什么情况下到医院就诊

◇ 体温达到 37.5℃。

◇ 无法减轻瘙痒。

◇ 疹子十分严重。

◇ 孩子眼睛、鼻子、嘴唇和生殖器周围有红肿和疼痛的现象。

◇ 你认为疹子可能出现感染。

家庭护理要点

◇ 如果怀疑或者亲眼看见孩子身体的某些部位接触到了毒液，家长应该立即用肥皂和清水清洗这些地方，除去皮肤表面残留的毒液。用刷子刷洗指甲，确保所有的毒液都被洗掉。

◇ 用肥皂水清洗所有的沾到毒液的衣物和鞋子，防止更多人沾到。

◇ 让孩子保持凉爽舒适，因为汗液和炎热会加重患处瘙痒。

◇ 用温和的沐浴液给孩子洗澡。

◇ 如果疹子经常被衣物覆盖，应该让孩子穿着宽松、舒适的纯棉衣服。生长在胳膊、腿和面部的疹子可以直接暴露在空气中。

◇ 可以涂抹炉甘石洗剂止痒，同时这种药还可以促进水疱的干燥。

◇ 将孩子的指甲剪短，指甲对患处的抓挠可能造成感染。

◇ 毒葛疹很容易感染，因此应该经常检查患处，看是否有感染的迹象。

◇ 当孩子长大一些，应该教给孩子如何识别毒葛、有毒的橡树和漆树。

父母还应该知道的问题

触摸患处会造成这种疹子的传播吗？

不会。毒葛疹只能由于直接接触而产生毒液。接触毒液的形式决定了疹子的形态。如果孩子接触了毒葛叶子的直边，那么长出的毒葛疹也是呈直线形的。如果孩子的手或者指甲沾到了毒液，那么感染的区域会更大。有毒的油脂会在10分钟内渗透进皮肤，在这之后将无法洗掉这些毒液。

家中的小动物会传播毒葛疹吗？

家里的猫和狗也有可能蹭到有毒的油脂，并且将这些油脂带到家人身上。如果发现有这种现象，应该立即用温的肥皂水给它们洗澡。

色素痣

主要症状及产生原因

色素痣通常表现为边界清楚，圆形或卵圆形的斑疹或微隆起的丘疹，但也可呈乳头瘤状、疣状、结节或有蒂的损害等，全身各处均可发生。数目变化很大，可单发也可多发。其直径几毫米至几厘米不等，甚至更大。其颜色通常为黄褐色或黑色，但也可呈蓝色、紫色或无色素沉着。

痣细胞是由神经嵴前体细胞发展而来，后者能产生色素并和神经纤维有密切关系。但导致色素痣的形成原因尚不清楚，一般认为遗传因素在早期起作用，随后紫外线为主的环境因素发挥作用。

什么情况下到医院就诊

◇ 皮损近期发生明显变化，如突然增大、疼痛、破溃出血。

◇ 皮损不对称、边界不清楚、边缘不光滑、颜色不均匀。

◇ 发生在手掌、足底、甲下、腰围、肩部等容易摩擦受损部位。

家庭护理要点

日常生活中，要尽量减少摩擦及外来因素刺激，损伤痣体。

父母还应该知道的问题

色素痣都是恶性的吗？都需要去除吗？

色素痣是由痣细胞组成的良性新生物，几乎每个人都有，一般无须治疗。只有发生在手掌、足底、甲下、腰围、腋窝、肩部等容易摩擦部位需要密切观察，特别是边缘不规则、颜色不均匀、直径超过 0.5 厘米的损害应多注意，一旦发现迅速扩展或者有反复破溃、出血时应及时切除。

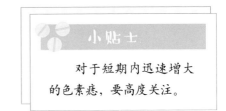

小贴士

对于短期内迅速增大的色素痣，要高度关注。

皮脂腺痣

主要症状及产生原因

皮脂腺痣是一种先天性畸形，是不同程度的毛囊、皮脂腺和顶泌汗腺畸形。通常出现在头皮或面部，有时也可累及颈部，但很少累及躯干。在儿童期，皮损呈轻度增厚的淡黄色或橙色，到青春期皮损进行性增厚，表面呈鹅卵石样，甚至呈疣状增生外观。

什么情况下到医院就诊

当发现疑似皮脂腺痣皮损时，尽早到医院明确诊断。一旦明确诊断，尽量早期手术切除。

家庭护理要点

◇ 日常生活中要尽量减少摩擦及外来因素刺激，损伤痣体。

◇ 日常在洗头发、梳头发的时候，动作一定要轻柔，避免指甲抓挠，要减少摩擦等刺激。

父母还应该知道的问题

皮脂腺痣是先天性皮脂腺增生，是不是不用处理？

皮脂腺痣在儿童期表现为局限性表面无毛的斑块，有蜡样光泽，淡黄色外观；至青春期皮损增厚扩大，表面呈乳头瘤样隆起，引起严重的美观问题。此外，可以在本病的基础上发生肿瘤，如乳头状汗管囊腺瘤、小汗腺汗孔癌、鳞状细胞癌等，甚至可发生转移。

中耳炎

主要症状及产生原因

　　中耳炎是指发生在中耳的炎症，常见表现为耳痛、耳道流水和听力下降等，儿童经常合并发热。中耳炎是呼吸道感染的常见并发症，尤其多见于学龄前儿童。在中耳和鼻咽部之间有一条通道，叫咽鼓管。上呼吸道感染时病原体可能经由咽鼓管造成中耳炎，或引起咽鼓管充血肿胀，渗出物引流不畅，从而造成中耳炎。患有鼻炎、鼻窦炎或腺样体肥大的儿童，容易导致中耳炎反复发作。

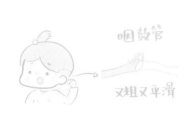

图 38　孩子的咽鼓管又粗又平滑，
容易发生感染

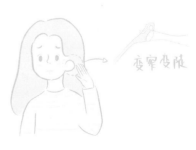

图 39　成年人的咽鼓管变窄变陡，
不容易感染

什么情况下到医院就诊

◇ 耳痛剧烈，尽管服用了止疼药，还是疼得不断啼哭。

◇ 耳流脓等耳部症状不缓解。

◇ 体温高于 37.5℃。

◇ 高热在 12 ~ 24 小时内反复出现。

◇ 特别烦躁或嗜睡，脖子僵直，耳后红肿或者看起来病得非常严重。

◇ 怀疑有异物进入耳道。

家庭护理要点

◇ 当给婴幼儿喂奶或喂水的时候，应该以 30 度或者更大的角度斜抱着孩子。平躺喂奶或者喂水的话，液体容易通过咽鼓管逆流入中耳，从而导致中耳炎。

◇ 教孩子正确擤鼻涕方式：按住一侧鼻翼，轻轻擤另一侧鼻腔，擤完一侧再擤另一侧。不要双侧一起擤，也不要过分用力。

父母还应该知道的问题

反复发作的中耳炎，会在日后引起听力障碍吗？

儿童的耳朵确实很容易感染，因为他们体内连接咽喉和耳朵的咽鼓管相对较短而平，容易逆行感染。但是，多数儿童的中耳炎不会在日后遗留长期的听力障碍。

在中耳炎症状减轻的情况下，孩子还需要继续服药吗？

由于儿童咽鼓管的结构特点，以及儿童免疫力尚不完善，容易反复呼吸道感染，口腔、鼻腔内的病毒和细菌很容易感染中耳。在这种情况下，医生可能会根据查血结果开抗生素，这些药通常在 48 小时内可以迅速减轻症状。

要注意，即便症状缓解，也要按照医嘱坚持服药。如果 5 天后孩子的症状依旧没有好转，应该向医生咨询。

孩子反复患中耳炎，需要进行什么检查？

如果孩子反复患中耳炎，可能需要进行电子鼻咽镜检查，以了解是否有鼻炎、鼻窦炎、腺样体肥大等可能造成中耳炎反复发作的问题存在，同时也需要进行听力检查，以便早期发现听力下降。

外耳道炎

主要症状及产生原因

外耳道炎是指外耳道的炎症。儿童在游泳或洗澡时，水进入外耳道，导致局部潮湿和肿胀，这种温暖、潮湿的环境中易孳生细菌，使耳道感染。自身免疫力低下，频繁或不正确地掏耳朵造成耳道皮肤损伤，外耳道内进入异物，都可以导致外耳道炎。

主要症状包括：外耳疼痛，耳廓牵拉痛，耳屏压痛，耳道皮肤肿胀、渗液等。与中耳炎不同的是，外耳道炎的耳痛是不碰耳廓不疼，一碰耳廓就感到明显疼痛。致病病因包括细菌、真菌、外伤或外来异物。耳道内积存过多的耵聍时，进水后可能会增加患病的概率。

什么情况下到医院就诊

◇ 耳痛剧烈。

◇ 出现外耳道分泌物。

◇ 耳部外伤。

◇ 怀疑有异物或昆虫在孩子的耳朵里。

家庭护理要点

◇ 患外耳道炎后，至少一周以内不要游泳。

◇ 不要在耳朵里放置棉花团，否则会使得潮湿持续存在。

◇ 暂停使用耳机或助听器。

◇ 家长不要经常用挖耳勺或棉签给孩子清理耳朵。

◇ 耳道进水后，轻轻用毛巾或棉花擦拭从耳道中流出的水。

◇ 使用医生开的抗生素药膏，要足量、足疗程使用直到痊愈。急性疼痛多数在 48 小时内就能够得到缓解。

◇ 要掌握正确使用药膏的方法：首先要让孩子侧躺，感染的一侧耳朵向上，轻轻固定孩子头部，然后轻拉孩子的外耳廓，充分暴露耳道。如果耳廓牵拉痛很明显，也可忽略此步。把药膏涂在细棉签的头上，轻轻伸入耳道内，并旋转棉签。注意棉签最多伸入耳道 1 厘米左右，过深易损伤鼓膜。

父母还应该知道的问题

怎样预防外耳道炎的感染？

外耳道炎很常见，在夏天经常游泳的孩子中高发，多数只外用抗生素药膏即可痊愈。如果感染较重、持续时间长、伴有耳周红肿或发热等表现，医生还会开一些口服抗生素，以促进感染尽快痊愈。如果孩子病情反复发作，那么在每年游泳季节开始前，请医生进行全面的耳部清洁和检查。在每次游泳结束后，可用歪头单脚跳的方法，促进耳道内残留的水流出，也有助于预防感染。

 小贴士

外耳道肿胀可能会导致暂时的听力下降，但在得到及时治疗后肿胀消失，听力就可以完全恢复。

过敏性鼻炎

主要症状及产生原因

鼻炎是发生在鼻腔黏膜的炎性疾病，过敏性鼻炎是其中的一个类型，是由于吸入使其过敏的物质而导致的鼻炎，常见的过敏物质有动物皮屑、花粉、尘螨、霉菌。典型症状有流鼻涕、打喷嚏、鼻痒、鼻塞等，可伴有眼部发红、眼痒、流泪。

常见症状

◇ 鼻痒、打喷嚏和流清水样鼻涕。

◇ 可能导致鼻塞，严重时可有夜间打鼾、张口呼吸。

◇ 鼻塞容易引起疲劳和头痛。

◇ 可伴随耳内发闷、听力减退，吞咽口水或张大嘴时可稍有缓解。

◇ 鼻腔黏膜苍白水肿，频繁揉鼻或皱鼻。

◇ 眼睛红肿，瘙痒流泪，眼部下方出现蓝灰色的眼圈。

◇ 季节性过敏性鼻炎在春秋两季高发，多持续 2 周以上，没有发热、嗓子疼等感冒表现，常年性过敏性鼻炎一年四季皆可发病。

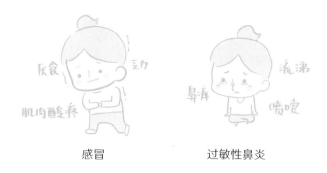

感冒　　　　　　　　过敏性鼻炎

图 40　过敏性鼻炎和感冒的症状对比

什么情况下到医院就诊

◇　出现头痛或面部疼痛。

◇　鼻涕变为黏稠的黄色，超过 3 天不能自行好转。

◇　自行用药后症状没有得到缓解。

◇　孩子一整天看上去都很疲倦，影响日常活动和休息。

如果以前没有确诊，医生在接诊时会做全面检查，并详细询问相关症状的病史。在描述孩子的症状及发病细节的时候，简洁、有条理的叙述会帮助医生迅速做出正确的诊断，并开出合适的处方。以下是医生有可能问到的一些问题，请父母尽量在就诊前做好准备。

●是否有鼻部或眼部症状，如鼻塞、鼻痒、打喷嚏、流鼻涕或流泪，以及每种症状大约持续时间。

●以前是否有类似的病情发作。

●症状发作是否有季节规律，如每年春季或秋季发作；是否有时间规律，如早起加重；是否有地点规律，如在室内重还是在户外重。

●当孩子接触动物、羽毛、羊毛或进入地下室后，症状是否更加严重。

●孩子是否有慢性湿疹、慢性腹泻等可疑食物不耐受病史。

●孩子是否用过抗过敏药物，如有，用过哪种，感觉是否有效。

●有无过敏性鼻炎、哮喘或湿疹的家族病史。

●是否进行过过敏原检查。

家庭护理要点

治疗过敏性鼻炎，应减少或尽量避免与过敏原接触。虽然有时很难做到，因为某些引起过敏的物质在大自然中广泛存在，所以请家长一定要加以重视，并在日常生活中尽量避免让孩子接触过敏原。

♡ 尘螨

尘螨及其排泄物是最常见的过敏原之一。尘螨是肉眼看不到的微生物，在显微镜下看起来是小型的蜘蛛或扁虱，适合生长在温暖而潮湿的环境，常附着于灰尘表面及各类纺织品，如寝具、枕头、床垫、地毯、填充玩具等，以脱落的皮屑为食物。

避免接触尘螨过敏原的方法

◇ 床垫、枕头、棉被、被单等应选用低致敏性的合成材料制品，用热水勤洗勤换，定期在阳光下暴晒，以避免尘螨孳生。

◇ 将孩子的干净衣服及时收放至衣柜内，避免尘螨积聚。

◇ 勿使用地毯或软垫，应使用瓷砖或木质地板。

◇ 居室内部尽量采用容易清洗的家具及装饰品。

◇ 定期使用真空吸尘器清理房间，定期使用蒸汽清洁器清理柜子。

◇ 避免使用可能会积存大量灰尘的物品，如百叶窗。

◇ 使用空调或除湿机保持室内干燥。

◇ 使用空气净化器并定期清洗、更换滤网。

♡ 霉菌

霉菌繁殖时会产生霉菌孢子散布在空气中。患有霉菌过敏的人吸入这些孢子后会引发气喘和鼻腔敏感的症状。霉菌喜欢生长在潮湿的地方，室内或室外均可以发现，如果地板、地下室墙面、浴室或浴室用品出现黑色斑点，很可能是霉菌。

避免接触霉菌过敏原的方法

◇ 清除有霉味的地毯和衣物。

◇ 保持家居干爽及通风。

◇ 将潮湿的衣服和鞋子尽快烘干。

◇ 切勿把潮湿衣物放入柜内存放。

◇ 避免使用地毯及软垫，尤其是地下室等潮湿阴暗处。

◇ 使用除湿机，让家中湿度保持在 50% 以下，以抑制霉菌生长。

◇ 用含氯漂白剂擦洗墙壁及天花板或涂防霉油漆。

◇ 室内尽量不要摆放盆栽，因为霉菌也可生长在土壤中。

◇ 垃圾桶应放在室外，每天及时倒垃圾，定期用漂白剂清洗垃圾桶。

◇ 冰箱经常除霜、清洗并保持干燥，冰箱下的盛水格也必须保持清洁干燥，以防霉菌生长。

◇ 使用空气净化器并定期清洗、更换滤网。

◇ 不要逗留在室内游泳池、蒸汽浴室、洗衣店、温室等霉菌较多的地方。

◇ 避免接触土壤、堆肥、沙箱及干草等，并避免在森林中露营或散步。

♡ 花粉

花粉是植物繁殖所必需的，一年四季都有不同的植物进行授粉。当花粉散播在空气中时，就有可能导致气喘及过敏性鼻炎的发作。

避免接触花粉过敏原的方法

◇ 使用空气净化器并定期清洗、更换滤网。

◇ 户外花粉值增高时应尽量减少外出。

◇ 在春季或秋季可能会引发疾病时，如果幼儿园组织任何户外活动，提前告知老师孩子的病情。

♡动物

最常引起过敏的动物过敏原包括猫、狗、豚鼠、雀鸟，以及农场内的动物，如兔子、牛、马。动物的过敏原来自它们的上皮、唾液及尿液，这些过敏原会长时间悬浮在空气中。

表 7 避免接触动物过敏原的方法

如果不是高度敏感	如果非常敏感
不要让宠物舔孩子	明确对何种动物过敏，必须彻底避免饲养及接触动物过敏原
不要让宠物进入卧室	避免搬进曾经饲养过宠物的居所，若不得已，需深度清洁地板和墙壁上的过敏原，即使宠物已有一段时间没有进入房间，也必须如此
使用木质、瓷砖或磨石地板	当探访家中饲养宠物的朋友时，最好将外衣放在门外
在屋外梳理动物的毛发、寝具，及时清理宠物的排泄物	如果希望饲养宠物，可以养金鱼或热带鱼等不易致敏的宠物
定期打扫家里，用有过滤网的吸尘器消除藏在家具、地毯和窗帘中的动物过敏原	

父母还应该知道的问题

当过敏原被确定后，应该怎么办？

一旦引起孩子过敏的过敏原被确定，尽量让孩子避开与过敏原接触。诱发过敏性鼻炎后，需要规范的药物治疗。部分过敏原导致的过敏性鼻炎可以考虑进行脱敏治疗，这是目前唯一可能根治过敏的办法。脱敏治疗方法是给孩子注射或舌下含服少量的过敏原以逐渐对其产生免疫力。目前国内比较成熟且安全的脱敏治疗是针对尘螨的舌下含服治疗，一般适用于 4 岁以上儿童，疗程 2 ～ 3 年。

过敏性鼻炎能根治吗？

过敏性鼻炎是慢性病，需要规范的药物治疗以控制症状，但很难根治。如果孩子以前每年在相同季节均有类似发作，并已在医院确诊过敏性鼻炎，那么家长可以在季节到来之前就准备好以前用过的抗过敏药物，以便在季节到来时及时使用。过敏性鼻炎的药物根据适用年龄有所不同，建议家长在医院就诊后开药，不建议自行到药店购买。

鼻喷药物能不能长期使用？会不会有药物依赖？

鼻喷药物由于直接作用在鼻腔黏膜上，具有起效快、副作用小等优点，是治疗各类鼻炎的一线用药。鼻喷药物有很多种，常见的有鼻喷激素、鼻喷海盐水、鼻喷抗组胺药、鼻喷血管收缩药等。其中，鼻喷血管收缩药能迅速缓解鼻塞，但长期使用会导致药物性鼻炎，不建议连用超过 5 天，其余鼻喷药物都是可以长时间放心使用的。

腺样体／扁桃体肥大

主要症状及产生原因

腺样体是位于鼻咽顶部的一团淋巴组织，而扁桃体是位于口咽部两侧的淋巴组织。当腺样体、扁桃体体积增大，并引起相关症状时，就被称为腺样体肥大、扁桃体肥大。典型症状有打鼾、张口呼吸、睡眠憋气等。

腺样体和扁桃体都是淋巴组织，作为呼吸道的免疫屏障，可以保护孩子的健康。儿童时期是淋巴组织发育的重要阶段，容易出现增生、肥大，肥大的腺样体、扁桃体会阻塞呼吸道，影响孩子的正常呼吸，引起血中氧含量下降，进而影响智力和身体的发育。

腺样体肥大导致长期张口呼吸，会影响孩子面容的发育，出现上唇上翘、牙列不齐、下颌小、上颌骨变长等腺样体面容，还容易导致反复呼吸道感染，引起鼻窦炎、肺部感染等；会压迫咽鼓管咽口，导致反复发生中耳炎，从而使孩子听力下降。反复发炎的扁桃体和腺样体，细菌会长期隐藏在凹凸不平的隐窝、皱褶里，导致机体反复感染，甚至可能引起心肌炎、肾炎、紫癜、银屑病等。

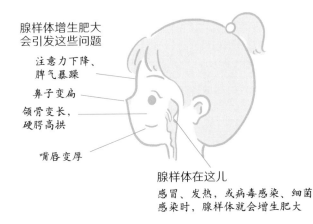

腺样体增生肥大
会引发这些问题

注意力下降、
脾气暴躁

鼻子变扁

颌骨变长，
硬腭高拱

嘴唇变厚

腺样体在这儿

感冒、发热，或病毒感染、细菌
感染时，腺样体就会增生肥大

图 41　腺样体肥大会引发的问题

什么情况下到医院就诊

◇　频繁出现夜间打呼噜，甚至夜间呼吸暂停。

◇　长期张口呼吸。

◇　喜欢趴着睡觉。

◇　本来已不尿床的孩子，开始频繁尿床。

◇　白天看上去比较疲倦，注意力不集中、易怒。

◇　出现腺样体面容。

家庭护理要点

◇　儿童腺样体、扁桃体肥大与反复呼吸道感染及过敏性鼻炎相关，因此，有些孩子进入幼儿园第一年，会反复出现感冒，同时开始打鼾。

◇　家长平时要嘱咐孩子多喝水，注意均衡饮食、锻炼身体，减少感冒次数。

父母还应该知道的问题

孩子打呼噜，到医院需要做什么检查？

带孩子到医院耳鼻喉科就诊，通过查体即可确定是否有扁桃体肥大（慢性扁桃体炎）和鼻炎，而腺样体肥大通过简单查体无法确诊，需要进行鼻咽镜或拍片（X线或CT）检查，以明确诊断。有些孩子还需要做睡眠呼吸监测，以了解是否有睡眠呼吸暂停、缺氧。

腺样体、扁桃体肥大可以通过药物治愈吗？

部分孩子用药后症状会缓解，有些甚至完全不打呼噜了，但这并不是说完全好了。部分患儿在上呼吸道感染、过敏性鼻炎发作后，打呼噜的症状会再次出现。肥大的腺样体和扁桃体，随着孩子年龄增长，免疫力增强，多数到7～8岁会逐渐自行萎缩。用药对部分患者有效，对腺样体、扁桃体肥大的根治方法是手术治疗。

腺样体肥大的孩子都要做手术吗？

腺样体肥大的孩子多数到青春期可自愈，所以如果是轻度腺样体肥大，药物治疗后打鼾症状有很明显的缓解，平时感冒也不多，可以用药观察。如果腺样体肥大比较严重，药物治疗效果不理想，睡眠监测显示有中度以上睡眠呼吸暂停，导致牙齿、嘴唇、下颌发育障碍，可以考虑手术治疗。

扁桃体切除后会不会引起免疫力下降，反复得肺炎？

很多家长听说切除扁桃体后孩子容易得肺炎。但过于肥大的扁桃体会影响孩子呼吸和吞咽，反复发炎的扁桃体并不能发挥正常的免疫功能。因此，当切除扁桃体的好处大于坏处时，医生就会建议切除。切除扁桃体对于4岁以下儿童来说，有可能引起短期的免疫力下降，但均可自行恢复，不会引起长期的免疫力问题。

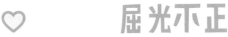

主要症状及产生原因

正常情况下，眼睛像个光学照相机，远处的平行光经过眼的各层结构，恰好在视网膜上聚焦，这种情况称为正视。如果聚焦点不在视网膜上，则称为屈光不正。屈光不正的临床表现是视物不清、视力低下。屈光不正的分类有远视、近视、散光。学龄前儿童的视力不良以远视和散光为主，学龄期儿童则更多为近视，部分孩子可能还有散光。

♡近视

近视的发病原因是先天遗传因素和后天视觉环境因素相互作用的结果。父母双方均为中高度近视，孩子患近视的概率为100%；父母一方为近视，孩子患病率为50%。而后天不良用眼环境、不良用眼习惯对近视的形成也起到一定作用。

近视主要表现为看远视力下降，看近视力正常，习惯眯眼视物、看东西往前凑，常常有视疲劳的症状。因眼轴较长，常有凸眼的外观。

♡远视

儿童远视的病因均为先天性的，多由先天性眼球发育不足、眼轴较短导致，有一定遗传性。临床表现多样，包括视力下降、视疲劳，以及由远视导致的内斜视和弱视。

♡散光

儿童原发性散光一般为角膜散光，多为先天性的，后天因素如睑裂小、上睑下垂、长期眯眼、揉眼、眼睑肿物的压迫等可促进散光的加深。临床表现为远视力下降、视疲劳、单眼复视、弱视等。

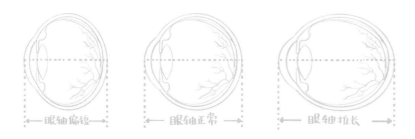

图 42　远视（储备）、正视、近视的对比图

什么情况下到医院就诊

◇ 孩子单眼视力低于同龄人正常的视力标准、视物不清。

◇ 看电视眯眼、往前凑、歪头视物、斜视、拒遮单眼。

◇ 走路绕不开障碍物。

◇ 对外界色彩斑斓的事物不感兴趣。

家庭护理要点

◇ 自幼养成良好习惯，读书写字时姿势端正，眼离书本 30 厘米左右，桌椅高度适合儿童身高。趴着、躺着、行走、乘车时不要阅读。

◇ 不要过度用眼。读书写字 30 ~ 40 分钟，应当休息或远望 10 ~ 15 分钟左右，看电视、电脑等也不宜连续太长时间，每天适当的户外活动和远望对视力保护十分重要。

◇ 合理、科学用光线才不伤眼。光线应充足、均匀、稳定、柔和、无刺眼的反光，不在昏暗的光线下或强烈的阳光下看书，环境照明不合理会加重眼睛的负担，引起疲劳和视力下降。

◇ 鼓励孩子多在阳光下户外活动。

◇ 定期检查视力。一旦视力下降，要及时诊断，正确处理。

◇ 近视虽不能治愈，但做到及时发现、合理配镜、正确用眼，可以有效延缓近视加深的速度，控制并发症的出现。

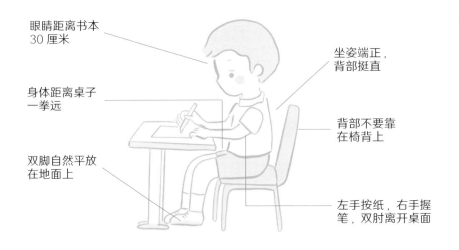

图 43　读书写字时的正确姿势

父母还应该知道的问题

孩子近视后，戴眼镜会不会加深近视？

戴眼镜不会加深近视。孩子的近视是进行性的，戴眼镜或不戴眼镜，近视度数都会随着年龄的增长而增长，但度数增长的快慢主要与用眼的行为习惯有关，而不是戴眼镜让近视发展更快。青少年还处在成长阶段，学习压力大、用眼较多、户外活动少是导致近视增长的主要原因。如果不戴眼镜，眼睛看不清楚，不仅影响学习、生活，更容易出现视疲劳。所以，近视的孩子需要佩戴合适度数的眼镜，同时养成良好的用眼习惯，多去户外活动眺望远方，减少近距离用眼，才能更好地延缓近视发展。

孩子配镜矫正视力，一定要达到 1.5 才可以吗？

儿童配近视镜时，不要盲目追求 1.2 或 1.5 的矫正视力，通常近视镜低度矫正为宜，保障日常学习够用的视力如 1.0 就可以了，读写时也会比较舒适。过度矫正会造成人为远视，引起疲劳不适，近距离写作业时反而会增加用眼负担。

> **小贴士**
>
> ● 儿童配镜要选择合适的镜架，镜片一般选用安全性高、重量较轻、不易破碎的树脂片，但树脂镜片不耐磨，需注意保护。
>
> ● 角膜塑形镜（OK 镜）适用于 8 岁及以上、近视度数低于 600 度、散光小于 200 度的近视儿童青少年。

♡ 弱 视

主要症状及产生原因

弱视是指儿童在视力发育期，单眼或双眼矫正视力低于相应年龄的视力，或双眼视力相差 2 行以上，但眼球无明显器质性病变。病因主要包括：斜视、屈光不正、屈光参差和形觉剥夺。

弱视的主要症状

◇ 视力（包括最佳矫正视力）低于相应年龄正常儿童。

◇ 经常伴有屈光不正或屈光参差。

◇ 可伴有斜视存在。

◇ 固视异常。弱视较深者由于黄斑固视能力差，而常以黄斑旁的网膜代替黄斑作固视。偏心固视是指中心窝外固视，其形成的学说很多，但其表现有中心凹旁固视、周边固视、黄斑旁固视、游走性固视。

◇ 有拥挤现象或分读困难。在视标大小、照度和距离相同情况下，视标间隔不同，所测视力的值也不同。间隔愈疏，视力愈高；间隔愈密，视力愈低，这是弱视眼所特有的临床表现，这就是拥挤现象或分读困难。在给弱视儿童查视力时，常发现视力表同一排中两边的视标能看到，中间的视标看不清，可以相差 1 ~ 2 排以上，这也是拥挤现象。

◇ 低照度视力。绝大多数人通过暗玻璃看视力表时，视力会相应减少几行，但有些弱视眼的视力无明显改变。

弱视的分级标准

轻度弱视：视力为 0.8 ~ 0.6。

中度弱视：视力为 0.5 ~ 0.2。

重度弱视：视力 ≤ 0.1

以上视力包括裸眼视力或配镜后的矫正视力。以最高视力对照上述标准。

什么情况下到医院就诊

◇ 发现孩子有视力低常、视物不清，走路绕不开障碍物。

◇ 看电视眯眼、往前凑、歪头视物、斜视、拒遮单眼。

◇ 对外界色彩斑斓的事物不感兴趣。

◇ 确诊为弱视的患儿，应在医生指导下进行弱视治疗，每隔 2 ~ 3 个月到医院复诊一次，调整治疗方案。

◇ 患儿在使用遮盖治疗弱视的过程中，可能出现内斜视，一旦发现此情况，应立即到医院就诊。

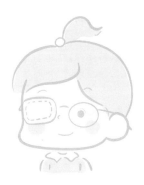

图 44　弱视遮盖治疗

父母还应该知道的问题

如何在早期发现弱视？

通过不同的体检方式，早期发现引起弱视的原因，如屈光不正、屈光残差、斜视等。对于 3 岁以上的孩子，要教其认视力表，判断视力是否异常。对于年龄较小的、不能配合视力检查的孩子，日常生活中要仔细观察，如孩子看电视、看书离得近或往前凑；或对电视及其他一些色彩鲜艳的东西不感兴趣；或遮盖单眼后看不清、烦躁、哭闹；或有固定一眼出现斜视；或喜欢歪头眯眼看东西；或出现眼球震颤，这些都可能是弱视的征兆，应尽早带孩子到医院就诊。

检查中散瞳验光安全吗？

孩子的眼睛调节能力非常强，验光时如果不用睫状肌麻痹剂（散瞳剂），可导致验光结果不准，误差最大可达 8.00D（通常所说的 800 度），甚至可能把远视验为近视，低度近视验成高度近视，在错误诊断的基础上佩戴度数不合适的眼镜，对孩子的眼睛造成伤害。除闭角型青光眼、对散瞳药过敏者外，散瞳验光对孩子是安全的。当然，散瞳后孩子可能会畏光，看近不清楚，用药期间脸红、口干、低热（体温低于 37.5℃，停药后即可消失），不用担心，这些都是药物的正常反应，约 3 ~ 4 周可完全消失。需嘱咐孩子多喝水，3 周内少看电子产品、少看书，户外活动时戴太阳镜或遮阳帽。

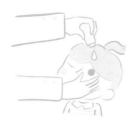

图 45　散瞳验光

散瞳前

散瞳后

图 46　散瞳前和散瞳后的对比图

弱视矫正视力正常后，可以摘镜吗？

孩子眼肌的调节能力很强，在短时间内，可以克服远视，使视网膜上的成像清晰，视力达到正常。但如果长时间不戴镜，看书、写字等近距离用眼较多，患儿可能出现视疲劳、视物模糊、流泪、眼痛、头痛。所以，即使孩子裸眼视力达到正常，也不能随便摘镜，特别是伴有内斜视的孩子。医生会综合考虑孩子的屈光度及眼位情况，决定是否摘镜。

年龄越小，弱视治疗治愈率越高。所以，弱视要早发现、早治疗、早治愈！

 小贴士

弱视治疗需根据患儿的年龄、弱视的类型、程度、屈光状态、有无斜视等综合考虑后，选择合适的个性化治疗方法，必须在专业的眼科医师指导下进行，不可自行盲目治疗。

斜　视

主要症状及产生原因

斜视俗称斜眼，医学定义为眼的视轴发生偏斜，且不能为双眼的融合功能所克服，即双眼不能同时注视目标，其中一眼注视目标，另一眼却偏离了正确的方向，出现双眼的位置不对称，称为斜视。斜视可以时时刻刻存在，称为恒定性斜视；也可时正时斜，称为间歇性斜视；当正位与斜视有规律交替出现时，称为周期性斜视。病因尚不明确。

按 1996 年 4 月中华眼科学会全国儿童弱视斜视防治学组制定的标准，斜视分为以下几种。

◇ 隐斜视：包括内隐斜、外隐斜。

◇ 共同性斜视：指双眼不能同时注视一个目标，以致一只眼注视某一目标时，另一只眼的视线会偏离该目标。两只眼分别注视时，一只眼偏离正位的角度大致相等。包括共同性内斜视和共同性外斜视。

◇ 非共同性斜视：其偏斜角度在不同的注视方向和距离有所不同，伴有不同程度的眼球运动障碍，常见的为麻痹性斜视。

按斜视的方向划分类别，可分为以下几种。

◇ 水平斜视：内斜视、外斜视。

◇ 垂直斜视：上斜视、下斜视。

◇ 旋转斜视：内旋斜视、外旋斜视。

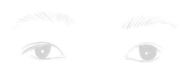

图 47　外斜视

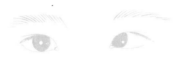

图 48　内斜视

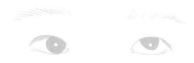

图 49　右眼上直肌麻痹

斜视的主要症状

◇ 外观改变、眼位偏斜。

◇ 间歇性外斜视时，可有遇强光眯单眼。

◇ 可伴有屈光不正。远视多见于内斜视，近视多见于外斜视。

◇ 垂直斜视者可见歪头。

◇ 可有弱视。

什么情况下到医院就诊

◇ 孩子出现眼位偏斜、歪头、太阳下眯（闭）单眼等现象。

◇ 下楼时胆小害怕或常摔跤。

◇ 突然出现持续性眼斜或闭单眼，特别是持续长时间用眼后或外伤后。

◇ 突然出现复视（视物重影）。

◇ 出现视力下降，斜视类型发生改变。

家庭护理要点

◇ 斜视影响美观，可对孩子的心理造成影响。家长应积极疏导，帮助孩子克服心理障碍。同时在医生的指导下积极治疗斜视，早日帮助孩子恢复自信。

◇ 斜视可破坏双眼视功能、立体视。孩子在运动中容易摔跤、磕碰，要注意预防意外发生。

◇ 斜视合并屈光不正的患儿需戴镜治疗。眼镜配好后，家长要督促孩子坚持每天佩戴，不可间断，除了睡觉、洗脸外不可摘下。眼镜更换要在医生指导下进行，不可盲目自己换镜。

◇ 按照医生指导，定期进行复诊，评估眼位和视力变化。

◇ 斜视术后 1 ~ 2 周内患儿需静养，少用眼，点消炎眼药。家长在家要限制患儿使用电子产品的时间，看书、写字时间不宜过长，注意勿揉眼，注意用眼卫生，防止剧烈运动。在给患儿点眼药前必须洗净双手，点眼药时勿将眼药水瓶口接触患儿的眼睛、睫毛，防止污染。

父母还应该知道的问题

为什么有些孩子在阳光下会眯起一只眼睛？

有些细心的家长常常发现孩子到了户外，特别是在阳光下，就眯起一只

眼睛，好像畏光似的。其实这是间歇性外斜视的一个常见症状，只要在超过
5 米远的地方放置一个物体，让孩子注视，同时遮盖一只眼，就会发现孩子
有外斜视。这种斜视的特点是在精神集中时能够保持眼睛正位，当疲劳、患
病、哭闹或看远时，则会出现外斜视。

孩子看东西时歪头和眼睛有什么关系？

生活中，我们常常见到很多孩子歪头看东西，很可能是由于眼睛斜视
造成的，称之为眼性斜颈。临床上对于颈部肌肉未发现明显异常且歪头的孩
子，就应该考虑眼性斜颈的可能。眼性斜颈多数是由于先天性眼部肌肉麻
痹，使眼肌肌肉在某些方向运动障碍，造成复视（看东西有 2 个不重叠的影
子），为避免复视而产生的一种代偿反应。当孩子的头部采取某种特殊的位
置时（很多时候可以表现出斜颈），复视消失，从而可以减轻由于斜视带来
的不适，维持双眼视觉，对视觉功能起保护作用。此外，部分屈光异常的孩
子往往伴有视力不良，未戴镜矫正屈光不正时，为了更清楚地视物，也会出
现歪头的现象。

那么，怎样鉴别眼性斜颈呢？一个简单的小试验就可以帮助判断。用一
块眼垫将孩子的一只眼遮住，如果歪头明显改善，即为眼性斜颈。这是因为
遮住一只眼后，患儿不需要双眼注视的原因。而颈部病变引起的斜颈则不会
因遮一眼而有所改善。

斜视为什么要散瞳验光和配镜治疗？

散瞳验光对于斜视治疗是一项必需的常规检查项目，因为斜视与屈光
不正、弱视密切相关，如远视眼可能引起内斜视。外斜视很多可合并屈光参
差，所以对所有斜视的患儿都应该做一次屈光检查，即验光。如果不散瞳，
则不能得到准确的结果，在不正确的基础上配镜，必然影响斜视的矫正效
果。此外，准确合适的远视眼镜能矫正由远视导致的调节性内斜。因此，准
确的散瞳验光是斜视治疗的第一步。

斜视矫正眼镜最终可以摘掉吗？

对于伴有近视、散光、超出生理范围的远视的孩子，特别是原有弱视的孩子，即使斜视得到矫正后，依然需要配戴眼镜才能看清物体，维持正常的矫正视力。尤其是对于完全屈光调节性内斜视的患儿，戴镜后内斜视矫正，摘镜内斜视出现，这种情况千万不可自行摘镜。应在医师的指导下，根据每次散瞳验光的结果，以内斜不出现为前提，逐渐降低眼镜度数，同时合并弱视的儿童需进行弱视训练提高视力，恢复双眼单视功能。等远视度数减少到不戴眼镜双眼也完全正位，视力和双眼单视功能都恢复正常，达到功能治愈的效果，眼镜就可以摘除。

小贴士

● 斜视伴弱视必须先治疗弱视，待弱视治愈后或双眼视力平衡后才能考虑手术治疗。

● 斜视治疗必须在专业的眼科医师的指导下进行，切不可自行盲目进行任何形式的训练。

结膜炎

主要症状及产生原因

结膜炎是结膜感染所致的感染性疾病，或对刺激反应敏感所致的变态反应性疾病。常见的结膜感染多由细菌、病毒、衣原体、真菌引起，而变态反应性结膜炎多由空气中的花粉、螨虫、霉菌等引起。常见的症状有眼红、结膜充血、分泌物增多、眼痒、异物感、烧灼感。

不同类型的结膜炎特点

◇ 细菌性结膜炎。结膜鲜红充血，大量脓性分泌物。

◇ 病毒性结膜炎。结膜鲜红充血，但分泌物为水样，同时可伴有耳前淋巴结肿大。

◇ 变态反应性结膜炎。结膜充血为粉红色，眼痒，分泌物为黏性拉丝状。常可伴有过敏性鼻炎或过敏性哮喘。

另外，老百姓俗称的红眼病是一种细菌感染引起的急性流行性眼病，学名为急性卡他性结膜炎。该病起病急、症状重、眼红肿、结膜充血明显，有大量脓性或黏液脓性分泌物，以至于晨起睫毛粘连、睁眼困难。本病感染力极强，易造成家庭、幼儿园、学校等集体性广泛流行。

什么情况下到医院就诊

出现眼红、眼疼、眼痒、眼分泌物增多、畏光、流泪等情况需及时到医院就诊，以确诊是否为结膜炎，对症下药，切勿自行在药店买药。

家庭护理要点

◇ 结膜炎多为接触传染，所以一定要注意个人卫生。勤洗手、勿揉眼、尽量用流动水洗脸。

◇ 如果孩子得了结膜炎，眼部分泌物要用消毒棉签蘸上清洁的温水或消炎眼药水轻轻擦拭，不可用消毒纸巾擦。

◇ 在护理眼睛之前和之后，都要在流动水下把手洗干净，防止传染。

◇ 将患儿的毛巾和其他家庭成员的毛巾分开放置，防止交叉感染。

◇ 患儿要勤洗手，防止另外一只眼睛也受到感染。告诉患儿不要揉眼睛。

◇ 如果患儿同时伴有感冒，一定要在儿科医师的指导下同时进行治疗。

父母还应该知道的问题

结膜炎会传染吗？

细菌性结膜炎和病毒性结膜炎都会通过接触传染。如果孩子得了此类结膜炎，要防止把这种病传染给其他人，痊愈后才能再让孩子去和其他人接触。而变态反应性结膜炎（过敏性结膜炎）不具传染性，可以正常上学。

在家怎样给孩子点眼药水？

父母要按医嘱给孩子点眼药水，点的时候要和眼睛保持一点距离，不要让眼药瓶接触孩子的眼睛和睫毛，否则易造成眼药的污染，且可以通过污染的眼药瓶口传染。点眼药水时将孩子的下眼睑翻开，将眼药水轻轻滴在下眼睑内；如果医生开的是眼药膏，就在下眼睑内挤上米粒大小的药膏即可。流出眼外的眼药，可用消毒棉签轻轻擦去，不要用手擦。

小贴士

- 如果孩子两只眼睛都有感染，在为每只眼睛涂药之后都要洗手。
- 如果给两只眼睛使用不同的眼药，可以在包装上注明左右，避免混淆。
- 孩子涂上眼药膏后，可能会有短暂视觉模糊的现象，所以眼药膏一般在睡前使用。

♡　霰粒肿／麦粒肿　

主要症状及产生原因

霰粒肿，又称睑板腺囊肿，是因眼睑的睑板腺排出受阻，长期刺激形成的睑板腺慢性炎性肉芽肿。该病为眼睑上可触及坚硬肿块，一般无红肿热痛等自觉症状，多在无意间发现。该病进展缓慢，可反复发生。手术治疗可将现有的包块切除，不能预防复发。如果霰粒肿合并感染，与麦粒肿的症状相同。

麦粒肿，又称睑腺炎，是睫毛毛囊根部皮脂腺及睑板腺的急性化脓性炎症。局部有明显的红肿热痛，炎症局限后形成硬结、化脓，当脓肿破溃后，疼痛消失，炎症逐渐消退。

什么情况下到医院就诊

发现孩子眼睑红肿、有包块、有疼痛感等情况，特别是伴有发热、精神萎靡时，应及时带孩子到医院就诊，明确诊断，及早治疗。

家庭护理要点

◇ 如果眼睑长包，切不可在家热敷和治疗，须先到医院诊断，按医嘱治疗。

◇ 热敷一次 10 ～ 15 分钟，一日 2 次。温度不要过高，以免烫伤。

◇ 无论是麦粒肿还是霰粒肿，眼药水都需点在眼睑内。如果为外麦粒肿和皮肤面的霰粒肿，眼膏可抹在眼睑的包块相应处。

◇ 得了麦粒肿，如果局部用药无法控制炎症，需带孩子复诊，以免感染扩散形成眶蜂窝织炎，危及视力及生命。

◇ 要清淡饮食，少油腻，注意眼部卫生。

◇ 如果麦粒肿未成熟，切不可自行挤压或用针挑破，以免造成炎症扩散引起蜂窝织炎、海绵窦脓栓等严重并发症。

父母还应该知道的问题

麦粒肿会传染吗？

一般不传染，但破溃后的脓液可通过接触传染给自己和他人，所以必须注意卫生，不揉眼、勤洗手。

霰粒肿必须手术吗？

霰粒肿是睑板腺的慢性炎性肉芽肿，可长久存在数年，一般很难自愈。肿块小者可自行消退，如果无明显自觉症状及美观要求，可不予治疗。肿块逐渐增大者可自行破溃，破溃后胶样物流出，该处可留有红色息肉，皮肤破裂处伤口不整齐会留瘢痕，宜手术治疗，手术切口处也会留手术瘢痕，但切口通常较自行破溃者平整。所以霰粒肿绝大部分需要手术治疗。

> **小贴士**
>
> 得了霰粒肿，如果不合并感染，使用消炎药是无效的。可以通过中医调理，改善不良的饮食习惯，预防霰粒肿复发。

鹅口疮

主要症状及产生原因

鹅口疮，又叫口腔真菌感染，俗称雪口病。在 0 ~ 1 岁的婴儿中比较多见，尤其是半岁内的婴儿高发，多表现为口腔黏膜有不可擦掉的白色膜状物，用力擦掉后黏膜可有出血点。对于成年人及年龄较大儿童，当其抵抗力低下、体质弱时，应用抗生素和激素后，或者长期应用免疫抑制剂有免疫缺陷者也可出现。典型症状为孩子多烦躁，有口腔异物感，进食不如以往顺利，个别可出现口水增多，进食哭闹和声音嘶哑。

什么情况下到医院就诊

在清洁婴儿口腔黏膜时，如果发现有不规则白点或者伪膜，轻擦无法去除，数小时病灶可增多、范围增大，建议尽快就医。

家庭护理要点

◇ 注意消毒，避免直接或间接感染。成年人口腔内携带致病菌种类多、数量大，如果成人餐具和婴儿餐具共同清洁，或者成年人使用了婴儿的餐具、奶嘴后没有消毒，餐具、奶嘴又直接接触了婴儿口腔，都容易导致病菌的传播。餐具专人专用，避免口对口喂食，婴儿使用后的奶瓶及餐具做到专门清洗消毒。

◇ 清洁口腔。很多婴儿用药期间病情可以得到控制，一旦停药易于复发，与口腔内残留食物残渣和奶液造成的酸性环境有关。患病和初愈期间，保证每日白天和夜间进食或吐奶后半小时，用温开水或者小苏打溶液擦拭清洁口腔内黏膜，尤其原病灶处，会减少疾病复发。

父母还应该知道的问题

怎样区分鹅口疮和奶块、口腔溃疡？

奶块容易擦去，而且擦去后黏膜表面正常。口腔溃疡的病灶表面多凹陷，伴有周围黏膜的充血，疼痛感明显，婴儿被碰触溃疡面后反应剧烈，均伴有进食障碍。婴儿的口腔溃疡好发于上腭近咽喉处及下切牙初萌时对应的舌腹，多与喂奶时奶嘴的摩擦刺激有关，发现后需要暂停使用奶嘴至溃疡愈合。鹅口疮多为白色点或片状伪

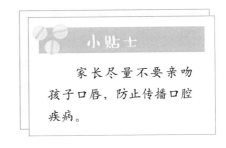

小贴士

家长尽量不要亲吻孩子口唇，防止传播口腔疾病。

膜，高于黏膜表面，偶伴有红色充血病灶，轻擦不可去除，触碰病灶时孩子无明显躲闪或疼痛的表现。

马牙

主要症状及产生原因

马牙，又叫牙龈囊肿，在 0 ~ 1 岁婴儿牙床上偶见。病因为多余的成牙组织在成牙过程中与牙胚分离，游离在颌骨内，提前分泌萌出。主要表现为牙床上不规则分布的少量点状圆形小米粒大小或团块状质地坚硬的白色物体，与周围正常组织界限清晰，明显高于牙床表面，没有疼痛反应，触摸质地坚硬，不可移动。通常可在萌出部位的正常乳牙萌出前自行脱落。

什么情况下到医院就诊

正常马牙无须治疗，但如果马牙不小心被抠破，周围的黏膜充血红肿，碰触时孩子会躲闪、哭闹，建议就医，检查是否有局部感染，是否需要抗感染治疗。

家庭护理要点

很多家长发现马牙后，担心影响婴儿正常出牙，希望去除。需要注意的是，家长千万不要抠破或刮除马牙。婴儿口腔黏膜薄弱，颌骨骨质密度低，一旦口腔内出现破溃，护理不当易造成感染，极易扩散成为颌骨骨髓炎，甚至造成败血症。马牙的存在不影响正常乳牙的萌出和替换，也不会影响婴儿进食，并且可自行脱落。无论口腔内出现一个还是多个马牙，是否先后或同时出现，均无须担心，可正常喂食和常规清洁。

父母还应该知道的问题

孩子不配合清洁口腔怎么办？

为孩子清洁口腔时，动作要轻柔，如果孩子不配合，不要硬来，避免伤及孩子娇嫩的口腔黏膜。对口腔后部视野不清楚、空间狭小的区域，可以尝试把医用纱布包裹在家长干净的食指上，蘸温开水，放在后牙床位置，配合孩子边咬手指边转动手指，而不是前后长距离拖拽，这样孩子更容易接受。

> **小贴士**
>
> 民间"挑马牙"的说法没有依据，不要这样做，一旦口腔内出现破溃，护理不当易造成感染。

口腔溃疡

主要症状及产生原因

口腔溃疡是指在嘴唇、舌头或者口腔上出现的非常疼痛的浅表溃疡。其症状很容易识别，看上去就像一些小的苍白的斑点，周围围绕着发亮的红色区域，有时会伴有低热或其他一些症状，非常容易复发。

什么情况下到医院就诊

◇ 发热持续超过 3 天。

◇ 溃疡持续存在超过 2 周。

◇ 进食困难。

家庭护理要点

◇ 局部用药。

◇ 保持良好的口腔卫生习惯，促进创面痊愈。让孩子使用温盐水漱口，一日 1～2 次。

◇ 当口腔溃疡非常疼痛的时候，可提供无须咀嚼即可进食的食物。

◇ 避免摄入加重疼痛的橙子、西红柿等酸性食物。适当吃一些冰棒和冰激凌，冰凉的感觉可以在一定程度上缓解疼痛。

◇ 如果孩子经常患口腔溃疡，饮食方面建议清淡一些，注意均衡营养，避免吃刺激性食物，以及添加剂过多的零食，注意保持口腔卫生。

父母还应该知道的问题

口腔溃疡可以预防吗？

口腔溃疡属于良性疾病，一般能够在 1 ~ 2 周内自愈。其病因不清并且无法预防，自身免疫力、外伤、精神压力是可能的发病因素。孩子的口腔溃疡还可能与胃肠道疾病有关，反复发生口腔溃疡应到消化科就诊进行甄别。

孩子口腔溃疡用什么药？

如果发生口腔溃疡，要给孩子选择安全、温和、不刺激的药物，优选局部用药治疗。比较常用的促进愈合的药物有如下几类。

◇ 含漱（或擦洗）剂。如康复新液、西帕依固龈液，此类药物可以吞咽，是安全的。

◇ 喷剂类。如开喉剑、重组人表皮生长因子。

◇ 止痛药物。盐酸奥布卡因凝胶、利多卡因喷剂，建议必要时使用。

如果是长时间不愈的溃疡，还可以考虑激光照射治疗；如果反复得口腔溃疡，家长首先要回忆一下，孩子每次溃疡是不是同一位置，一般溃疡位置是不固定的，1 ~ 2 周是可以愈合的。如果每次溃疡的位置固定，经久不愈，需要及时就医。

龋　齿

主要症状及产生原因

龋齿的形成需要有 4 个因素，并且共同作用。一是有变形链球菌；二是食物与致龋菌结合产酸，造成牙面脱矿的碳水化合物；三是牙齿上附着细菌和食物；四是以上三者结合达到一定时间。

龋齿发病早期多为白垩色牙面脱矿，牙齿病变部位失去光泽，白色逐渐转变成黄或黑色，牙面粗糙，之后逐渐在以上部位出现牙体缺损。3 岁以内婴幼儿，龋齿高发部位为各乳切牙之间相邻面，乳切牙和尖牙的唇面，以及磨牙的咬合面。1 ～ 2 岁的婴儿，龋齿高发部位为上前牙区。随着年龄增长，幼儿园阶段的幼儿，龋齿高发在下后磨牙的邻接面和咬合面。

牙面仅限于表面组织脱矿，没有产生明显缺损的轻度早期龋齿，可以应用再矿化的药物局部涂抹，增强牙面的矿化，抑制龋坏的发展。而中度以上的龋齿，应用药物已经无法彻底控制，需要根据孩子的龋病严重程度以及发展速度，由口腔科医生设计治疗方案。

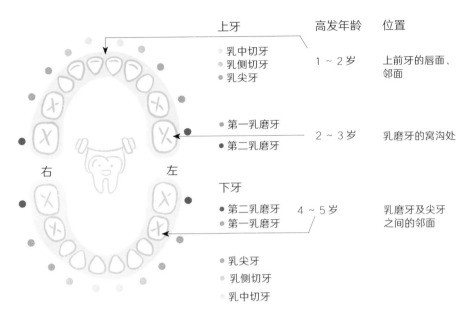

上牙	高发年龄	位置
● 乳中切牙 ● 乳侧切牙 ● 乳尖牙	1 ~ 2 岁	上前牙的唇面、邻面
● 第一乳磨牙 ● 第二乳磨牙	2 ~ 3 岁	乳磨牙的窝沟处

右　　左

下牙		
● 第二乳磨牙 ● 第一乳磨牙	4 ~ 5 岁	乳磨牙及尖牙之间的邻面
● 乳尖牙 ● 乳侧切牙 ● 乳中切牙		

图 50　孩子最爱坏哪颗牙齿

什么情况下到医院就诊

◇　出现牙疼，或者牙疼且牙龈红肿，牙齿非外伤造成的松动。

◇　牙齿颜色有改变（超白色、黄色或者黑色）均有可能是龋齿，牙齿外观有缺损，出现牙洞，或者不规则的缺损、变小，需要及时就医，以判断是否为龋齿以及龋病的程度，及时进行治疗。

家庭护理要点

◇　婴儿出牙后即开始规律、有效地刷牙，清洁牙齿各个部位，尤其龋坏高发部位，让细菌和食物残渣在牙面上没有足够的作用时间，无法破坏牙齿。7 岁以下儿童刷牙效率差，建议由家长帮助完成。

◇　为适龄婴幼儿选择合适的牙刷、牙膏。尽早使用牙线，有效预防高发的邻面龋齿。

◇ 适当控制饮食，降低含蔗糖饮食的摄取频率，养成进食后漱口的习惯。改变不良喂养习惯，1岁半以上孩子尽早断夜奶。

◇ 2岁以上孩子可定期在牙面涂氟。乳磨牙萌出后，如果窝沟深，矿化不足，尽早就医做窝沟封闭可有效预防窝沟龋坏。

◇ 12岁以下孩子每半年做1次口腔检查。

◇ 如果没有很好地改善口腔清洁和不良饮食习惯，病因不去除，龋齿会不断地新生发展。

父母还应该知道的问题

第一次带孩子看牙什么时间最合适？

最好在第一颗乳牙萌出后进行牙科初诊。首次看牙，除了基本检查，更重要的是让家长建立管理孩子口腔卫生的正确意识，并指导父母如何为孩子做牙齿清洁和保健工作，以预防龋齿。

看牙当天需要做什么准备工作？

看牙当天，年龄小的孩子，建议保持2～3小时空腹。否则，孩子敏感紧张时口舌被碰触，很容易呕吐，从而增加危险。看牙前，在家里刷牙，以方便医生检查哪些部位清洁得不到位，需要改进。

孩子看牙，家长能否陪同治疗？

家长是否陪同治疗，主要根据孩子年龄、配合度以及医生的专业判断。一般情况下，3岁以下的孩子需要家长陪同治疗，对于3岁以上的孩子，让医生与孩子单独沟通，往往效果更好。如果家长在诊室内，要尽量保持安静，不要流露出紧张、担心的情绪，医生与孩子沟通和治疗时，不要打断和介入，在医生需要家长协助时再提供帮助。

看牙时会使用麻药，会不会影响孩子的健康？

在儿童牙科的很多治疗中，都会用到麻药。在治疗深度龋齿时，会因为接近牙神经有疼痛的感觉，一旦疼痛就会使孩子抗拒治疗，局部治疗区域的麻醉可以使治疗无痛，从而帮助孩子顺利完成治疗。除了少数人会对局部麻醉剂过敏而要谨慎应用外，补牙、拔牙时的局部麻醉剂使用量很小，很快就可以代谢，不会对孩子的健康产生不利影响。

 小贴士

- 父母要纠正不吃糖就不会得龋齿的观念，充分理解龋病致病4个因素。
- 大多数儿童缺乏自我管理和控制的能力，对于医生提出的治疗和预防建议，家长回家后要尽量遵循、执行和监督孩子完成。

萌出性囊肿

主要症状及产生原因

萌出性囊肿，有些称萌出性血肿，多见于乳磨牙萌出区域，偶见于乳前牙区。病因是液体潴留。临床表现为即将出牙位置的牙龈明显膨起，圆形，触摸按压质地偏软，色暗红或暗紫，略有弹性，无痛。

什么情况下到医院就诊

◇ 伴有发热。

◇ 碰触囊肿时，孩子表现出疼痛、躲闪、哭闹。

家庭护理要点

◇ 一般无须治疗，囊肿会随牙齿萌出自行破溃排出囊液。

◇ 若婴儿伴随萌牙时出现烦躁及磨牙的情况，可于日常清洁口腔后轻轻按摩牙床。

◇ 若对称侧乳牙已萌出，而有萌出性囊肿位置的乳牙在 1 ～ 2 个月内

迟迟不萌出，**囊肿增大且牙龈质地坚
韧、张力大**，建议到医院就诊，医生
会酌情切开囊肿帮助乳牙萌出。

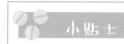

小贴士

在牙齿突破病变萌出
后，萌出囊肿会自行消退。

父母还应该知道的问题

萌出性囊肿为什么是黑紫色的？

萌出性囊肿一般为无色透明，若内有血性分泌物，会呈现为黑紫色。可
单侧出现，也可双侧对称出现。

♡ 疱疹性龈口炎

主要症状及产生原因

疱疹性龈口炎是单纯疱疹病毒感染引起的口腔感染，是 3 岁以下婴幼儿最常见的口腔病毒感染。主要症状是牙龈、舌、口周皮肤可见成簇的疱状病损，水疱破裂后留下有伪膜覆盖的小疱，周围黏膜充血，牙龈红肿（严重者有出血表现），疼痛剧烈，伴发热、烦躁、进食困难、下颌淋巴结肿大、口水增多、口臭。病程多为 2 周，发病后 4 ～ 6 天疼痛达到高峰。

什么情况下到医院就诊

◇ 精神萎靡，嗜睡。

◇ 饮食出现较大的障碍，拒绝进食、进水。

◇ 初次发热，热退后一周再次高热。

家庭护理要点

◇ 对症治疗，局部用药，缓解疼痛。

◇ 保证孩子摄入足够的水和营养。

◇ 提供流质清淡软食，食物温度不宜过热，在缓解疼痛的情况下，鼓励孩子进食。

◇ 与患儿共同生活的学龄前儿童需要及时隔离，避免传染。

父母还应该知道的问题

怎样区分疱疹性龈口炎和疱疹性咽峡炎、手足口病？

疱疹性龈口炎除了口腔黏膜有疱疹，所有出牙部位的牙龈都会红肿。疱疹性咽峡炎的水疱集中于咽喉区域，口腔前部少见。手足口病患儿的手、足、臀部多见疱疹，而且通常牙龈不红肿。

小贴士

● 疱疹性龈口炎会导致口腔内剧烈疼痛，孩子发热时，很多家长带孩子看内科，用药治疗，发热消退后，口腔内感染情况加重，孩子哭闹不止，拒绝进食，寝食难安，又到口腔科就诊。

● 这一阶段，只要多注意护理孩子的口腔，局部应用口腔抗炎止疼药物，减轻疼痛，多饮水，进流食，保证休息，就会很快康复。

舌系带短

主要症状及产生原因

舌系带是连接舌下方和口底间的一个筋膜组织，舌抬起时为一垂直于舌体的细线状结构，可以随舌头的运动伸展和收缩。舌系带就像人体其他组织一样，存在个体差异。系带有薄有厚，与舌尖连接位置有近有远，因薄厚远近的差异，表现出舌尖上翘和前伸时形状的差异。

舌系带短表现为舌头不能正常自由地前伸，舌头伸出口腔的部分不及正常孩子的长，当舌头上翘或前伸时呈现"W"形，未来可能影响孩子正常发音及下颌前部发育等。

舌系带极短且影响进食的患儿，建议出生后尽早手术，以免影响生长发育。不影响进食的舌系带短患儿，建议 1 岁前完成手术，可减少对学习说话发音的影响。如果学龄期甚至更大年龄因发音异常才做手术，术后需要配合语音训练纠正发音。

什么情况下到医院就诊

◇ 新生儿有吮吸障碍。

◇ 婴幼儿舌尖上翘或前伸费力，位置局限。

◇ 翘舌音发音异常。

家庭护理要点

◇ 手术后可进半流食，进食后注意伤口消毒。手术部位伤口一周可愈合。

◇ 吃完东西要喝水，对口腔进行清洁。

◇ 尽量少说话，减少舌的活动，以免影响伤口愈合。

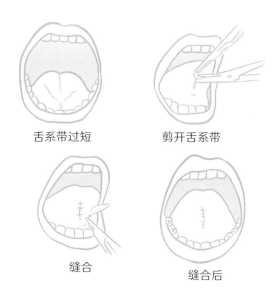

图51　舌系带短的手术

父母还应该知道的问题

孩子吐字不清，就是舌系带短造成的吗？

舌系带过短不是导致儿童吐字不清晰的唯一原因，儿童构音障碍涉及听力、智力、神经系统、口腔结构等多方面的因素。仅是口腔方面，除了舌系带，也有口腔肌肉、上腭、唇黏膜和牙列咬合等因素影响。吐字不清晰的孩子检查舌系带是必需的，但不是唯一的。

小贴士

　　家长如发现孩子有语言发育迟缓问题，建议先看语言门诊，综合分析诊断，必要时再到口腔科检查。

地图舌

主要症状及产生原因

地图舌又称游走性舌炎，儿童常见。体弱、疲劳、营养不良（缺乏锌元素）、消化功能不良及局部异常刺激、口内菌群改变是导致地图舌的病因。临床症状为舌尖、舌背和舌侧缘表现为丝状乳头剥脱，剥脱区有红色不规则斑块，斑块和边缘可以不断变化形态和位置，故为游走性，也称画地图。多数患儿在幼儿期后病症逐渐消失。

什么情况下到医院就诊

舌头出现疼痛。

家庭护理要点

◇ 发病期间注意口腔卫生，分析病因，如有局部刺激如龋病、牙齿萌出咬合异常，需要去除刺激因素。

◇ 注意局部消毒，可进行抗感染治疗或中医治疗。

345

◇ 如与全身因素有关，应积极治疗全身因素，保证营养均衡，不偏食、不挑食。

父母还应该知道的问题

孩子有地图舌，除饮食外，还要注意什么？

除了饮食均衡，还应保持口腔的清洁卫生，进食后多用清水漱口，保证舌黏膜清洁，避免出现继发舌黏膜感染。有些患儿病程长达数年或终身，属于良性病，无恶变风险。对于经久不治的地图舌，可以通过中医中药进行调理。

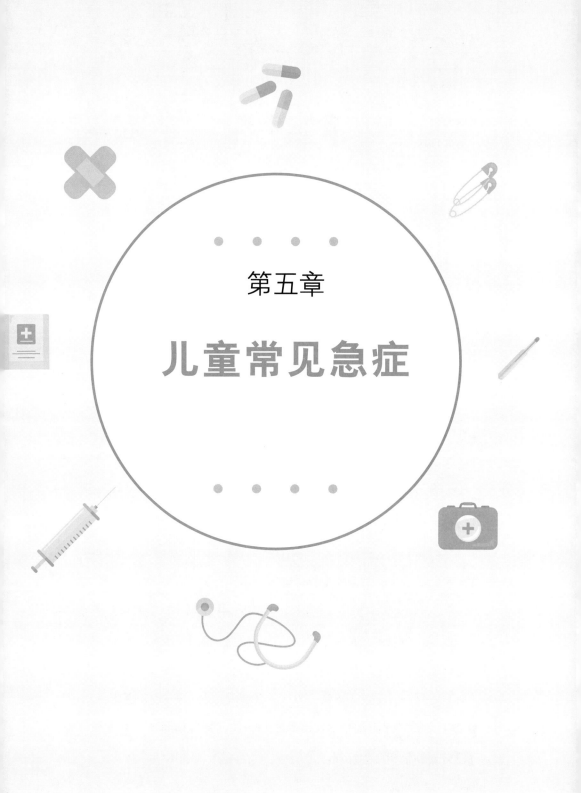

第五章

儿童常见急症

食物中毒

主要症状及产生原因

食物中毒是指误食含毒素食物引起的中毒，依照毒物性质通常可分为三大类，即感染性（细菌、病毒、真菌或寄生虫）食物中毒、化学性食物中毒及有毒动、植物食物中毒。

食物中毒的特点

◇ 流行病学特点。中毒与食物有关，孩子可因进食同一种有毒食物而发生暴发性中毒，但也可为散在发生。

◇ 潜伏期短。大多于食用食物后 0.5 ~ 24 小时内发病，一般不超过 3 天，亦有长达 2 周者。真菌性食物中毒可为慢性发病。

◇ 临床症状大多相似。一般以急性胃肠炎症状为主，兼有神经系统或其他系统症状，少数则以神经系统或其他系统症状为主，伴有胃肠炎或其他症状。包括发热、呕吐、腹部痉挛、肌肉无力、频繁昏迷、感觉寒冷及不想吃东西等。对婴幼儿来说，食物中毒可能会造成脱水，对身体危害极大。

食物中毒的治疗原则是尽快清除毒物，应用特殊解毒剂，补充液体损失，控制并发感染和对症处理。

什么情况下到医院就诊

◇ 持续腹泻和呕吐。

◇ 有脱水的迹象，包括口腔和嘴唇干燥、倦怠、精神差，8 小时不排尿，尿液浓且呈现深黄色。对 1.5 岁以下的幼儿来说，脱水的表现可为囟门凹陷。

◇ 严重呕吐，呈喷射状，或有咖啡色及血性物质。

◇ 持续腹痛不能缓解。

◇ 在进行家庭护理后，孩子的症状在 24 小时内没有得到缓解。

◇ 家长认为孩子误食了化学药品或者有毒的动、植物。

家庭护理要点

护理方法主要是及时补充孩子由于腹泻和呕吐而流失的水分和电解质，并密切观察病情，及时辨识需要到医院就诊的情况，以免延误疾病救治。

♡观察病情

◇ 如果孩子有腹泻和呕吐的情况，测量体温是否正常。

◇ 检查孩子的粪便，查看是否存在黏液或者血液。

◇ 检查孩子在 24 小时内吃过的所有东西，找出可能引起食物中毒的食品，特别要注意检查肉和奶制品。向医生咨询是否应该化验这些食物。

♡日常护理

◇ 让孩子卧床休息，如果为沙门氏菌食物中毒，应采取床边隔离的措施。

◇ 呕吐后需漱口，这样可以去除呕吐后口腔中的异味。

◇ 在孩子的床边放一个盆或垃圾袋，方便接呕吐物。

◇ 如果孩子发热，可以用温热的毛巾擦拭孩子的身体，并且给他换上凉爽、舒适的衣服。

◇ 食物中毒是有传染性的，要勤洗手，要让孩子坚持饭前便后洗手。家长在为孩子换过尿布之后，也要注意仔细地将手清洗干净。

♡ 饮食调养

◇ 在孩子停止呕吐之后，不要让他马上食用固体食物，饮食应选择易消化的流质或半流质食物，病情好转后可恢复正常饮食。

◇ 让孩子少量多次摄入含电解质的液体（口服补液盐）。对于婴幼儿，家长可以使用好看的杯子、吸管或者勺子来鼓励孩子饮用这些液体。

◇ 如果是腹泻严重的婴幼儿，因肠道内菌群紊乱，乳糖酶缺乏，有时可能要给孩子喝不含乳糖的奶制品或豆奶以减轻腹泻。

父母还应该知道的问题

"孩子食物中毒痊愈后，喝酸奶有益于身体恢复"这种说法有道理吗？

食物中毒引起的肠胃问题可能会持续约 7 ～ 10 天，而肠胃问题的痊愈可能会花更长的时间。肠道中有些细菌是消化食物所必需的，但是长时间的腹泻和呕吐将这些细菌清除掉了。如果孩子在 2 岁以上，可以让他喝含有活性乳酸菌的酸奶来帮助肠道中有益菌的生长。

在日常生活中，铅中毒是怎样引起的？

铅中毒在 3 岁以下的孩子中很常见。铅存在于涂了油漆的墙壁、涂漆的玩具、家具和游乐设施上，孩子们很容易吃掉、咀嚼或者吮吸到涂着铅的东西；有一些食物也含有铅，如含铅松花蛋、膨化食品、铁皮罐装饮料等；此外，含铅的汽油也可以造成汽车尾气含有大量的铅。

头痛是铅中毒的前期反应，如果怀疑孩子铅中毒，可以要求医生为孩子检查血铅。由于儿童对铅中毒比较敏感，应养成不随意啃食、用流水洗手的好习惯，饭前、便后、学习结束、玩耍后、外出归来都要正确洗手，这样可减少铅经消化道的吸收；公路两侧的铅污染一般较重，所以不要让孩子在公路边玩耍、散步，以减少呼吸道对铅的吸收。可以定期进行体内铅指标的检测，一旦发现铅中毒，应立即采取治疗措施。

如何避免孩子食物中毒？

预防是重点。

◇ 将有毒物品放在孩子接触不到的地方。

◇ 将容易腐坏的食物储存在冰箱中。

◇ 肉类要完全煮熟才可以食用。

◇ 吃完饭后，要把剩下的食物放在冰箱中储存。

◇ 不要给孩子吃生鸡蛋。

◇ 烹饪的时候要注意先将食物解冻。

◇ 从冰箱中拿出来的食物要加热之后再食用。

◇ 烹饪前后要认真洗手，如果孩子也帮忙做家务，要监督他洗手。

◇ 家长在烹饪前后要彻底清洁料理台和案板。

◇ 切生菜和肉的案板要和熟食分开，并且定期更换。

◇ 在食用之前要把蔬菜、水果洗净。

小贴士

如果发现孩子误食有毒食物，需马上将其口中有毒物抠出。如果孩子出现呼吸、心跳骤停，则须立即实行心肺复苏治疗。

药物中毒

主要症状及产生原因

药物中毒是指药剂量超过极量引起的毒性反应，误食或药物过量均可能引起中毒。不同药物中毒的临床表现各不相同，下面向大家介绍几种常见药物中毒的临床表现。

◇ 对乙酰氨基酚中毒。对乙酰氨基酚是儿科常见的过量服用药物，对乙酰氨基酚存在于多种复合制剂里，很多时候家长并不能确定这些药品中对乙酰氨基酚的具体含量。对乙酰氨基酚中毒可能出现呕吐，但多数患儿并无症状。血生化中转氨酶可能会明显升高，但如果只是单纯的转氨酶升高而没有其他肝衰竭的表现，多数患儿可以恢复。少数患儿可以出现黄疸、出凝血功能障碍等肝衰竭表现，需及时就诊。

◇ 布洛芬中毒。大多数过量（但不超过 200 毫克／千克）服用布洛芬的患儿都没有特异的临床表现。对于服用超过 200 毫克／千克的患儿应进行急诊评估，大多数患儿在 4 ~ 6 小时内会出现临床症状，服用超过 400 毫克／千克布洛芬可发生严重的毒性反应，主要为困倦、头晕和昏睡，罕见发生抽搐和昏迷。胃肠道毒副作用包括恶心、呕吐、上腹部疼痛等，在治疗剂量内也可能发生，严重时可能发生呕血、肝酶升高等。心脏方面的并发症包括心动过速和低血压，严重过量服药的患儿还可能因为酸碱平衡失调而导致呼吸衰竭。

◇ 铁中毒。由于不同铁剂的元素铁含量不同，辨别所用铁剂的明确剂型很重要，如果知道所用铁剂及数量，可以计算出铁元素的总剂量。元素铁剂量超过 60 毫克 / 千克体重，可导致显著毒性。实际上，所有铁中毒的患儿都有早期胃肠道的症状，可能是中毒的唯一表现。在最开始的 6 小时，可能只表现为恶心和呕吐，中毒严重的患儿呕吐、腹泻、呕血或者神志不清。在 6 ~ 12 小时，患儿的症状可能消失，但并不一定是好转的表现。在 12 小时以后，有些患儿可能发生昏睡或者昏迷，有休克表现，也是最危险的时期。在 48 小时内，血中转氨酶可能快速升高，肝脏毒性是继休克后又一危险期。

◇ 乙醇（酒精）中毒。低浓度的乙醇对大脑有部分抑制作用，高浓度的乙醇则可以对大脑形成广泛抑制，可以表现为动作不协调、口齿不清、嗜睡，最终导致神志不清和昏迷。醉酒的孩子还可能表现为脸发红、过度出汗、胃肠道不适、低体温、低血压。血清乙醇浓度大于 500 毫升 / 升可以出现呼吸抑制，导致死亡。发生急性乙醇中毒的儿童还可能发生低血糖，导致抽搐和昏迷，与饮酒的量没有直接关系。

什么情况下到医院就诊

◇ 发现或怀疑药物过量或误服药物。
◇ 服用剂量超过药物每日最大剂量，或有明显临床表现。
◇ 严重呕吐，呈喷射状；出现抽搐，昏迷。
◇ 在进行家庭护理后，孩子的症状没有得到缓解。

家庭护理要点

如果孩子误服了无腐蚀性及无毒副作用的药物，可以让孩子多饮水，促进代谢。如果孩子误服的是一些具有腐蚀性的物质，如清洁剂、干燥剂等，可以饮用牛奶等保护胃黏膜，然后尽快就医。上述两种误服情况不需要催吐。如果孩子误服一些毒物或者毒副作用大的药物（镇静类、抗癫痫类、降糖类药物），可在保证孩子安全的情况下及时催吐，紧急到就近医院就诊，进行洗胃等治疗。

♡ 观察病情

◇ 发现孩子误服药物后，家长需马上用手指将孩子含在口中的药片或者固体毒物抠出来。

◇ 如果孩子有腹泻和呕吐的情况，检查体温是否正常。

◇ 检查孩子的粪便，看是否存在黏液或者血液。

♡ 日常护理

◇ 家中药物及清洁剂等用品应妥善保存，最好锁在柜子里。

◇ 儿童服药时要核对药品说明书，以及患儿年龄、体重等信息。

◇ 不给未成年人饮酒或酒精饮料，发热时不要用酒精擦拭身体。

◇ 注意非处方感冒药中对乙酰氨基酚成分，避免药物过量。

♡ 饮食调养

在孩子停止呕吐后，不要让他马上食用固体食物，饮食应为易消化的流质或半流质食物，病情好转后可恢复正常饮食。

父母还应该知道的问题

孩子误服了水银温度计中的水银怎么办？

如果怀疑孩子误服水银，可以拍摄 X 光片，因为水银不能透过 X 线，腹部平片上会表现为沿胃肠道走行的白色圆点，可以确诊。一般水银温度计的水银量都比较小，而且水银的毒性主要是以汞蒸气的形式存在，孩子误服水银温度计中的水银并不会引起汞中毒，只需要大量饮用水或牛奶促进汞排出即可。如果在家不小心打破水银温度计，需要及时开窗通风，可用胶带将散落的水银收集起来密封丢弃至有害垃圾桶内。

如果发生药物中毒，就医需注意哪些问题？

如果发现孩子误服药物或药物过量，需及时就医。注意携带误服药物的说明书或药品包装盒，以及残存药物。患儿呕吐物可留在清洁塑料袋中以备检查。注意记录误服时间、剂量、同时服用的其他药物，到就近儿童医院急诊就诊。

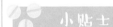

小贴士

对于药物中毒，一定是以预防为主，防患于未然，切不可麻痹大意。

♡ 严重过敏反应

主要症状及产生原因

严重过敏反应是指患者在接触过敏原后突发的、严重的、可危及生命的全身性过敏反应。食物、药物和昆虫叮咬是儿童严重过敏反应的主要致病因素，食物过敏引起的严重过敏反应最常见。

严重过敏反应常在接触过敏原后数分钟至数小时内发作，食物过敏往往出现在进食后 30 分钟内，而静脉用药、昆虫叮咬引发的过敏反应发病更快，部分患者会发生双相反应，即患者初次出现的症状缓解后 4 ~ 6 小时，再次出现过敏反应的症状。

儿童严重过敏反应，大多有皮肤、黏膜症状或体征，如皮肤潮红、瘙痒、风团样皮疹，口腔瘙痒、发麻，口唇红肿，腹痛、呕吐、腹泻、便血等胃肠表现，或其他早期表现如流涕、鼻痒、眼痒。病情进展迅速者可出现喉头水肿、支气管痉挛引起呼吸困难、心动过速、低血压，或伴头晕、意识丧失，甚至心脏骤停，危及生命。

严重过敏反应进展迅速，可危及生命。及时识别、快速治疗非常关键，肌肉注射肾上腺素是首选治疗方式。当孩子突然起病，出现上述表现时，应立即就近紧急就诊。

什么情况下到医院就诊

当孩子在医院外出现严重过敏反应症状时，家长应立即拨打急救电话或送往附近医院；如果过敏发生在医院内，应立即寻求附近医务人员帮助。

家庭护理要点

♡ 观察病情

◇ 尽可能快速地让孩子脱离过敏原，如静脉输液过敏，应立即停止输液，采取平卧位。

◇ 如果孩子呕吐，应保持孩子头部偏向一侧并清除呕吐物，防止误吸导致窒息。

♡ 日常护理

有可疑严重过敏反应病史的孩子应尽早明确过敏原。识别潜在的过敏原，需向医生提供完整病史，除发病前进食的食物外，还应注意发病前是否被昆虫蜇刺，是否服用药物或进行运动。在明确过敏原或相关诱因后，应避免孩子暴露于相关危险因素以预防复发。

◇ 昆虫蜇刺。患儿室外活动时尽量避免到昆虫较多的花丛、草坪、树林或潮湿、阴暗的地方长时间坐卧与玩耍。如果必须去，建议穿紧口、浅色、光滑的长袖衣服及长裤，不要穿凉鞋，扎紧袖口和裤管，在皮肤裸露部位涂抹驱虫水。在帐篷里休息时，注意密闭防虫。

◇ 药物过敏。药物过敏的患儿应避免使用导致其过敏的药物或同类药物。带孩子就医时，应告知医生易引发患儿过敏的药物。

◇ 食物过敏。避免误食和间接暴露，注意孩子的饮食，认真阅读食品标签，告知他人易导致孩子过敏的食物，确保孩子不食用此类食物。同时教育孩子拒绝食用含过敏成分或不确定是否安全的食物。

父母还应该知道的问题

孩子对牛奶过敏是否终生不能喝牛奶？

如果孩子对牛奶过敏级别不高，过敏症状不重，可动态监测过敏原特异性 IgE，孩子的过敏情况可能会随着年龄增长发生变化，1～2 年后可少量尝试，但需在医生的建议和指导下进行。

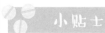

小贴士

儿童避免过敏最关键的是查找和明确过敏原，以采取针对性措施。

呼吸心跳骤停

主要症状及产生原因

心搏骤停的原因

◇ 继发于呼吸功能衰竭或呼吸停止的疾患。如肺炎、窒息、溺水、气管异物等，是小儿心搏骤停最常见的原因。

◇ 手术、治疗操作和麻醉意外。心导管检查、纤维支气管镜检查、气管插管或切开、心包穿刺、心脏手术和麻醉过程中均有发生心搏骤停的风险，可能与缺氧、麻醉过深、心律失常和迷走反射等有关。

◇ 外伤及意外。1岁以后的小儿多见，如颅脑或胸部外伤、烧伤、电击及药物过敏等。

◇ 心脏疾病。病毒性或中毒性心肌炎、心律失常，尤其是阿—斯综合征。

◇ 中毒。尤以氯化钾、洋地黄、奎尼丁、锑制剂等药物中毒多见。

◇ 严重低血压。严重低血压会使冠状动脉灌注不足以及组织灌注不良，造成缺血、缺氧、酸中毒等。

◇ 电解质平衡失调。如高血钾、严重酸中毒、低血钙等。

◇ 婴儿猝死综合征。

♡ 呼吸骤停的原因

◇ 急性上、下气道梗阻。多见于肺炎、呼吸衰竭患儿痰多堵塞气道，气管异物，胃食管反流，喉痉挛，喉水肿，严重哮喘持续状态，强酸、强碱所致气道烧伤，白喉伪膜堵塞等。

◇ 严重肺组织疾患。如重症肺炎、呼吸窘迫综合征等。

◇ 意外及中毒。如溺水、药物中毒（安眠药、箭毒、氰化物中毒等）。

◇ 中枢神经系统抑制。颅脑损伤、炎症、肿瘤、脑水肿、脑疝等。

◇ 胸廓损伤或双侧张力性气胸。如外伤、车祸等。

◇ 肌肉神经疾患。如感染性多发性神经根炎、肌无力、进行性脊髓性肌营养不良、晚期皮肌炎等。

◇ 继发于惊厥或心停搏后。

◇ 代谢性疾患。如新生儿低血钙、低血糖、甲状腺功能低下等。

◇ 婴儿猝死综合征。

♡ 心搏、呼吸骤停的临床表现

◇ 突然昏迷。一般心停搏 8 ～ 12 秒后出现。部分病例可有一过性抽搐。

◇ 瞳孔扩大。心停搏后 30 ～ 40 秒瞳孔开始扩大，对光反射消失。

◇ 大动脉搏动消失。心搏、呼吸骤停后，颈动脉、股动脉搏动随之消失。若体表部位仍可触及血管搏动，表示体内重要器官尚有一定血液灌注。

◇ 心音消失。心音消失或心脏虽未停搏，但心音极微弱，心率缓慢。

◇ 呼吸停止。心停搏 30 ～ 40 秒后即出现呼吸停止。此时胸腹式呼吸运动消失，听诊无呼吸音，面色灰暗或紫绀。

◇ 心电图常见等电位线、电机械分离或室颤。心电图呈等电位线预后最差，存活出院率仅 2% ～ 5%。

什么情况下到医院就诊

当孩子在医院外出现上述症状表现时，家长应立即拨打急救电话或送往附近医院；如发生在医院内，应立即寻求医务人员帮助。

家庭护理要点

家长非常有必要学会心肺复苏技术，在孩子或者身边人出现呼吸心跳骤停的情况时可以及时挽救生命。

♡ 心肺复苏流程

孩子呼吸心跳骤停多为呼吸异常在前，心跳停止在后，4 ～ 6 分钟内及时有效心肺复苏可以维持主要脏器灌注，挽救孩子生命。首先要评估周围环境是否安全，确保安全后将孩子仰卧置于平坦地面。然后呼叫孩子，观察有无反应、有无呼吸，并触摸颈动脉有无搏动（5 ～ 10 秒）。如果只有 1 个人在场，先进行 2 分钟的胸外按压后呼叫救护车；如果有 2 个人在场，一人开始胸外按压，另一人呼叫救护车。

◇ 按压位置。婴儿的按压位置在双乳头连线中点下方二手指开拢的点，儿童及青少年的按压位置在双乳头连线中点，胸骨下半段。单手掌根部或双手掌根部交叠，手指抬离胸壁，身体稍前倾，肩、肘、腕位于同一轴线上，与孩子身体平面垂直，用上身重力按压，每次按压后胸廓充分回弹。按压幅度约为胸部前后径 1/3（婴儿 4 厘米、儿童 5 厘米）。按压频率为 100 ～ 120 次 / 分，中间停止胸外按压时间小于 10 秒。

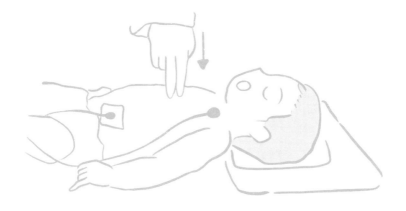

图 52　婴儿的按压位置在双乳头连线的中点下方二手指并拢的点，按压幅度约 4 厘米

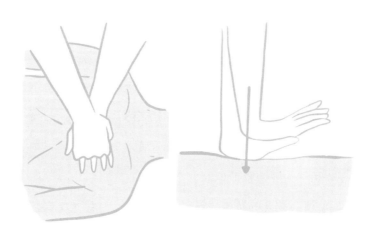

图 53　儿童的按压位置在双乳头连线中点，胸骨下半段，按压幅度约 5 厘米，
不超过 6 厘米

◇ 开放气道。将孩子稍侧头，清理口腔分泌物及呕吐物。若孩子无颈部外伤，可使用仰头—提颌法：一手置于前额，轻压头部，颈部仰伸，用其余四指将下颌向上向前轻轻抬起。

◇ 人工呼吸。1 岁以内的孩子应口对口、鼻，吹气时口包住婴儿口、鼻，避免漏气。1 岁以上的孩子应口对口，吹气时手捏住鼻子，避免漏气。吹毕要松开口、鼻，被动呼气。每次吹气持续 1 秒，观察胸廓是否随每次呼吸抬举。

◇ 单人复苏。心脏按压 30 次后，人工呼吸 2 次，再心脏按压 30 次、人工呼吸 2 次。

◇ 双人复苏。一人心脏按压 15 次，另一人人工呼吸 2 次，再循环往复。每 5 个循环，或者 2 分钟评估 1 次，如果患儿意识恢复，面色好转，出现自主呼吸，大动脉搏动可触及或专业人员到场后可停止复苏。

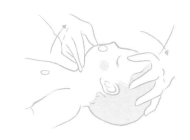

图 54　开放气道。一手置于前额，轻压头部，颈部仰伸，用其余四指将下颌向上向前轻轻抬起。

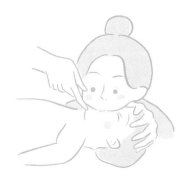

图 55　给 1 岁以内的孩子做人工呼吸：应口对口鼻，吹气时口包住婴儿口、鼻，避免漏气

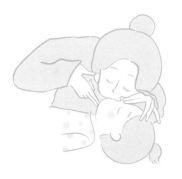

图 56　给 1 岁以上的孩子做人工呼吸，应口对口，吹气时手捏住鼻子，避免漏气

父母还应该知道的问题

呼吸心跳骤停的黄金抢救时间是什么时候？

呼吸心跳骤停导致缺氧，缺氧 4 ～ 6 分钟就会导致大脑神经元不可逆的坏死。故心肺复苏黄金抢救时间为 4 分钟以内。所以，监护人或发现人第一时间实施心肺复苏非常重要。

如何拨打急救电话？

拨打急救电话时需要说明准确位置、儿童年龄、发生的事件、儿童目前状况，以及呼叫人的姓名及联系方式。

> **小贴士**
>
> 无论任何原因引起的儿童呼吸心跳骤停，均需立即进行心肺复苏。

♡ 中 暑

主要症状及产生原因

夏季常高温，存在高危因素（例如发热、感冒、胃肠炎、肥胖、不耐热、睡眠不足、平时运动少）的儿童在夏季环境温度高于37℃、高湿、无风的地方久待，或长时间运动缺水易发生中暑。

中暑分为轻、中、重三度。重度中暑又分为热痉挛、热衰竭及热射病。热痉挛表现为肌肉痉挛及收缩痛，儿童意识多清楚，体温正常；热衰竭的症状包括头晕、直立性低血压、呕吐、头痛、乏力、晕厥，皮肤常潮湿多汗，体温可表现为正常或升高；而热射病更为严重，又分为非劳力性热射病及劳力性热射病，发病时体内体温调控系统完全失调，核心温度高于40℃，死亡率高，临床可表现为定向障碍、抽搐、昏迷、休克及多脏器功能衰竭。

凡有接触高温环境或有在烈日下曝晒病史的儿童，突然体温升高、大汗、脱水，伴烦躁、嗜睡、肌肉抽动或意识障碍者，均应考虑中暑。

什么情况下到医院就诊

通过脱离热环境、降温、补液等治疗后，仍有持续高热、精神反应差、呕吐、低血压、脱水等症状不能缓解的儿童需要及时就诊。其中，热衰竭及热射病常常危及生命，故需及时就诊治疗。

家庭护理要点

♡应对处置

在中暑时，出现早期症状（包括头晕、恶心、乏力、疲惫、自述不能耐受活动等），家长及老师应该给予重视，原则是在 30 分钟内使核心温度迅速低于 38℃，方法包括快速使儿童脱离热环境，在阴凉通风处或有空调处休息，脱去或解开衣物，用温凉水擦拭皮肤，腹股沟及腋窝用冰袋降温，电风扇吹风散热等快速降低核心温度。如果儿童意识清楚，可立即经口补充生理盐水。症状有所缓解后，可继续休息观察；症状无缓解，可能存在脱水的儿童需进一步住院观察治疗。

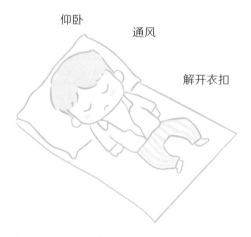

仰卧

通风

解开衣扣

图 57 中暑时，原则是在 30 分钟内使核心温度迅速低于 38℃

♡日常护理

◇ 夏季避免儿童穿着过多。最好穿棉质、透气、宽松、柔软的衣服，特别是不要为了漂亮穿特别厚的公主裙或者牛仔裤，外出时要佩戴帽檐宽大的遮阳帽。

◇ 避免超负荷运动。合理安排游戏和劳动的时间，家长也要督促孩子补充水分、充足休息等。室外温度过高的时候，尽量不要带孩子外出。如果要外出，建议在上午 10 点之前、下午 5 点以后。

◇ 不要进食生冷瓜果或者油腻的食物，防止出现腹泻和消化不良。

◇ 夏季室温控制在 26℃ ~ 28℃ 左右为宜。

◇ 开车带孩子出行时，一定不要把孩子单独留在车内。车辆停在室外，被照射阳光的车体玻璃面积很大，但是热量却无法散发，车内温度会越来越高，这种情况下孩子久留车内非常危险。

◇ 家长和看护人员的疏忽是儿童中暑的常见原因，儿童中暑是大事，一定要警惕。

父母还应该知道的问题

为什么孩子比大人更容易中暑？

成年人如果觉得身体很热，会通过出汗的方式排出身体的一些热量，但是孩子的体温调节系统还没有发育完善，汗腺发育不成熟，汗腺数量也相对较少，不能很好地通过排汗的方式散热。成年人觉得温度高、身体不舒服，会及时饮水、通风来缓解自己的不舒适感受；但孩子不会表达的情况下，家长很难判断孩子存在不适。而且孩子运动产生的热量比成年人要高，当他们在快速发育的阶段做同样的运动，产生的热量要比成年人高。因此，同样的温度条件下，孩子比成年人中暑的概率要高一些。

♡　溺　水

主要症状及产生原因

孩子发生溺水常常与家长监督不到位有关，高危年龄为 1 ～ 4 岁、11 ～ 14 岁。不同年龄段的孩子，溺水发生的高危地点不同。4 岁以下孩子的溺水高发地点主要为家中蓄水容器，比如室内的脸盆、水桶、浴缸等。稍微大一点，5 ～ 9 岁儿童的溺水高发地点可能涉及游泳池、池塘和水库等。10 岁以上儿童活动范围更大，主要为池塘、湖泊等。

孩子溺水后会将大量水分及水中污物吸入呼吸道和吞入胃内，迅即填塞呼吸道发生窒息，也可因水的刺激，喉头、气管发生反射性痉挛而窒息。

溺水发生时，孩子不一定能够拍水或大喊，反而是无声且短暂的。溺水时可能呈现以下状态：包括头离水面很近，嘴巴位于水面；头向后倾斜，嘴巴张开；腿不动，身体垂直于水面；急促呼吸或喘气；双眼无神，无法聚焦；紧闭双眼；头发盖住额头或者眼睛；试图游向某个方向，却未能前进；试图翻转身体；做出类似攀爬梯子的动作。

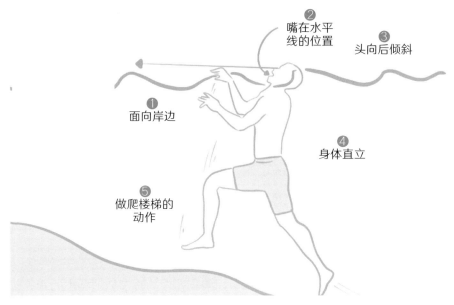

面向岸边 ①

嘴在水平线的位置 ②

头向后倾斜 ③

身体直立 ④

做爬楼梯的动作 ⑤

图 58　溺水发生时，孩子可能呈现的状态

什么情况下到医院就诊

♡溺水的儿童急救分级

第一级：如溺水者神志清醒，保暖即可。

第二级：如神志不清，但有呼吸，应保暖并侧卧，以防误吸，拨打 120 等待救援。

第三级：如无反应、呼吸，则应马上开始有效心肺复苏，同时拨打 120 等待急救医生前来进行呼吸支持及其他治疗。

♡小心迟发性溺水

还有部分儿童存在迟发性溺水（又称二次溺水），这是在吸入水之后经过一段时间才发生，这个时候会存在肺水肿，肺部的气体交换受阻，肺泡功能障碍，肺泡表面重要的表面活性剂流失，会出现呼吸困难、胸痛、咳嗽、发热，行为举止突然变化，极度疲劳等症状。所以刚溺水的孩子或者呛水的孩子被救后，即便神志清醒，也要对其严加观察，不能放松警惕。

家庭护理要点

◇ 在家洗澡或玩水时，家长不能离开孩子，不要玩手机或去做其他事。

◇ 外出游玩戏水时，防患于未然第一重要。家长应查看游泳池边是否安装围栏，是否进行了水上安全训练，水边是否有成人看管，孩子是否佩戴漂浮装备，并告诉孩子不去无人看管的湖边、溪边、河边玩耍等。

◇ 家中任何水桶、水盆里的水，如泡脚盆中的水、拖把桶中的水等都应随时倒掉。

◇ 在溺水后需尽快清理口腔和鼻腔中的污物，保持呼吸道通畅。

父母还应该知道的问题

公共游泳池都有救生员，是不是很安全？

游泳池救生员的主要职责是维护整个泳池的秩序和安全，发生意外的时候，尽可能第一时间给予救助。因此，他不会时时刻刻专门去看护某一个孩子。而时刻有效看护水中的儿童，永远是家长的第一责任。

如果给孩子戴上游泳圈或其他充气的水上玩具，是不是就可以保证孩子的安全了？

游泳圈和吹气的水上玩具只是帮助孩子漂浮在水面上的辅助工具，不是专业的漂浮装备。当水流发生变化，游泳圈在水流的推动下可能会突然翻转，导致孩子跌入水中，引发溺水。而且，游泳圈漏气也可能导致溺水。所以家长要牢记，没有任何设备可以代替有效看护。

儿童溺水后表现是什么？

人真实的溺水状态完全不是挥手大喊，使劲儿扑腾，尤其是孩子。他们不会呼救，或挣扎时间十分短暂，和电视剧里描述孩子溺水大声呼喊的画面截然不同。孩子溺水的真实状态不是折腾，而是安静地站立在水中，半仰着头，意识模糊，之后很快会沉下去。

> **小贴士**
>
> 溺水后不建议进行排水疗法（头低脚高位控水）及海姆立克法，否则可能会造成胃内容物反流，而造成误吸而引起二次损害，并导致心肺复苏延迟，增加死亡率。

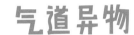 气道异物

主要症状及产生原因

气管、支气管异物是儿科的急症，可以造成儿童的突然死亡。1 岁以内意外死亡的病例中，40% 是由于呼吸道异物所致。气道异物多见于学龄前儿童，5 岁以下者约占 80% ～ 90%。

当儿童在进食时哭闹、嬉笑、跑跳或口内含着小块物品突然深吸气时，非常容易将异物吸入气道中。气道异物的种类很多，多见于各种食物，如豆类、干果、果冻等，也有玩具的小零件、自身脱落的牙齿及呕吐物等。

气道异物的主要症状

◇ 异物进入气管后，会引起孩子呛咳、喘息、青紫、呼吸困难。

◇ 较大的异物被吸入后可因阻塞在声门或气管腔，孩子立即出现青紫、窒息而死亡。

◇ 异物在气道内存留越久，反应就越重。

◇ 长时间的气道异物，会有咳痰带血、呼吸困难和缺氧等表现。

什么情况下到医院就诊

一旦怀疑孩子发生气道异物，不能存有任何侥幸心理，应该立即争分夺秒，带孩子到医院就诊。如果没有上呼吸道感染的孩子突然无故剧烈咳嗽，也应该到医院就诊，排除异物吸入的可能。儿童气道异物自然咳出的机会很少，只有在医院手术室的条件下，用喉镜或气管镜才能取出异物。所以家长必须认识到及时治疗的重要性，万万不可贻误时间，否则后果不堪设想。

家庭护理要点

♡ 日常护理

◇ 养成良好的进食习惯，避免在吃东西时哭闹、嬉笑、跑跳等。

◇ 不要养成口中含东西的习惯。

◇ 吃饭要细嚼慢咽。家中有 3 岁以下幼儿，孩子可触及的范围内不要放置花生、瓜子、开心果等，更不要给孩子吸食大块果冻。

♡ 应对方法

气道异物对儿童有生命危险。因此，一旦发生这种情况，如距离医院较远，无法马上送至医院，应立即采取急救措施，尽早取出异物，以避免或减少发生窒息和其他并发症的机会。家长可采用海姆立克法，将横膈向上挤压，借空气的力量把异物冲出来或顶出来。具体方法如下。

◇ 对于 1 岁以内的婴儿，记住 6 个字"拍后背，按前胸"，保证孩子处于头低脚高的位置。先在孩子后背肩胛骨之间用力向下冲击性地拍 5 下。如果异物没有冲出，将孩子身体翻转过来，在心脏按压的位置（双乳头连线之间的胸骨中央部位）按压 5 次，每秒 1 次，按压深度为 4 厘米（要用力）。

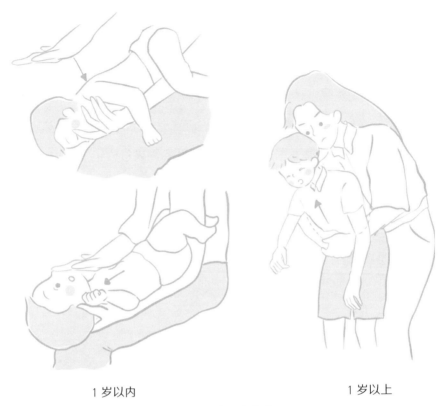

1岁以内   1岁以上

图 59 *海姆立克法*

如果异物仍然没有被冲出，重复以上步骤，最多重复 5 次。

  ◇ 对于 1 岁以上的幼儿，家长跪蹲在孩子的身后，双手环抱孩子。一手握拳，虎口贴在孩子剑突位置（肚脐之上的腹部中央）下，另一只手握住该手手腕。突然用力收紧双臂，使握拳的虎口向孩子腹部内上方猛烈回收。如果异物没有冲出，立即放松手臂，重复该动作，直到异物被冲出。该方法是利用膈肌上升的力量挤压肺及支气管，从而将异物从气管内挤出。

  ◇ 如果异物已取出，孩子呼吸正常，也应安静地观察一段时间，看有无变化，最好去医院进行胸部 CT 检查，明确是否有异物残留。如果病情严重，出现极度呼吸困难，则应立即送医院抢救。

父母还应该知道的问题

孩子吃花生后呛咳了几下，后来基本不咳嗽了，是不是说明异物没有进入气管呢？

异物进入气管后，首先孩子会突然出现呛咳、剧烈的阵咳，可同时出现面色青紫和呼吸困难。如果异物较小的话，当其向深部移动进入支气管后，可在一段时间内表现为咳嗽症状减轻甚至消失，进入无症状期。但如果异物长期在一侧支气管内，会被肉芽或纤维组织包裹，造成支气管阻塞及炎症，有咳痰带血、呼吸困难和缺氧等表现。因此，一旦怀疑有气道异物，不管孩子是否咳嗽，家长都应带孩子到医院完善检查。

医生会怎样明确孩子是否存在气道异物？

医生除了询问病史外，还会进行肺部听诊，判断是否存在肺部呼吸音减低，其次进行胸部 CT 和支气管树三维重建检查，可以明确是否存在异物及异物的具体位置；如果都不能明确诊断，可进一步进行支气管镜检查，也可同时进行取出异物治疗。

> **小贴士**
>
> 气道异物非常危险，可直接危及儿童生命安全，手术和麻醉风险也很大。家长应充分认识其危害性，注意预防气道异物的发生，千万不能存侥幸心理。

食管异物

主要症状及产生原因

食管异物可发生在任何年龄。多因饮食不慎，误咽异物，如鱼刺、骨片；或孩子误将小玩具咽下，如硬币、纽扣等。因大块异物可暂时停留在咽下部或食管入口部位狭窄处，会堵塞气道，引起严重并发症甚至危及生命，故必须及时处理。大多数孩子发生食管异物后即有症状，多为吞咽疼痛、吞咽困难，偶有呼吸困难，也有少部分孩子无任何症状。

什么情况下到医院就诊

已确定或高度怀疑有食管异物时，应尽早到医院就诊，明确诊断，发现异物及时取出。尤其是怀疑孩子吞入纽扣电池时，家长一定不要存侥幸心理，应争分夺秒到医院取出。

家庭护理要点

家长平时应注意以下几点，以防患于未然。

◇ 孩子进食时要细嚼慢咽，不宜过于匆忙。

◇ 尤其要注意牙齿脱落较多或换牙期的孩子。

◇ 教育孩子改正口含小玩物的不良习惯，以防不慎咽下。

◇ 孩子的食物内避免放入硬币、未去核的枣等无法消化的异物。

父母还应该知道的问题

孩子吃鱼的时候卡着鱼刺了，是否可以吞一大口米饭把鱼刺咽下去？

孩子被鱼刺卡到，切忌自行吞服米饭、馒头、韭菜等食物，以免加重损伤，增加手术难度。最好的方法就是立刻去医院的耳鼻喉科就诊，通过喉镜把鱼刺取出。

小贴士

食管异物同气道异物一样，是危险且可危及生命安全的急症。家长一定要提高安全意识，预防胜于治疗。

鼻腔异物

主要症状及产生原因

鼻腔异物多见于学龄前儿童，学龄期儿童也偶有发生。这是因为儿童好奇心强，在玩耍时常将纸卷、棉球、小玻璃球、滚珠、塑料玩具、纽扣、小石块、豆类、花生米、果核、果壳等异物塞入鼻腔。

鼻腔异物的主要症状

◇ 单侧鼻塞、鼻痛。

◇ 异物进入较长时间后，可致异物侧鼻涕变成脓血性，并发出腥臭味。

◇ 纽扣电池是特殊的鼻腔异物，置入时间很短即可造成鼻腔黏膜烧伤、鼻中隔软骨穿孔、坏死。

什么情况下到医院就诊

发现鼻腔异物后，如果条件允许，最好及时带孩子就诊。根据病史和鼻腔检查所见，医生多能迅速判断异物的形状和性质，并选择适合的取出器械和方法。

家庭护理要点

◇ 先安抚孩子不要剧烈哭闹，因为哭闹时用力吸气，会将异物吸入深处。

◇ 如果异物较小，停留时间较短，家长可以用拇指或食指堵住没有异物的鼻孔，让孩子用力向外擤鼻，有时异物会被呼出的气流冲出来。

◇ 纸团或棉花团异物的一部分露在鼻孔外面时，可以尝试使用镊子夹取。

◇ 如果异物已完全进入鼻孔，而且有可能是球形的话，家长千万不要自行用镊子夹取，这样只会把异物越推越深，需要尽快到医院请医生帮忙取出。

父母还应该知道的问题

鼻子里进了异物，风险不大，这种说法对吗？

鼻腔后部与咽、喉、气管相通，如果孩子用力吸鼻，鼻腔内的异物可经后部吸入喉、气管、支气管，造成肺部感染，或者阻塞气管引起窒息甚至是死亡。尽管发生的概率非常低，但还是不排除这种风险。

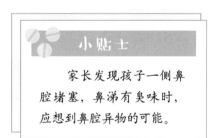

小贴士

家长发现孩子一侧鼻腔堵塞，鼻涕有臭味时，应想到鼻腔异物的可能。

耳道内异物

主要症状及产生原因

耳道内异物多见于学龄前儿童，因孩子喜欢将小物体塞入耳内，学龄期儿童也偶有发生，多为挖耳或外伤时遗留小物体或小虫侵入等。按异物种类可分为动物性（如昆虫等）、植物性（如谷粒、豆类、小果核等）、非生物性（石子、铁屑、玻璃珠等）三类。

耳道内异物的主要症状

◇ 小而无刺激性的非生物性异物可长期存留于外耳道而不引起症状。

◇ 一般异物愈大，愈接近鼓膜，症状愈不明显。

◇ 活昆虫等动物性异物可爬行骚动，引起剧烈耳痛和噪声，甚至可使孩子惊恐不安。

◇ 豆类等植物性异物如遇水膨胀、阻塞外耳道，可引起耳闷膨胀感，导致听力部分受损，并可继发外耳道炎。

◇ 有些锐利、坚硬的异物可损伤鼓膜。

◇ 有些异物偶可引起反射性咳嗽。

什么情况下到医院就诊

发现外耳道异物后，及时带孩子去医院就诊。根据病史和耳部检查所见，医生大多能判断异物的形状和性质，并选择适合的取出器械和方法。

家庭护理要点

一旦外耳道有异物进入，家长一定要镇静，切不可用耳勺等尖锐物品盲目伸入耳内掏挖，以免异物越陷越深，刺伤鼓膜，引起严重后果。

如果无法马上去医院就诊，家长可先尝试以下方法。

◇ 如果小虫进入耳内，可先滴入香油或酒精等使昆虫瘫痪、死亡，然后用夹子取出或用水冲出；或用电灯（或手电筒）靠近耳朵照射外耳道，虫子喜光线，会顺着光线爬出来。

◇ 小豆粒、小弹丸等进入耳内，可将身体弯向有异物的耳朵一侧，单脚跳跃，直至异物掉出。

◇ 取出异物后的耳道要注意保持干燥与清洁。如果有外耳道损伤，可局部消毒，并适量应用抗生素预防感染。

家长平时应注意下面几点，防患于未然。

◇ 教育孩子不要将细小的物体放入耳内。

◇ 野外露宿时，加强防护，以防昆虫入耳。

◇ 消灭蟑螂，以防睡眠时进入耳内。

父母还应该知道的问题

自行取异物后还有不适怎么办？

自行取异物后，如果仍有不适，说明耳道内可能有异物残留，或者存在外耳道损伤等情况，应带孩子去医院就诊对症处理。

为什么不要经常给孩子掏耳朵？

耳朵里有少量的耳屎，不仅可以保护耳道皮肤，还可以对耳道异物起到一定的预防作用，所以，家长不用经常给孩子掏耳朵。如果有的孩子耳屎确实特别多，堆积到耳道内，出现听力下降、耳闷及耳痛等情况，也不要自己在家给孩子掏耳朵，一定要带孩子到医院的耳鼻喉科，让医生处理即可。

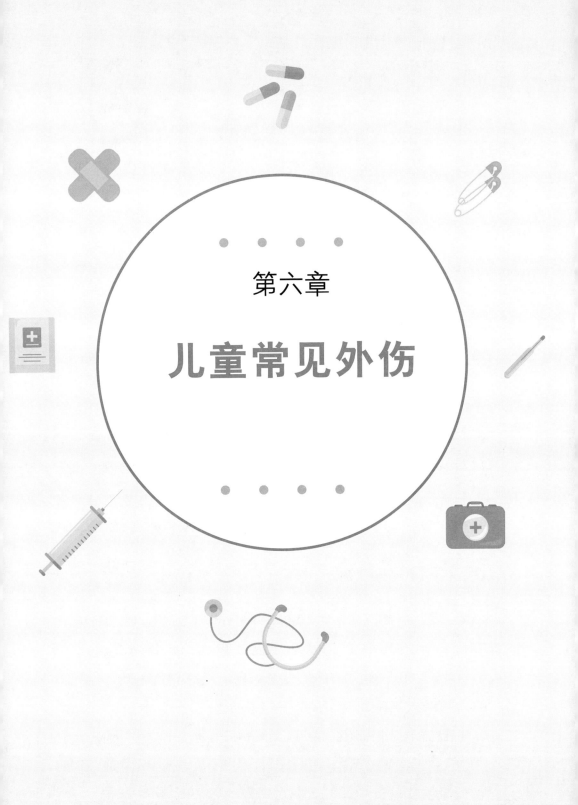

第六章

儿童常见外伤

跌倒 / 坠床

主要症状及产生原因

孩子每天都充满活力，意外也就经常发生，跌倒、坠床常见。根据严重程度分为 3 级。

◇ 1 级：皮肤擦伤、软组织挫伤、皮肤小裂伤稍加处理即可。

◇ 2 级：关节扭伤、软组织撕裂伤、严重挫伤等需要缝合或外固定等医疗措施。

◇ 3 级：骨、关节损伤，意识丧失，精神状态改变，需要住院治疗。

什么情况下到医院就诊

◇ 万一发生跌倒或坠床，要观察孩子的精神反应，如出现烦躁、淡漠、意识障碍等，可能伤及颅脑，不要搬动或摇晃孩子，立即拨打急救电话。

◇ 观察全身情况，如出现颈部、躯干、脊柱的损伤，需要制动、平卧。

◇ 如果四肢出现肿痛，需要制动后送医院治疗。

◇ 出现皮肤软组织撕裂伤，要用无菌纱布压迫止血后，到医院就诊。

◇ 对于皮肤轻微挫伤，可使用碘伏消毒后，使用医用纱布包扎。

◇ 伤口如果出现红肿，需要到医院治疗。

◇ 孩子跌倒或坠床，就医前需要禁食。

家庭护理要点

◇ 婴儿在床上玩耍时，家长不能离开，必须短暂离开时，需要将孩子放置在有安全带或安全围栏的小车内等安全的地方。

◇ 带孩子在室内或室外活动时，家长应提前观察游戏环境，确保场地无安全隐患。

◇ 孩子活动时，鞋子要合脚，外套不能超过膝盖。

◇ 将尖锐的物品放在孩子碰不到、够不着的地方。

◇ 避开可能滑倒的区域。

父母还应该知道的问题

对于不会表达的婴儿，坠床后无明显异常，需要观察哪些方面？

婴儿坠床后可能无明显异常表现，这种情况需要检查四肢有无活动受限，全身有无肿痛部位，观察孩子的精神反应、有无呕吐等情况。观察过程中，如果出现异常，需要及时就医。

> **小贴士**
>
> 如果有多人同时看护年龄较小的孩子，一定要指定一个主要责任人，避免因为聊天、家务等忽视孩子的安全。大人无论在做什么，一定要让孩子在自己的视线范围内。

桡骨头半脱位

主要症状及产生原因

桡骨头半脱位，俗称牵拉肘，是婴幼儿常见的肘部损伤，高发年龄在 1 ～ 3 岁，男孩多见，左侧较右侧多见。

主要症状

◇ 牵拉上肢时，患儿会开始哭闹，并且拒绝用上肢活动。

◇ 无法抬高上肢接拿物品。

◇ 患儿用健侧手扶住患肢，前臂通常处于旋前位，肘关节半屈曲位。

◇ 桡骨头前外侧可有压痛，一般无红肿、破溃。

◇ X 线检查无明显异常。

什么情况下到医院就诊

◇ 安抚孩子后哭闹停止，但一侧上肢活动受限。

◇ 有牵拉前臂或者扭伤肘关节的病史，孩子突然哭闹，伴有患侧前臂旋转受限和疼痛。

家庭护理要点

♡ 观察病情

◇ 出现桡骨头半脱位后，不要再拉拽孩子的患肢。

◇ 家长不要试图进行脱位的复位。

◇ 就医前避免饱食，否则治疗过程中孩子易出现呕吐、窒息等。

♡ 日常护理

◇ 日常生活中，注意不要突然拉拽孩子的前臂。

◇ 在给孩子换衣服时动作轻柔，避免过度拉拽。

◇ 在孩子突然出现哭闹时，家长要镇定，尽量观察哪里出现不适。

◇ 在床上翻滚时注意保护上肢。

父母还应该知道的问题

出现桡骨头半脱位后，去哪类医院就诊合适？

家长要带孩子到儿童专科医院或骨科专科医院就诊。

什么情况下容易发生桡骨头半脱位？

孩子发生桡骨头半脱位，主要是因为家长牵拉其手臂时用力不正确。有3种情况很容易导致孩子发生桡骨头半脱位，日常要多加注意。

◇ 牵着走时孩子反抗。家长牵着其手臂，孩子反抗时，很容易用力不当造成脱位。

◇ 拉住即将摔倒的孩子。孩子摔倒的瞬间，家长可能会用力拉住孩子手腕，用力过猛造成脱位。

◇ 拉孩子手腕向上提。这个过程中，孩子身体悬空时，易造成脱位。

扭　伤

主要症状及产生原因

连接人体骨骼的带状组织叫作韧带，它的作用是给予关节力量和稳定性，当韧带受到牵拉或者被强行扭转时会产生损伤，称为扭伤。当孩子的关节遭受剧烈扭转后感到疼痛通常是扭伤。

扭伤会造成受伤关节的肿大以及关节周围的疼痛，受伤关节的灵活性也会有所降低。孩子扭伤出现最多的地方是脚踝韧带，在跌倒之后，或者用单腿猛地着地时便会发生这种扭伤。

什么情况下到医院就诊

◇ 如果扭伤后关节处剧烈疼痛，而且孩子无法自行移动关节，应该立即就医，以排除骨折、脱位等危险情况。

◇ 48 小时内孩子疼痛和肿胀现象没有减轻。

◇ 孩子走起路来步履蹒跚。

家庭护理要点

♡ 日常护理

◇ 让孩子休息、用冰块冷敷患处、压紧患处、将受伤部位抬高都是治疗扭伤的好方法。

◇ 休息一段时间后，受伤部位会恢复得更好。一定保证至少在 48 小时内尽量让孩子的受伤部位得到休息。

◇ 可以使用类似悬带、拐杖等支撑物来减少受伤关节的移动。

◇ 受伤 24 ～ 48 小时内，应该每两三个小时用冰袋为患处进行 20 ～ 30 分钟的冷敷。第一次给孩子冷敷时，孩子会感觉太凉，继而有灼痛、疼痛和麻木的感觉，当孩子说有麻木感时应该取下冰袋。

♡ 冷敷方法

◇ 将冰块放进双层塑料袋或毛巾中制作冰包。用双层的衬布或者湿布盖在患处上，然后在上面放上冰包。通常可以使用弹性绷带固定冰包。

◇ 使用弹性绷带压紧患处防止肿胀。在伤后 4 ～ 8 小时内，孩子应该连续使用弹性绷带。夜间应该将绷带松开一些，但不能把绷带取下。

◇ 针对身体的不同部位、年龄和身体状况，为孩子受伤的关节选择适合的弹性绷带。对 3 岁以下孩子来说，2.5 ～ 5 厘米宽的绷带就足够了。

◇ 为孩子绑绷带时，应该从受伤处下面几厘米的地方开始，层叠向上缠绕。将绷带拉伸到其最大长度的 70% 的程度下使用，以获得足够的压力。把手指或者脚趾留在外面，以便观察。出现疼痛、皮肤发白、麻木以及刺痛感都意味着绷带绑得太紧了。

◇ 除了冰袋冷敷和绷带包扎，还应该将伤处用枕头或软垫抬高减轻肿胀。如果条件允许，在伤后 24 ～ 48 小时内可以将患处抬高于心脏。当怀疑孩子骨折时，不要搬动患肢，尽快到小儿骨科急诊就诊。

父母还应该知道的问题

扭伤后，多久能活动？

扭伤可能需要几天甚至几个月才能完全恢复，随着疼痛和肿胀的好转，可以轻柔地活动受伤部位，逐步加力，但没有完全恢复前仍然需要避免剧烈运动，不然有可能再次受伤。同一韧带被反复扭伤，会造成该韧带永久地失去弹性。

♡ 割伤、擦伤和创伤

主要症状及产生原因

孩子会摔倒，也喜欢玩尖锐的东西，因此经常会出现割伤、擦伤和创伤的情况。

◇ 割伤是皮肤表面破损而导致流血，可以在家中处理。

◇ 擦伤是皮肤表面并没有真正破损，而是由于受到摩擦或者撞击，导致皮下毛细血管出血，皮肤出现青紫色，也可以在家中处理。

◇ 创伤通常是造成部分深层组织损伤的深层割伤。一些创伤是撕裂伤，通常从皮肤开始撕开，贯穿皮肤以及包括脂肪、血管、神经、肌腱和韧带在内的皮下组织。当血管被撕裂后会发生严重的出血，此种情况需要马上进行治疗，而且往往需要接受缝合、深层清洁、止血等治疗。割伤很深并且皮肤绽开，就需要进行缝合。

什么情况下到医院就诊

◇ 伤口大且绽开。

◇ 直接按压患处 20 分钟后仍不能止血。

◇ 伤口周围变红、触痛、发热或者化脓。

◇ 面部或手上有大或深的伤口。

◇ 发热。

◇ 头部有割伤或者擦伤，并伴有行为失常。

◇ 询问是否有必要接种破伤风疫苗。

家庭护理要点

多数割伤、擦伤和创伤都可能会被感染，因此在受伤后 3 日内请按照如下方法护理。

♡ 小割伤的护理

◇ 用温水和肥皂清洗伤口，确定没有灰尘、玻璃等异物后，使用碘伏消毒伤口。

◇ 让伤口自然干燥。伤口周围约 0.3 厘米大的区域出现小面积的发红或发粉的现象是正常反应，但是变色的区域不应该继续扩散。

◇ 在伤口涂抹抗生素软膏后，用创可贴或者大小适当的纱布绷带和胶带包扎伤口。

♡ 绑绷带后的护理

◇ 绷带可以使伤口免受更多伤害，并且可以防止伤口污染，促进伤口愈合。如果伤口处是容易摩擦到的地方，有必要在这个部位包上绷带保护伤口。

◇ 绷带脏了要及时更换，需要再次使用碘伏消毒伤口，干燥后包扎。

◇ 换绷带时要注意观察伤口是否流脓、患处周围有无大面积的发红等感染迹象。

◇ 不要在伤口上直接粘贴胶带，因为取下时会造成疼痛和重新出血。

◇ 酌情给孩子洗澡，并在需要时更换绷带。

♡缝合治疗后的护理

◇ 不要清洗患处。

◇ 医生会告知详细的护理方法，通常包括动作轻柔地清洁伤口和涂抹抗生素软膏。

◇ 向医生咨询什么时候可以洗澡和游泳。

◇ 在规定的时间拆线，如果线拆得太晚，可能在皮肤上留下疤痕。

父母还应该知道的问题

创伤在康复后会留下疤痕吗？

所有的创伤在康复后都会留下疤痕，但疤痕的明显程度取决于伤口的深度和康复时间的长短，以及疤痕在身体上的位置。深度伤口的康复需要6～12个月的时间，在这段时间里任何伤疤都会慢慢淡化。如果缝合处周围的小面积皮肤出现泛红，这是正常现象，不是感染的症状，疼痛和触痛也属正常，但这些感觉应该每天逐步减轻而不是加重。

♡ 骨 折

主要症状及产生原因

骨折就是骨头断裂或者变形，孩子的骨质比较脆弱，比成年人更容易发生骨折，多发生在上肢、下肢、足、手等位置。孩子在跌倒时容易发生锁骨骨折。

骨折分为以下 3 种类型。

◇ 开放性骨折：骨头刺出皮肤，伤口周围的肌肉和血管也可能受到损伤。

◇ 闭合性骨折：虽然骨头完全或者不完全折断，但没有刺穿皮肤。

◇ 粉碎性骨折：骨头承受巨大的压力后碎裂的骨损伤。

什么情况下到医院就诊

◇ 骨头刺出皮肤。

◇ 受伤部位肿胀，剧烈疼痛，轻微或者明显畸形，皮肤瘀斑，活动受限。

◇ 孩子面色苍白，出冷汗，头晕，呼吸困难，昏迷。

◇ 伤肢变冷，青紫，麻木。

家庭护理要点

◇ 大多数情况下，如果怀疑骨头受到损伤，应该带孩子看急诊。

◇ 如果孩子骨折后需要做石膏固定，向医生咨询具体的护理方法。

◇ 石膏务必保持干爽。

◇ 受伤后将患处抬高 24 ~ 48 小时，这样可以帮助消肿。

◇ 石膏固定后的常见问题是瘙痒，可以适度分散注意力，减轻瘙痒。

◇ 石膏固定后，家长务必按照医嘱护理，经常被动伸直孩子的手指。若出现明显的"被动伸指痛"，说明石膏可能过紧，可能有导致前臂缺血性肌挛缩的风险，需尽快到医院就诊，拆除外固定物。这一点至关重要。

◇ 当石膏取下时，孩子会觉得没有力气或者邻近的关节活动受限和疼痛，这时需要逐渐增加运动量，这是正常现象，会逐渐恢复。

父母还应该知道的问题

孩子发生骨折，家长第一时间该怎么做？

骨折发生后，家长不要慌张，尽可能不要活动骨折部位的肢体、不要更换衣服，否则可能会增加孩子不必要的痛苦，要尽早到具备小儿骨科的医院就诊。

治疗过程中多久复查一次？

骨折治疗后，要按照医嘱定期复查，一般上肢骨折的石膏固定时间是 4 ~ 6 周，下肢骨折的石膏固定时间是 8 ~ 12 周。

晒 伤

主要症状及产生原因

如果皮肤长时间暴露在阳光下，就容易造成晒伤。被晒伤的皮肤会有触痛感，泛红，触之有温热感，且有可能非常疼痛。疼痛和肿胀在晒后 4 小时开始，24 小时后达到顶峰，48 小时后开始恢复。多数晒伤属于一级烫伤，但长时间的暴晒会出现水疱或者二级烫伤。

什么情况下到医院就诊

◇ 眼睛疼痛无法见光，身上出现大量水疱。

◇ 晒伤处感染，如化脓、肿胀、碰触特别疼痛。

◇ 孩子不到 1 岁，且身体晒伤的部分比他的手掌大。

◇ 出现脱水，如口干、无泪或者 8 小时不排尿。

◇ 孩子有中暑的迹象，包括发热、大汗、口渴、头晕、四肢无力。

◇ 晒伤面积大，有水疱，或 2 天后仍不能痊愈。

◇ 孩子很虚弱，甚至无法站立。

家庭护理要点

◇ 晒伤后，暂时不要给孩子洗澡，接触温水会刺激伤口。

◇ 多饮水，补充因日晒失去的水分，防止脱水和头晕。

◇ 每日多次对伤口进行冷敷、消肿止疼。

◇ 当康复开始时，被紫外线灼伤的皮肤脱落，为新的健康皮肤的生长留出空间。晒伤后 3 ～ 10 日开始脱皮，当皮肤完全修复好后停止脱皮，通常这个过程会在 1 周结束。

父母还要知道的问题

怎样预防晒伤？

任何人都可能被太阳晒伤，特别是孩子。尽量避免上午 10 点到下午 2 点外出。带婴幼儿外出时，要避免长时间暴露于阳光下，可以穿薄款防晒衣，选择戴宽檐的帽子，可以使用防晒霜。当孩子晒太阳时，特别是游泳后，要记得为孩子补擦防晒霜。

 小贴士

● 阴天时紫外线一样强烈，因此也需要防晒。
● 有些药物会使得孩子对阳光更为敏感，需要向医生咨询。

烧　伤

主要症状及产生原因

烧伤是由于皮肤接触了火、电、化学物品或者热的物体（炉子、熨斗等）而造成的伤害。烧伤的严重程度可以通过以下 4 个因素来判断。

◇ 烧伤的位置。无论被烧到哪里都很严重，但是如果烧伤位置在脸、手及会阴处就需要专业的治疗。

◇ 烧伤面积的大小。皮肤受伤区域越大，烧伤的程度就越严重。

◇ 烧伤的程度。烧伤分为 3 个程度：一级烧伤相当于晒伤，两三天即可自行痊愈；二级烧伤比一级严重，并且需要医治；三级烧伤最严重，会完全损伤皮肤，这种情况是需要急救的，甚至需要植皮。

◇ 烧伤的原因。了解皮肤被烧伤的原因以及周围环境，有利于对孩子进行救治。

什么情况下到医院就诊

◇ 化学烧伤，如硫酸、盐酸等酸性液体，氢氧化钠、生石灰、氨水等碱性液体。

◇ 和电有关的烧伤，包括雷击。

◇ 孩子在封闭处遭遇火灾，即使没有皮肤烧伤的迹象。

◇ 烧伤面积比孩子手掌大。

◇ 烧伤患处情况恶化或者化脓。

◇ 水疱的直径大于 5 厘米。

◇ 发热，体温达到 37.5℃。

◇ 昏迷，即便时间非常短。

◇ 患处无痛感。

◇ 面部、手、会阴以及腹股沟部位被烧伤。

◇ 不明原因的烧伤。

◇ 孩子出现呼吸急促或者呼吸困难的现象。

◇ 需要接种破伤风疫苗，或者不清楚孩子的破伤风疫苗的接种情况。

家庭护理要点

◇ 只有一级烧伤，可以自行在家中治疗。

◇ 不要把水疱弄破，保持其完整，这些水疱会逐渐吸收。

◇ 如果水疱破了，要用碘伏消毒，晾干后涂抹抗生素软膏。

◇ 保证孩子饮用足量的水。

◇ 可以在患处用冷水或者凉毛巾进行冷却，再抹一点烧伤软膏。对于一级烫伤，可以使用芦荟胶，不要使用酒精或含有酒精的软膏，酒精会造成伤口干燥和疼痛。

◇ 医生会开专用的处方药膏治疗二级烧伤，并且告诉家长使用方法，以及家庭护理的注意事项。

父母还应该知道的问题

怎样确定烧伤的程度？

即使看上去非常微小，烧伤仍是非常严重的外伤。专业的医疗人员可以估算孩子受伤面积占全身面积的百分比。烧伤的深度是难以确定的，而且深度不均匀，在同一伤口处会同时出现一级、二级和三级烧伤。多数情况下如果不能确定烧伤的深度，请带孩子去医院。

◇ 三级烧伤。三级烧伤非常严重并且需要急救，此种烧伤已伤及包括真皮层和表皮层在内的皮肤。因为神经末梢受损，通常三级烧伤并不疼痛，烧伤处的颜色由于致伤物品的不同分别呈现出白、棕、焦黑或者鲜红色，并且没有出血，通常需要植皮治疗。

◇ 二级烧伤。二级烧伤会完全损伤第一层皮肤——表皮，以及部分损伤皮肤的第二层——真皮。二级烧伤非常疼痛且需要医生治疗，多数情况下在涂了特殊的处方药膏之后，2～3周可以康复。

◇ 一级烧伤。一级烧伤会造成皮肤的表层变红，触摸时有疼痛和灼热的感觉。有些一级烧伤会造成极小的水疱，这些水疱在2～3天内就可自行消失。

如何确定烧伤面积？

可以以孩子手掌面积占身体面积的1%的标准，粗略地估算烧伤程度和面积。

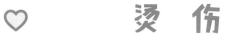

主要症状及产生原因

烫伤是由于热液或蒸汽等引起皮肤、表皮、真皮甚至皮下组织的损伤。

烫伤分为 3 个程度。

一级烫伤：皮肤轻微泛红，有一些刺痛，无水疱。

二级烫伤：有水疱出现，疼痛剧烈。

三级烫伤：累及皮下组织，失去痛觉。

什么情况下到医院就诊

◇ 烫伤的面积比孩子手掌大。

◇ 烫伤患处红肿加重或者化脓。

◇ 水疱的直径大于 5 厘米。

◇ 发热，体温达到 37.5℃。

◇ 昏迷，即便时间非常短。

◇ 患处无痛感。

◇ 面部、手、会阴以及腹股沟部位被烫伤。

◇ 孩子出现呼吸急促或者呼吸困难的现象。

◇ 需要接种破伤风疫苗，或者不清楚孩子的破伤风疫苗的接种情况。

家庭护理要点

◇ 烫伤后要立即用冷水冲患处 5 ～ 10 分钟。

◇ 一级烫伤可以自行在家中治疗。

◇ 不要把水疱弄破，保持其完整，这些水疱会逐渐吸收。

◇ 如果水疱破损，要用碘伏消毒，晾干后涂抹抗生素软膏。

◇ 保证孩子饮用足量的水。

◇ 二级烫伤需要就医，医生会开专用的处方药膏来治疗，并且告诉家长具体使用方法，以及家庭护理注意事项。

◇ 三级烫伤需要专业医生处理。

父母还应该知道的问题

如何预防烫伤？

预防胜于治疗。烫伤孩子的多数是热的液体，当好动的孩子坐在家长大腿上或者给孩子喂奶的时候，家长不要喝热饮（茶、咖啡、热汤）。做饭的时候要多加小心，把锅的把手朝侧面放。洗澡时不要先放热水，要先放冷水，因为从水龙头中流出来的热水足以烫伤婴幼儿娇嫩的皮肤。

烫伤会留瘢痕吗？

深二度及三度烫伤会形成瘢痕，瘢痕多在 6 ～ 12 个月后减轻，可在伤口痊愈后涂抹祛疤类药物帮助减轻瘢痕。

冻　伤

主要症状及产生原因

　　裸露在外面的皮肤最容易被冻伤，例如手、脸颊、鼻子、耳朵，另外脚也容易被冻伤。被冻伤的皮肤会发白，有可能起水疱。轻度冻伤有麻木感，中度冻伤有疼痛感，重度冻伤会让神经失去知觉。

什么情况下到医院就诊

◇　用家用体温计测量孩子的体温，体温低于 35.5℃。

◇　你认为孩子可能被冻伤。

◇　患处出现水疱或麻木的感觉，或者同时出现上述 2 种情况。

◇　怀疑被冻伤的部位出现肿胀的情况。

家庭护理要点

♡ 日常护理

◇　在天气寒冷时给孩子穿几层宽松、保暖的衣服，比穿一件厚重的合身衣服保暖效果好。

◇ 一般情况下，连指手套比分指手套更保暖，可以避免手被冻伤。如果孩子在极端寒冷的天气必须外出，或者孩子在很冷的天气中需要进行长时间的户外运动，应为孩子准备两副手套。

◇ 寒冷天气外出时，一定要戴好面罩、护耳、连指手套，穿上棉鞋再外出。

◇ 在户外时，如果衣服湿了，要尽快换掉湿衣服，潮湿的皮肤会加速冷却和冰冻的速度。如果孩子喜欢冬季运动，可以给孩子多带几件衣服（特别是袜子和连指手套）。

◇ 告诉孩子在寒冷环境下外出时要互相帮助，彼此查看鼻子、脸、耳朵是否有冻伤的迹象。

◇ 如果怀疑孩子的手被冻伤了，可以让孩子用体温温暖自己的手，把手放在自己的腋下或者腹股沟处。

◇ 可以让孩子喝热水、热巧克力等热饮，帮助体温快速恢复。

♡ 冻伤后的护理

◇ 不要摩擦孩子被冻伤的地方，这样做会进一步造成组织损伤。当患处肿胀时要注意保护，以免该部位受到外伤。

◇ 将患处抬高。

◇ 不要让可能被冻伤的部位接触冰或者雪。

◇ 查找水疱或者组织损伤的迹象，不要刺破水疱，注意保护好它，最好让它自行吸收。

◇ 不要让受伤的部位暴露在极端的温度下，极端冷和极端热都不可以。

◇ 防止患处被再次冻伤。

父母还应该知道的问题

寒冷的天气外出，哪些东西是必备的？

如果孩子要在寒冷且经常下雪的地方停留较长时间，给他带上毯子、手电、充足的电池、蜡烛。当出现意外情况时，蜡烛尤为有用，因为它可以在危急时刻提供光和热。

什么是失温症？

失温症是指身体内部温度低于 35℃。这时孩子十分危险，需要全身接受外部加热，并尽快把他送到最近的医院。

动物咬伤

主要症状及产生原因

每年有成千上万的人被动物咬伤，其中大部分是幼儿，如孩子在与猫、狗等宠物玩耍或喂食时常被咬伤或抓伤，因为幼儿无法分清宠物与玩具的区别。被所有的动物咬伤和抓伤都存在危险，症状也不完全相同。

◇ 被猫咬伤或抓伤。猫的牙齿细而尖，很容易咬到深部的皮肤组织。猫咬伤比狗咬伤更容易出现伤口感染，特别是幼儿被咬伤后，处理不及时就可能留下后遗症。

◇ 被狗咬伤。分为疯狗咬伤和宠物狗咬伤。一般被狗咬伤后，有5%～20%的伤口会出现感染。典型的伤口感染在8～24小时后出现，表现为伤口疼痛加剧，伤口周围软组织红肿、发热、疼痛，并可能流脓，有时会分泌有异常气味的液体、全身发热、患淋巴管炎等。

◇ 被小型室内宠物咬伤。仓鼠、天竺鼠、兔子不会携带狂犬病毒，即使被它们咬伤皮肤，也不会造成严重后果，主要危险是伤口感染，

◇ 被野生动物咬伤。很多野生动物也会传播狂犬病，比如蝙蝠甚至可以通过无法观察到的伤口传播病毒。被野生动物咬伤，需马上就医。

什么情况下到医院就诊

◇ 直接按压伤口 20 分钟后仍不能止血。

◇ 被咬伤后发热，体温达到 37.5℃。

◇ 被咬伤的患处位于面部。

◇ 你认为该动物可能患有狂犬病。

◇ 可能需要注射破伤风疫苗或狂犬疫苗。

家庭护理要点

由于被动物抓伤也有被唾液污染的可能，因此动物抓伤和咬伤的处理方法是相同的。

◇ 正确处理伤口。护理过程中最重要的环节是彻底清洗伤口，被咬伤后，立即用肥皂水冲洗伤口 10 分钟，然后用双氧水冲洗，涂抗生素软膏后用纱布包扎。

◇ 尽快注射狂犬疫苗。在被咬伤后 72 小时内，要给孩子注射狂犬疫苗。如不确定是否要接种狂犬疫苗，应就诊请医生进行评估。如果怀疑该动物患有狂犬病，请和当地的疾病预防控制中心联系。

◇ 观察伤口。密切观察伤口 3 ~ 5 天，看是否有感染的迹象。

父母还应该知道的问题

如何教孩子与动物和平相处？

面对动物时做出突然的、快速的举动或发出很大声音可能会激怒它们，即便是温驯的宠物也不例外。

家长应该告诉孩子和动物相处时要保持安静，避免大声喊叫或者做出突然的动作，以防惊吓到它们。同时要告诉孩子不要接近和触摸陌生的动物，一定要在征得动物主人的同意后再进行上述活动。家长应先要问："你的狗对孩子友好吗？可以摸摸它吗？"告诉孩子在摸动物前，一定要让动物闻他的手，然后轻轻地抚摩它的下巴，如果可以的话，请先向孩子演示这些技巧。

小贴士

告诉孩子在遭到狗的攻击时，要躲到又高又稳当的地方。不要和动物的眼睛对视，不然可能会激怒它们。如果宠物在没有受到刺激的情况下攻击人类，则该宠物可能患有狂犬病。

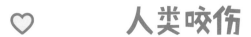

人类咬伤

主要症状及产生原因

很多孩子的啃咬不会造成皮肤破损，只会造成青肿，但是被人类咬伤比被动物咬伤更容易发生感染。手被咬伤后更容易引起并发症。

什么情况下到医院就诊

◇ 被咬伤后发热，体温超过 37.5℃。

◇ 按压伤口 20 分钟后仍不能止血。

◇ 伤口有触痛、泛红、肿胀或化脓的现象。

◇ 查看孩子的破伤风疫苗接种情况。

◇ 你认为有必要为伤口进行缝合。

家庭护理要点

◇ 被咬伤后立即用肥皂水清洗伤口，然后在自来水下冲洗，使用碘伏消毒伤口后，涂抗生素软膏，并用纱布包扎伤口。

◇ 注意观察伤口 3 ～ 5 天，看是否有感染迹象。

父母还应该知道的问题

孩子咬人正常吗？

正在长牙的幼儿啃咬亲人是正常现象。通常，这种行为并没有恶意，但是 2 ～ 3 岁的幼儿在生气的时候倾向用咬人的方法泄愤。此时，父母应该帮助孩子找到更为妥当的方法排解他们的愤怒。

小贴士

一般可以忽略人咬伤感染HIV、乙肝病毒、丙肝病毒的风险。但如果咬人时出现伤口、血液渗出，则需要进行预防。

昆虫及蜱咬伤

主要症状及产生原因

被昆虫叮咬后的症状基本相同，除非亲眼见证叮咬的过程，不然很难判断是被哪种虫子咬伤的。被昆虫叮咬会有一两天的痛痒，很少会有因昆虫叮咬而过敏的病例。

什么情况下到医院就诊

◇ 在被蜱叮咬后出现类似流感的症状。

◇ 出现过敏症状。

◇ 出疹子或者皮肤上出现红疙瘩。

◇ 持续感觉不舒服或者肿胀。

◇ 呼吸时有杂音或者呼吸困难。

◇ 被叮咬后有面色苍白、出虚汗的现象。

家庭护理要点

◇ 在患处涂抹止痒剂。

◇ 用冰块在患处按摩 15 分钟或冷敷，可有效地减轻痛痒。

◇ 被蜱叮咬后，要立即用镊子夹住蜱露在外面的部分，把它拔出来。尽可能完全夹住蜱露在皮肤外面的部分，夹紧后直接把它从皮肤中拉出来，动作要既轻又稳。

父母还应该知道的问题

被昆虫叮咬会过敏吗？

尽管很多人被昆虫叮咬过，但很少有人会产生严重的过敏反应。通常，婴幼儿在被昆虫叮咬后，会肿得比成年人或者大一些的孩子严重，比如蚊子咬的包就会让小孩子的眼睛肿得睁不开。只有少数几种蜘蛛，如黑寡妇蜘蛛、狼蛛和棕色隐士蛛，它们的叮咬会造成严重的过敏反应，在这种情况下患儿需要接受急救。

> **小贴士**
>
> 不要用冷、热或含有化学成分的药品刺激蜱。不要把蜱碾碎或者挤压它，否则它有可能会把更多的毒液注射到孩子的身体里。

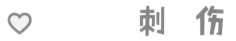

刺 伤

主要症状及产生原因

外界物体刺破皮肤后，造成深度大于宽度的外伤被称为刺伤。刺伤比割伤、擦伤、创伤造成的伤口表面积小、失血少，但比较深。刺伤孩子的物品通常是钉子、别针、刀子、针、玻璃碎片、鱼钩等尖锐的东西，有时候也因为人及动物的抓咬导致。穿刺伤会很快封闭起来，所以这种伤比其他外伤感染的概率更大。

什么情况下到医院就诊

◇ 伤口处非常疼痛。

◇ 伤口内有脏东西或残渣，但取不出来。

◇ 发热，体温达 37.5℃。

◇ 伤口有感染的迹象，如泛红、出现红色的条纹、肿胀、对触摸和施压异常敏感。

◇ 伤口很深并且受伤部位在头部、胸部、腹部或关节处。

◇ 物品的前端折断或者遗失。

- ◇ 致使身体受伤的物体插入身体太深不能拔出。
- ◇ 致使身体受伤的物体插入面部、眼睛或者手上。
- ◇ 孩子不能用伤足站立或者承重。
- ◇ 刺伤孩子的物体或者受伤地点非常脏（畜棚、建筑工地或者垃圾场）。
- ◇ 查看孩子的破伤风疫苗接种情况。

家庭护理要点

- ◇ 仔细检查伤口内是否有脏东西或者外界物品留有的残渣。
- ◇ 用自来水冲洗伤口，也可以用杯子或者壶中的凉开水冲洗伤口，清除伤口内残留的异物。条件允许的话，可以用碘伏消毒伤口，并用纱布包扎伤口。
- ◇ 因为伤口难以清洁，刺伤较其他伤害更容易遭到包括破伤风在内的感染。如果有疑虑，最好带孩子到急诊科接受彻底的检查、清洁和治疗。
- ◇ 刺伤后的第一天最好将伤处抬高。

父母还应该知道的问题

破伤风只会通过脏东西刺伤感染吗？

破伤风是一种导致肌肉僵硬和痉挛的严重感染的全身性疾病。很多人认为破伤风只会通过脏东西（像生锈的钉子）刺伤感染。其实破伤风细菌同样存在于被干净物品造成的穿刺性伤口内，以及被动物粪便污染的土壤中。破伤风疫苗是预防孩子感染的关键。如有疑问请咨询医生。

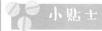 小贴士

　　如果怀疑有异物残留，但看不见，可以去医院就诊，影像学检查有助于确定异物是否存在及异物位置。

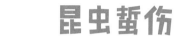

昆虫蜇伤

主要症状及产生原因

　　蜜蜂和黄蜂是蜇伤人类的主要"凶手"，这两种昆虫都会在皮肤上留下刺伤，区别是蜜蜂会留下它们的刺，而黄蜂却极少这样。昆虫蜇伤一般对人没有致命的伤害，大多数蜇伤仅仅造成局部的刺痒、疼痛和肿胀。但有些人对蜜蜂过敏，会在被蜇后呼吸困难、出疹子甚至休克，此时需要急救。少数昆虫会通过蜇伤方式主动攻击人类，大多数昆虫的蜇刺行为是用来自卫和保护巢穴的。

什么情况下到医院就诊

　　◇　失去意识或者昏倒。

　　◇　口腔内被蜇伤。

　　◇　发生严重肿胀。

　　◇　被蜇后发生过敏的先兆。

　　◇　呼吸有杂音或者呼吸困难。

　　◇　胸口或者喉咙发紧。

◇ 蜇伤处感染。

◇ 一次遭受到超过 5 只蜜蜂或黄蜂的袭击。

家庭护理要点

◇ 如果发现有刺残留在皮肤中，应迅速拔出来。

◇ 不要挤压患处，否则会把更多的毒液挤进孩子的身体。

◇ 刺被取出后，用冰敷患处 15 分钟。

◇ 用碘伏消毒伤口。

◇ 不要用指甲用力地抓挠患处，指甲中的细菌很容易进入伤口而导致感染。

◇ 被昆虫蜇伤后，患处疼痛或者灼热的感觉通常会持续一两个小时，但 24 小时内肿胀会持续加重，并且连续 3 ~ 5 天。

父母还应该知道的问题

如果孩子对蜇人的昆虫过敏怎么办？

如果孩子有对蜇人的昆虫过敏的病史，应该随身佩戴写有相关提示的腕环。不要让孩子独自在户外玩耍，并且随身携带治疗蜜蜂蜇伤的药品。家长应该在孩子的幼儿园也留下这些药，并且告诉老师如何使用这些药品。

水母蜇伤

主要症状及产生原因

海水变暖时，水母会游到近海，此时是水母蜇伤事件的多发时节。因为水母是透明的，很难被人们发现，所以要避开它们非常困难。在水母被完全去除前，它会不断地向人体皮肤释放毒液，因此被水母蜇伤是非常痛苦的。如果孩子对水母过敏，在海边戏水的时候一定要特别注意。

被水母蜇伤后会有皮肤刺痛、恶心、头晕、乏力等症状，严重者会出现呼吸困难、呕吐甚至休克。

什么情况下到医院就诊

◇ 呼吸有杂音或者呼吸困难。

◇ 胸口或者喉咙发紧。

◇ 失去意识或者昏迷。

◇ 被蜇后发生过敏的先兆。

◇ 遭受到多次水母蜇伤。

◇ 发生严重的肿胀。

家庭护理要点

◇ 用厚毛巾或者小棍子去掉残留的水母，不要用手直接接触它，因为可能有残留的毒液。

◇ 可以先用海水清洗，并涂抹肥皂水、苏打水等碱性溶液清洗伤口，或者将食用小苏打和水调成糊，覆盖在被蜇伤的部位。混合物干燥后，将其抠下来，这样可以除掉水母残渣。

◇ 可以用冰块冷敷患处，局部有外伤可以用碘伏消毒。

◇ 大多数水母蜇伤会引起轻至中度局部疼痛，除局部措施外，可以口服乙酰氨基酚或布洛芬缓解。

◇ 及时就医，进行局部彻底清创处理，同时观察是否出现过敏或休克等严重的情况。

父母还应该知道的问题

被水母蜇伤后，有哪些注意事项？

孩子被水母蜇伤后，家长需要记住一些蜇伤线索，包括蜇伤发生的地理位置、被冲上海岸的水母种类、与海岸的距离，以及皮肤上触手印记的特征等，有助于医生诊治。出海游泳时需要穿着全身有遮挡的游泳服，防止被蜇伤感染。

> **小贴士**
>
> 被水母蜇伤后，不要用淡水冲洗患处，因为淡水会促使刺丝囊释放毒液，加重损伤，可以先用海水清洗。

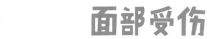

面部受伤

主要症状及产生原因

面部的很多地方都容易受伤，主要受伤部位如下。

眼睛：眼睛受到伤害后能保持正常的视力是一个好现象，表明眼睛受到的伤害并不严重。眼睛疼痛可能是由于眼睛表面被刮伤引起，而进入眼眶的细小异物也会引起眼球前部出血和失明的问题。

嘴：嘴的外伤通常没有大问题，但是如果没有得到妥善护理，仍然会引起某些问题。嘴里面或者舌头上的小割伤常会流很多血，而且需要缝合来帮助康复。孩子口含铅笔或者棒棒糖的小棍摔倒时，可能会伤到口腔内部组织并且需要缝合。

什么情况下到医院就诊

◇ 眼睛前面有血。

◇ 眼睛感到非常疼痛。

◇ 看不见东西或者看东西模糊。

◇ 摔倒时嘴里含着东西，造成口腔内的穿刺伤。

◇ 大量出血，按压 20 分钟以上仍然不能止住。

家庭护理要点

◇ 可以用冰袋减轻面部外伤造成的肿胀，通常的做法是每 2 ～ 3 小时用冰袋敷患处 15 ～ 20 分钟。

◇ 按压可以帮助止血，用纱布、绷带或者干净的布按压在患处上方 20 分钟。如果 20 分钟后仍不能止血，请及时就医。

◇ 面部受伤还包括鼻子出血，最好的办法就是直接按压鼻翼两侧达到止血目的。

父母还应该知道的问题

如何判断伤口是否需要缝合？

若切口较宽、边缘不齐或贯穿皮肤全层，需要进行缝合。缝合可以加速切口愈合以及减少瘢痕形成。未贯穿皮肤全层的小切口和擦伤则无须缝合。缝合线分为两种：会逐渐分解的可吸收线，无须拆线；无法分解的不可吸收线，在一定时间后需要拆除。

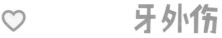 # 牙外伤

主要症状及产生原因

孩子在运动时牙齿受到外力撞击，或咀嚼硬物时都可能伤及牙齿，轻则牙齿出现松动、疼痛，重则牙齿折断、脱出或嵌入，牙冠变色，牙根发炎，牙龈撕裂并伴有短时大量出血。

什么情况下到医院就诊

◇ 一旦牙齿受到外力撞击，无论轻重，最好立刻看口腔急诊。

◇ 牙冠逐渐失去光泽，变成灰黑色，有些伴有疼痛或相应部位牙龈红肿，有可能是几周甚至数月前牙体受外伤导致，需要就医拍根尖片协助诊治。

◇ 牙齿日渐松动，牙冠有缺损、裂纹或者冷热敏感。

家庭护理要点

◇ 受伤后2周内避免患牙处咀嚼、切咬食物，减少受力，避免二次创伤。

◇ 孩子在进行某些体育运动时，使用适当的护具来避免牙齿受伤。

父母还应该知道的问题

孩子运动时把乳牙嗑断了，是否需马上就医？

尽管乳牙可以替换，但受伤时也需要及时就医，需拍片检查，确诊牙根是否受到影响。有些牙外伤不及时处理，会影响后续替换牙的健康和美观。

牙齿磕掉了如何保存？

◇ 如果是牙齿整个掉了下来，那么一定要记得尽快找到脱落的牙齿，用手捏住牙冠部位。

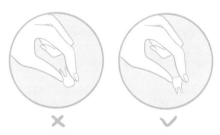

图60　用手捏住牙冠部位，千万不要刷、刮牙根

◇ 牙齿受伤、脱位后，磕掉的牙齿上粘有牙周膜组织，不要用力擦拭和清洗泥土，不要包在纸巾中，因为这些介质无法为牙齿表面细胞提供营养，且会对牙齿造成污染，进而对受伤的牙齿造成二次伤害，以致影响再植后的牙齿愈合。正确的方法是把牙齿浸泡在牛奶或生理盐水里，也可以含在孩子口内（学龄前儿童慎用，以防呛入气道），尽快（争取30分钟内）就医。

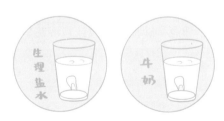

图61　可以把牙齿浸泡在生理盐水或牛奶里

头外伤

主要症状及产生原因

儿童头外伤是急诊外科和神经外科门诊非常常见的疾病，主要由交通事故、坠落、跌倒等原因造成。头外伤包括头皮外伤、颅骨损伤、颅内损伤等，有时可合并颈部、耳、鼻等邻近器官的损伤。常见临床表现有：头皮裂伤、头皮肿胀、呕吐、头晕、头痛、抽搐、肢体无力甚至偏瘫、意识障碍等。孩子产生头外伤后，可能需要接受进一步检查，如头部 CT 等。

什么情况下到医院就诊

◇ 头部磕破并流血。如需缝针，建议在伤后 24 小时内缝合。

◇ 头部因外伤肿起大包。

◇ 出现头痛、头晕、呕吐、精神状态不好、间断或持续哭闹，甚至出现外伤后抽搐，即羊角风。

◇ 1 岁以下的婴幼儿坠床后，有哭闹不止、精神状态不好、肢体活动受限等表现。

家庭护理要点

◇ 对于头皮肿胀，伤后 24 小时内可进行冷敷，24 小时后可进行热敷。注意观察孩子的精神状态。

◇ 头外伤后，尽量让孩子充分休息 1 ~ 2 周，避免剧烈体育活动。

◇ 可以给孩子提供清淡、易消化的食物，不要强迫伴有呕吐症状的孩子进食，少量多次进食可减轻胃肠道负担。

父母还应该知道的问题

如何预防头外伤？

好动是孩子的天性，孩子缺乏保护意识，需要家长时刻有安全防护意识，尽量降低孩子头外伤的发生风险。生活中应该做到如下几点。

◇ 儿童床安装防护栏，防止孩子坠落受伤。

◇ 尽量选购桌角圆钝的家具，有棱角的家具要用柔性材料进行包裹。

◇ 家里一定要安装阳台防护栏及防盗窗，并定期排查隐患，有损坏的及时修复，以防孩子攀爬跌落。

◇ 不要在阳台、窗户、较高的柜子附近放置供孩子攀爬的凳子、箱子等物件。

◇ 确保孩子在监护人视线范围内活动，过马路时要牵好孩子。

◇ 为孩子购买鞋底平坦、防滑的鞋子，这类鞋子在孩子走路时不但为脚部提供稳定性，还能避免走路时滑倒。

◇ 骑滑板车、平衡车等，一定要戴上经国家安全认证的合适的头盔。

◇ 坐儿童推车时，须给孩子系上安全带。

◇ 带孩子开车外出时，务必使用儿童安全座椅。

◇ 生活中要通过各种形式对孩子加强安全教育，让其了解头外伤的危害性，增强孩子的防范意识，学会自我保护。

包皮外伤

主要症状及产生原因

包皮受外力造成的损伤，包括撕裂伤、挤压伤、切割伤等。应同时检查孩子排尿情况，是否存在尿道损伤。儿童包皮外伤常见原因是踢伤、拉锁挤压伤、利器划伤等。

什么情况下到医院就诊

◇ 发现孩子尿道口或包皮外伤伴出血。

◇ 外伤后未见明显出血，但排尿疼痛、包皮肿胀。

家庭护理要点

轻度浅层的包皮外伤，已自行止血的，可用 0.5% 碘伏消毒，周围涂抹抗生素药膏。家长不能确定程度的外伤，建议到医院就诊，缝合或清创处理后，遵医嘱每日消毒处理。

父母还应该知道的问题

如果包皮外伤同时合并尿道损伤，应如何处理呢？

当合并尿道损伤时，应根据尿道损伤位置和范围决定处理方式。尿道口轻微的损伤可能仅需要留置导尿管促进自行愈合即可，但如果为较深层的撕裂伤或前尿道损伤，需要进行清创缝合手术。合并排尿疼痛、排尿困难、尿血的包皮损伤，应探查明确是否存在尿道损伤。

小贴士

包皮外伤根据位置、程度、处理方式可能不同，建议到医院就诊。

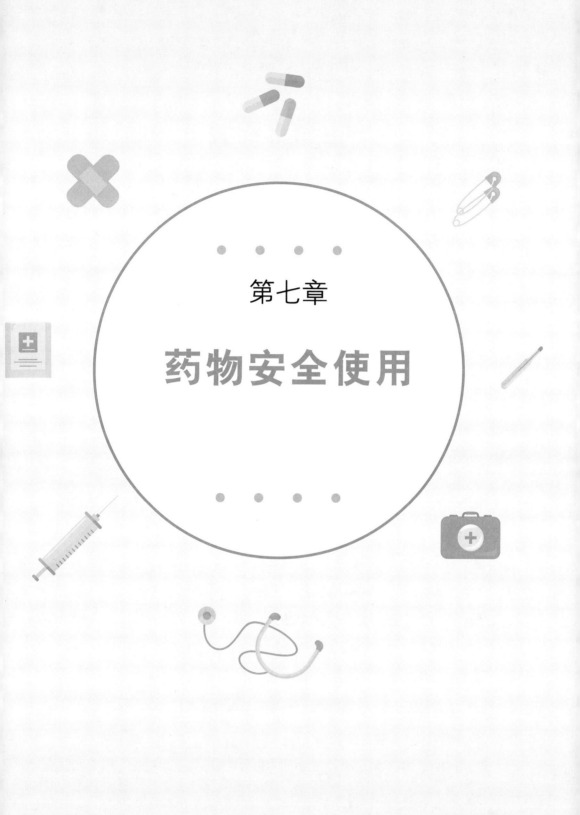

第七章

药物安全使用

家庭储备药物

孩子经常突发一些疾病，让家长手足无措，因此可以适当在家中准备一些药品，应对发热、腹泻、擦伤等问题。不建议在家中储备过多品种的药品，如果家附近有 24 小时营业药店，能够及时买到需要的药品是最好的，避免储存和管理不当导致误用变质或过期的药品。

常备药物

退热药物：对乙酰氨基酚（适合 2 月龄及以上）、布洛芬（适合 6 月龄及以上）。

治疗腹泻药物：口服补液盐、蒙脱石散等。

口服抗过敏药物：氯雷他定、西替利嗪。

复方感冒药：复方福尔可定糖浆等。

外用药膏：抗生素药膏，如夫西地酸、多粘菌素 B、莫匹罗星。

治疗大便干燥药物：开塞露、乳果糖。

调节肠道菌群药物：双歧杆菌（注意药品保存温度）。

清洁伤口药物：酒精、碘伏。

常用中药：治疗感冒发热、消食化积类药物。

常用药物应用指南

家长要牢记使用非处方药的原则：用药前需仔细阅读说明书，保证给孩子使用的是正确的药物、正确的剂量。储藏药物的品种随着孩子需求的变化也应随之调整：要选择性质稳定的药品，对储存条件要求高的药品建议随用随买；有慢性疾病的孩子可以储备一些对应的治疗药物。

下表集中列出了常用药品的名称、作用和使用注意事项。如有任何使用问题，要及时咨询医师或者药剂师。

表 8　常用药物应用指南

症状	成分名	作用机制	使用注意事项
发热	对乙酰氨基酚	具有降温、镇痛作用	2个月以上宝宝可以使用
	布洛芬	具有降温作用，并可减轻因感染引起的疼痛	6个月以上宝宝可以使用
便秘	开塞露	润滑、刺激肠壁促进排便	用前检查管口光滑，儿童每次用10毫升
	乳果糖	刺激肠蠕动，软化大便，同时恢复结肠的生理节律	口服给药：慢性或习惯性便秘，根据软便及个人情况调整用量治疗便秘时宜在早餐时一次服用
	消食类中药	解决不同消化问题，缓解便秘，治疗机理不同	需要根据孩子体质选择使用
腹泻	口服补液盐	预防、缓解脱水	配水比例有严格要求，按说明书使用
	蒙脱石散（混悬液、散剂）	吸收肠道中多余的水分、病菌，达到止泻、治疗疾病的作用	配水比例有严格要求，按说明书使用；空腹使用；与其他药物间隔使用
	消旋卡多曲	减少肠道中水和电解质的过度分泌，达到止泻、作用	连续使用5天无缓解，则需要更换治疗方案
	益生菌类（双歧杆菌）	补充肠道益生菌，清除有害菌，维护菌群平衡，达到治疗、缓解疾病引起的消化道问题	多数益生菌需要2℃~8℃保存，与抗生素间隔使用时间为2~3小时以上

症状	成分名	作用机制	使用注意事项
咳嗽（干咳、无痰）	右美沙芬（中枢性镇咳药）	中枢性镇咳药，适用于感冒、上呼吸道感染引起的咳嗽	无成瘾性
咳嗽（有痰）	愈创甘油醚（分泌促进剂）	黏液分泌促进剂	用药7天症状未缓解者请咨询医师或药剂师。消化道溃疡患者慎用
	乙酰半胱氨酸	降低痰液黏稠度	肝功能不全者服用本品血液浓度增高，应适当减量
	羧甲司坦	降低痰液黏稠度	本品可能对胃黏液腺产生影响，如出血应停药
	氨溴索	降低痰液黏稠度	如使用7日未见好转，应及时就医
抗过敏药	马来酸氯苯那敏	缓解过敏引起的全身症状	镇静、嗜睡、疲倦，睡前使用
	氯雷他定	缓解过敏引起的全身症状	如果有肝脏或者肾脏疾病，使用前请咨询医生
	西替利嗪	缓解过敏引起的全身症状	如果有肝脏或者肾脏疾病，使用前请咨询医生
感冒症状	氨咖黄敏	解热镇痛、镇惊；减轻鼻塞、流涕、打喷嚏症状；中枢兴奋药，增强对乙酰氨基酚的解热镇痛效果，并减轻其他药物所致的嗜睡、头晕等中枢抑制作用	复方感冒药的功效由药品的成分来决定。症状缓解即可停药，不可长期使用。此类药物只会缓解症状，对疾病治疗没有更多帮助
	氨酚麻美	解热镇痛、减轻鼻塞、流涕、镇咳	
	酚麻美敏	解热镇痛、镇咳；减轻因感冒引起的流泪、流涕、打喷嚏等症状	
	复方氨酚甲麻	解热镇痛、镇咳；减轻流泪、鼻塞、打喷嚏、流涕症状；加强解热镇痛药缓解头疼的作用	

常见药物使用中的提示

♡抗生素类

我们建议明确有细菌性感染的情况才使用抗菌药。滥用抗菌药不仅起不到治疗作用，还会增加药物导致不良反应的风险。不当使用抗菌药会使致病菌渐渐产生耐药性，降低抗菌药物的效力，还会杀灭体内正常菌群，打破有保护作用的菌群间的平衡，使人们面临更多的健康风险。

使用抗菌药物时，要求足剂量、足疗程。因为害怕药物造成伤害，自行减量或缩减频次，不仅达不到治疗作用，还更容易产生耐药性。剂量过大，疗效不会翻倍，还会出现更多副作用。医生参考患儿的体重和病情严重程度等因素来决定抗菌药物的使用剂量；每种药物在体内代谢时长决定药物的使用频次。半衰期短的药物就需要多次给药，比如头孢类药物，需要每日2～4次给药；半衰期长的，比如阿奇霉素，一天一次就足够了。稳定的、达到治疗作用的血药浓度是保证最佳治疗效果的关键。

使用抗菌药物治疗有效的，在症状消失后72～96小时才可以停药，停药太早会造成短期内病情反复，延长治疗过程。

♡保健药品类

保健科常用药品包括钙、铁、锌、维生素等，统称为微量营养素。根据营养健康指南和最新的研究，简单说明补充要求。

维生素D：需要预防性地补充维生素D，每日400单位，对于户外活动少的孩子尤为重要。治疗佝偻病等严重缺乏维生素D的疾病，按医嘱执行。

钙：钙补充剂量以补足食物摄入不足部分为宜，只有在无法从食物中摄入足量钙时，才适量使用钙补充剂。2岁以下婴幼儿、青春期少年，因生长快速，骨量迅速增加，对钙的需要量相对较高，是钙缺乏的高危人群，需要预防性地补充。

维生素 A 和铁：这两种营养素的缺乏在出现临床症状之前，就已经对身体造成伤害。快速生长和长期摄入不足是导致铁缺乏的主要原因，2 岁以下婴幼儿是高危人群。补充原则是在调整饮食的基础上，再进行药物补充。

不建议随意补充营养素。怀疑缺乏微量营养素的宝宝，建议定期到保健科做检查，医生会结合临床检查和宝宝的生长、饮食情况给出个体化用药方案，提前干预，减少损伤发生。

♡ 感冒药类

儿童的口、咽、鼻部问题比成人更为常见，复方感冒药经常用到，目的是缓解感冒期间各种不适症状。下面列举了复方感冒药的成分表，可以根据孩子症状选择适合的药物。

表 9　复方感冒药成分表

通用名称	解热镇痛药	缓解鼻充血药	抗组胺药	镇咳药（中枢性镇咳药）	祛痰药	加强治疗头痛药
氨咖黄敏口服溶液	对乙酰氨基酚		马来酸氯苯那敏			咖啡因
氨酚麻美干混悬剂	对乙酰氨基酚	盐酸伪麻黄碱		无水氢溴酸右美沙芬		
复方氨酚甲麻	对乙酰氨基酚	盐酸甲麻黄碱	马来酸氯苯那敏	氢溴酸右美沙芬	愈创木酚磺酸钾	无水咖啡因

在《中国儿童普通感冒规范诊治专家共识（2013 年）》中提到，普通感冒具有一定自限性，症状较轻时无须药物治疗，症状明显影响日常生活则需服药，以对症治疗为主，并注意休息、适当补充水分、避免继发细菌感染。使用这类药物后，会因为症状减轻而影响对疾病严重程度的判断，过度使用还会延误治疗。因此类药物成分复杂，注意不可以同时服用含有相同成分的药物，也不要长时间使用。

♡ 激素药膏类

皮肤科常见的疾病是湿疹，为慢性反复发作性疾病，最基本的特征是皮肤干燥、慢性湿疹样皮炎和瘙痒，严重影响孩子的生活。湿疹的治疗和预防首先强调的是保湿，治疗中也有"保湿占6成，用药占4成"的说法。

表10 湿疹的预防和治疗

湿疹的预防	湿疹的治疗
皮肤屏障保护剂	皮肤屏障剂是基础，需要长期坚持使用
日常生活护理	洗澡的频次适中，洗澡水温不要太高，适当减少清洁用品使用，穿棉质衣物，不要太厚，室温以20℃～25℃为宜，湿度以55%～65%为宜，注意避开诱发加重湿疹的食物或环境
药物治疗：以外用药为主	糖皮质激素药膏（一线药物）：丁酸氢化可的松乳膏（0.1%）、糠酸莫米松乳膏（0.1%）、地奈德乳膏（0.05%） 免疫抑制剂（二线药物）：他克莫司乳膏（0.03%,0.1%）、吡美莫司乳膏（1%）、克立硼罗软膏（2%） 口服抗组胺（抗过敏）药物：（地）氯雷他定、（左）西替利嗪 抗生素药膏：夫西地酸、莫匹罗星等 中药制剂

家长应对疾病有正确的诊断，因为有些皮疹的表现与湿疹相似，需要到专业医生处鉴别。湿疹首选药物是外用糖皮质激素药膏，根据湿疹严重程度，治疗方案也会有差别。儿童建议首选弱、中效糖皮质激素药膏，中重度或容易复发的湿疹皮炎，当皮疹控制后，应过渡到"主动维持治疗"，即每周外用2次激素或非激素药膏。

最大程度发挥激素药物的治疗作用，减轻不良反应发生的风险。治疗期间会根据治疗的效果进行药物调整，建议家长带孩子就诊后遵医嘱用药。

♡ 益生菌类

益生菌不是保健品，是治疗疾病的药物，在医生指导下使用是安全的，但长期、无适应证、随意地使用此类药物，对孩子长远的影响是未知的。此外，要注意此类药物的保存温度为 2℃～8℃，使用时需要与抗菌药物间隔 2 小时使用。大多数益生菌中添加了乳糖、奶粉等辅料，可能会加重乳糖不耐受、牛奶过敏患者的病情。

如何给孩子用药

由于孩子身体的特殊性，几乎所有的儿科药物都有不同的剂型，包括胶囊、咀嚼片、水剂等。此外，患病部位不同，也需要使用一些特殊类型的药物，比如皮肤软膏、肛门制剂、滴耳液、滴眼液等。家长在给孩子用药的时候能够保持正确的姿势，并辅以相应的技巧，就不会感到很困难。

口服药物

量取药物的方法

准确量取药品是非常重要的，首先要保证量器材质安全、剂量准确。厂家配置的量杯、滴管、带刻度的药匙都是可以的，也可以购买孩子专用的喂药器。量取液体药品时，将量杯放在水平台面上，视线与要量取药品的刻度保持水平，液面的凹面到达刻度位置，这样量取的药液才是准确的。如果倒出了过多的药物，不可以再倒回瓶中。

常用的量器包括以下几种。

◇ 量匙。

◇ 药物量杯。

◇ 特殊的药物计量奶嘴。

◇ 口服药物滴器（滴管形式）。

◇ 口服药物给药器（注射器形式）。

♡ 喂口服药的技巧

首先要正面引导孩子理解服药的意义，服药前多做思想工作，耐心地跟孩子沟通，让他了解不配合服药的后果，注意不要用吓唬的语气协商。可以选择孩子更容易接受的药，比如浓缩型的、透皮吸收的止咳贴剂、水果口味的药物，就诊时可以当着孩子的面与医生商量，选择药效相同、口味更好、方便服用的药物，孩子也会更加配合服药。如果孩子仍然拒绝服药，也不要因此惩罚他。

孩子的年龄不同，也要采用不同的喂药方式，家长可以尝试以下喂口服药的技巧。

◇ 提前看好量具的刻度，提供正确剂量的药物。

◇ 不要将药物和其他的液体混合在奶瓶或杯子中一起服用，这样无法确定孩子是否服用了所有药物，并且其他液体可能会影响药效。

◇ 没有特殊交代，最好用白开水送服药物。用药前，要咨询医生或药剂师哪些药物可以混在食物或饮料中、哪些不可以，因为有些食物会影响药物的吸收。

◇ 如果孩子接受不了药物的味道，可以少加一些糖掩盖药物的味道。

◇ 喂药时很难让孩子保持固定的姿势，这时就需一位家长抱住孩子。如果只有一位家长，那么可以让孩子坐在餐椅上，再喂药。

◇ 无论是抱着孩子，还是放在餐椅上，都要让孩子保持脸稍稍扬起的姿势。不要让孩子在服药时平躺，这个姿势很容易导致呛咳甚至窒息。

◇ 使用相应的器具，如滴管、给药器或者特殊的喂药药匙，最好购买能一次服用全部剂量药物的器具。

◇ 如果孩子十分不配合用药，建议少量多次喂药。如果使用的是滴管或给药器，为了防止窒息，要沿着孩子嘴巴的一侧给药，让药物慢慢地流入孩子的口腔中。

◇ 教年龄大一点的孩子吞咽小片药物。

◇ 在喂药后，给孩子吮吸奶嘴或是奶瓶，刺激孩子的吞咽。

◇ 对于口味不好的药物，不建议兑水或饮料，药液过多，会增加喂药的难度。建议直接服用原药液，然后立即饮水或者漱口，冲淡口中残留药物的味道。

◇ 药物可能会沉淀在杯子底部或黏在杯子侧壁，所以用药后要检查量杯中是否有过多的残留药液，如果有，需要再加入少量水让孩子喝掉。

♥ 使用口服药物要点

口服液剂（糖浆剂）

◇ 使用前先缓慢摇动瓶体，使瓶中药物混匀（特别是混悬剂）。量取药液时，视线与药液凹面保持水平，量取准确的剂量。

◇ 服药前先看清楚量器上的刻度，很多服药过量的情况都是家长着急给孩子用药，没有看清刻度造成的。

◇ 一般口服液（糖浆剂）中添加了少量的糖浆，口感较好，不建议兑水。如感觉过甜，可以服药后饮水漱口。

◇ 按照说明书要求条件保存药物。糖浆剂最好不要放在冰箱内，低温会使糖浆结晶固化，影响使用时准确量取药品。

◇ 在孩子心情好，并且不是很饱的情况下给药，以免呕吐。

◇ 对于年龄稍大的孩子，可以尝试与孩子交流，告诉孩子吃的是药物，征得孩子的配合，也可以避免发生药物误服。

泡腾片（泡腾颗粒剂）

◇ 以泡腾形式使用的药物是为了增加药品的溶解度，改善服用时的口感，提高生物利用度和某些药物的稳定性。

◇ 正确使用泡腾片的方法是：先将需要剂量的药片溶解在适量的温水或凉水中，水量以 100 ～ 150 毫升为宜，待完全溶解或气泡消失后再饮用。

◇ 注意不可以让幼儿自行服用，更不可直接吞服或口含泡腾片。

◇ 冲调泡腾片时不可使用果汁、茶水、牛奶等。

◇ 即冲即饮。比如碳酸钙泡腾颗粒配置成的溶液，放置时间过长会有颗粒析出，口感变差并影响吸收。维生素 C 泡腾片的溶液放置过久会氧化失效。

◇ 泡腾片很容易吸收空气中的水分而变质，所以储藏时应放置在阴凉、干燥的环境中，盖紧瓶盖，避免受热、受潮。

干混悬剂（颗粒剂）

◇ 干混悬剂（颗粒剂）是儿童治疗疾病时使用频率最多的剂型。要注意这种药的物理性质和化学性质不稳定，最好现用现配，尽快使用，每次只需配好单次用量的药物。

◇ 说明书中没有注明调配药物用水量的，一般以一次顺利地喝完最为适宜。如果是有些口感不好的药物，可以先加少量水溶解服用，再饮用清水，减轻口腔中残留药物的不良味道。当然，有些药品对调配水量有严格要求，比如蒙脱石散要求 1 袋药配 50 毫升水，口服补液盐Ⅲ要求一袋药配 250 毫升水，药液浓度过高或过低都会影响治疗效果。

◇ 冲调药物最好使用温水或凉水，水温过高会破坏性质不稳定药物的化学结构，影响治疗效果。比如益生菌类药物要求用 40℃以下的温水进行冲调。

◇ 有些药物说明书中特别指出可以使用果汁或牛奶调配药物，按说明书要求操作就可以。

◇ 一定不能直接吞服干混悬剂，因为干混悬剂一般为细小的粉末，容易呛入气管引起窒息。

◇ 还有一种比较特殊的瓶装干混悬剂，需要一次配制完成，如克拉霉素干混悬剂，是临床用药中较易出现配置错误的。需要第一次使用前将整瓶药粉一次性配制好，每次直接服用瓶中溶液。

片剂（胶囊剂）

◇ 普通片剂和分散片允许掰开或研碎使用，使用方法参照颗粒剂。中药成分的胶囊剂通常可以掰开后直接使用。西药成分的，需要用前明确没有特殊标注缓释、控释、肠溶等字样，也允许掰开使用。不能确认的，可以咨询药师，不要盲目使用。

◇ 分散片放入水中会迅速崩解溶化，吞服困难的孩子，可以先溶化再立即服用。

◇ 标注缓释、控释、肠溶等字样的片剂（胶囊），因治疗的需要，要求药物完整地通过胃部，在肠道分解释放，或者通过特殊的制备工艺匀速缓慢地释放药性。如果破坏药物的完整性，会影响其效果。此类药品不可掰开或研碎使用，详细情况建议用前咨询药剂师。

非口服药物

♡外用药（软膏、乳膏、霜剂）

◇ 涂抹前，先擦拭或清洗局部皮肤，汗渍和污垢会影响药物的吸收。

◇ 挤出或刮出需要的用量。涂抹过药物的手指或消毒棉棒不能再次接触药瓶内部，否则可能导致病原微生物污染药物，所以每次使用时宜取出适量药物，或者追加给药时要换洁净的消毒棉棒取药。

◇ 不宜涂抹过厚、过于频繁，严格按照药物说明书中规定的次数使用。外用药物使用剂量过大，也会伤害到孩子。

◇ 清除不慎沾染部位，避免误食。

◇ 治疗湿疹的激素类药物，更应严格遵医嘱，不宜超量或超频次使用。

♡ 贴剂

◇ 药品生产厂家利用先进技术，将药物做成贴膜，贴于皮肤上，通过透皮吸收将药物送达全身发挥治疗作用。对于服药十分抗拒的孩子，使用此种剂型提高了依从性。

◇ 根据治疗的需要，将释放药物的时间进行设定，临床有 1 日贴和 7 日贴的药物。1 日贴药物可以保持药效达 24 小时，24 小时后更换新的药剂；7 日贴的药剂需要持续贴在皮肤上，7 日后再更换新的贴剂。

◇ 使用贴剂的皮肤应是干燥、洁净、完整的皮肤表面。为了达到释放药物的要求，有些贴剂的黏性比较差，衣物摩擦或出汗会使贴剂不能牢靠地贴在皮肤上，则需要使用胶布再次固定。

◇ 使用时需把贴剂贴在不易碰到的位置，使用位置大多选择前胸、后背、大臂两侧或者耳后。贴于前胸，药物吸收速度快，贴于后背，药物吸收稍慢，但进入全身的总药量不变。夏季出汗较多，贴于大臂两侧更有利于固定。

◇ 更换新的贴剂时避免在同一部位使用，以免引起皮肤过敏。

♡ 栓剂

◇ 某些药物会被制成栓剂，使用时将其塞入肛门，通过直肠黏膜吸收。此种剂型相比口服药物，有起效快、减少胃肠道刺激、胃酸及各种酶类对药物的破坏少、对肝脏的毒副作用小等优点，适用于不配合服药或呕吐严重的儿童。

◇ 使用时孩子呈侧卧位，大腿前屈贴着腹部，也可以趴在大人腿上。放松后，将栓剂的尖端插入肛门，用手指缓缓推进，插入深度约为 2 厘米。儿童保持侧卧位姿势 15 分钟，防止栓剂被挤出。

◇ 如栓剂过软，可放置冰箱内 20 分钟，使药物变硬，易于塞入。

◇ 用药前先观察栓剂表面的光洁度，如果有颗粒会损伤黏膜表面，此时可短时间放入热水适当软化后使用。使用前还需将栓剂润滑，可涂抹植物油，减轻使用时的不适。

◇ 使用栓剂前最好排大便，让药物在体内停留超过 4 小时，以发挥最大药效。

♡雾化吸入剂

◇ 雾化吸入疗法是用雾化的装置将药物分散成微小的雾滴或微粒，使其悬浮于气体中，并进入呼吸道及肺内，达到洁净气道、湿化气道、局部治疗及全身治疗的目的。尤其适合容易出现气道等问题的婴幼儿使用。

◇ 雾化治疗的注意事项是，每次雾化吸入时间不应超过 20 分钟；咳痰能力差的孩子须谨慎使用，痰多患儿在治疗前、后吸痰；雾化液量不宜过多；雾化吸入激素后及时漱口，防止药物在咽部聚集；用面罩患儿应洗脸，避免药物进入眼睛；用药前避免涂抹油性药膏；吸入药液的浓度不能过大，吸入速度由慢到快，雾化量由小到大，使患儿逐渐适应。

◇ 患儿哭闹时，呼吸是短促的，不易将药物吸入肺内，应暂停雾化。平静呼吸时效果最好。

◇ 用药后需要洗脸、漱口。

◇ 注射液不可以雾化使用。

◇ 不可以随意使用雾化药物，应遵照医嘱使用药物。

咬嘴型雾化吸入时　　　　　　　面罩型雾化吸入时

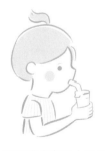　　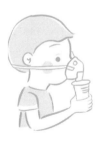

将吸嘴含在口中吸入　　　　　　用面罩罩住口鼻吸入
　　　　　　　　　　　　　　　　※ 喷雾量过多时，请安装药液瓶盖。

图 62　雾化吸入疗法

♡ 滴眼液或眼膏

◇ 使用前、后要洗手消毒。

◇ 滴眼液或软膏保持室温，使用起来会让孩子感觉更舒服。

◇ 让孩子躺平，头微微向后仰起，轻柔地拉开孩子的下眼睑，使眼睑形成"小口袋"状，向"小口袋"中滴入滴眼液或挤压入一小条眼膏。

◇ 滴药后不要让孩子揉眼睛，闭住双眼大约 15 秒，有利于药物吸收。

◇ 使用眼药水后，应按压内侧眼角数分钟，防止药水从泪道流走。尤其使用散瞳药（阿托品和托吡卡胺），如果没有及时按压内眼角，药物吞咽后会造成全身不良反应，如口干、面红、心慌等问题。

♡ 滴鼻剂或喷鼻剂

◇ 用药前最好清理鼻腔，使用棉棒或鼻部吸引器轻柔地吸出黏稠的分泌物。需要用海盐水进行鼻冲洗的，先冲洗再用药。

◇ 使用滴鼻剂时先让孩子躺下，向每个鼻孔缓慢滴入足够的药物。保持卧姿至少 10 秒，然后让孩子轻轻吸气 2 ~ 3 次。

◇ 大多数喷鼻剂使用前需要摇匀，这样才能保证剂量准确。使用时左手持瓶，将喷嘴放入右侧鼻孔内喷药，后换右手同法喷左侧鼻孔。

♡ 滴耳液

◇ 让孩子侧躺，把需要治疗的那侧耳朵朝向家长。

◇ 轻柔地拉开外耳郭。

◇ 挤压瓶身，使药物缓慢滴入外耳道。

◇ 不要让瓶子的末端进入耳道中。

◇ 在外耳道外侧放个小棉花团，让孩子静坐大约 5 分钟等待药物吸收。

♡ 阅读药品说明书

　　药品说明书与患者的健康息息相关，比如常用的复方感冒药中含有的麻黄碱，会对患有心血管疾病的人造成不良影响。使用者提前了解这些信息，就能避免药物使用不当对自己的伤害。

药品名称

　　药品名称包括通用名称、商品名称、英文名称、汉语拼音名称。这里重点解释通用名称和商品名称。

　　◇ 通用名称。区别于其他药品的规范化称谓，是法定的药物名称，是药典、医疗机构使用的药物名称，如对乙酰氨基酚。

　　◇ 商品名称。是药品生产厂家树立企业形象和品牌，给产品注册的商品名称，如泰诺林。

　　在咨询、购买药品时，最好说通用名称。如果对生产厂家有要求，可以连同商品名称一起询问。

成分

　　成分包括化学名、化学结构式、分子式、分子量。

性状

将不同规格的药品外观、颜色、剂型进行详细说明。

适应证

药物治疗或预防何种疾病的说明。

规格

每个包装中含有药物的剂量。购买或询问药品时，除了提供准确药名，还要说清楚需要使用药物的剂量。比如，阿司匹林有 25 毫克、40 毫克、50 毫克、75 毫克、100 毫克、500 毫克这些规格，治疗的疾病和使用要求是有差别的。此外，还要注意一些外用药物的浓度。

用法用量

包含成人用量、各个年龄区间的儿童剂量，还有使用时间的特殊要求、配置说明，以及肝肾功能减弱患者是否需要调整使用剂量提示，与治疗此类疾病可能会同时使用的其他药物之间的干扰等。

◇ 儿童使用的剂量：体重正常的儿童，按照年龄区间使用；超重或者偏瘦的儿童按照体重计算使用剂量。

◇ 大部分药物从肝、肾代谢，如果肝、肾功能异常，会导致存留在体内的药物剂量不符合要求。这时需要重新调整使用剂量，必须由专业医生来判断决定。

◇ 药物最终使用剂量是根据医生对疾病的认识、个人用药习惯及病情的严重程度给出的。所以同一个病人，不同医生使用的治疗药物和最终的使用剂量不同，只要在正常区间内都是允许的。

◇ 利福平眼药水、口服补液盐等需要提前配置好才能使用的药品，严格按照说明要求配置，否则会影响使用剂量。

◇ 特殊剂型（缓释、控释）药物是否可以掰开、嚼碎使用，此处也会有交代。

◇ 要看清用药途径，如口服、注射、滴眼、外用等。尤其注意治疗哮喘时常用的特殊装置及使用方法。

◇ 使用量取药液的量器时，要看清刻度再使用。

不良反应

使用治疗剂量的药物时，出现的与治疗无关的反应，大多数不利于患者的治疗。任何药物都有不良反应，只是反应轻重和出现次数多少的问题。

◇ 不良反应并不是使用后一定会出现，它受很多因素影响。根据出现的概率，将出现的不良反应分为常见、不常见、罕见等。

◇ 说明书会介绍不良反应处置办法，比如有些轻微的不良反应随着继续治疗可以慢慢减轻，有些调整使用时间后就可以缓解（如餐前消化道刺激症状严重可改为餐后服用）等。严重的不良反应需要由医生甄别，如果无替代药品，使用的同时再根据不良反应发生原理对症治疗，如化疗药物。

◇ 正确、合理地使用药物可以避免或减少出现不良反应的机会。

◇ 输液药物的配置浓度和滴速也会引发不良反应。

◇ 患病期间，孩子身体状态极不稳定，容易出现多种不适症状，有些症状与常见不良反应相似，但不一定是药物引起的。所以如果治疗后病情有变化，建议尽快就医，由医生判断出现新症状的原因。

◇ 同时使用品种过多的药物，也会增加出现药物不良反应的机会。

禁忌

此项中会出现"禁用"和"慎用"。禁用是禁止使用，可能会出现很严重的后果；慎用是谨慎使用，使用这种药物会更有利于治疗，但风险增加，需要密切关注。

注意事项

注意事项是关于药品使用中需要强调的内容。涵盖内容面比较广，但是与安全使用药物密切相关的一些问题会记录在这里。比如，冲调的水温、抗生素过敏及交叉耐药、某些药物对糖尿病人使用的限制等。

孕妇及哺乳期妇女用药、儿童用药、老年用药

特殊人群的使用药物信息。

药物相互作用

两种以上药物同时使用时，会引起药效增强、减弱，副作用增加、减少等很多情况。尤其有长期用药史的患者，提前了解这些信息，及时调整治疗方案和用药剂量，使用药治疗的优势最大化。

药物过量

过量使用药物时的解决办法。有些说明书会详细地给出解决办法，如果没有详细说明，建议尽快到医院就诊，让医生来诊治处理。

药理毒性

包括药理学、毒理学。此项内容进一步详细地阐述药物的作用原理，以

及发生毒性反应的原理、发生概率，致畸、致癌、致突变、生殖毒性方面的内容。还有药物临床试验的详细内容、试验时长、试验人群基本情况。

药代动力学

药物在体内吸收、分布、代谢、排泄过程的说明。过程中任何一个环节有问题，都会影响药物在体内经过的速度和扩散程度，进而影响药效。比如，家长关心的食物对药效的影响，在这项中会有交代。

贮藏

化学药品的稳定性不同，对储存药品的环境要求不同。需要明确保存温度、湿度、光照情况，否则会影响药效。有些说明书中将开封后药物的保存时间又进行详细说明，比如眼药水，开封后的保存时间有各自的要求，一般最长保质期是 4 周。

包装

药品包装形式及装量。

有效期

保质期限，参照外盒上面的使用期限更明确一些。

执行标准、批准文号、生产企业

关于药品生产环节的基本信息。通过批准文号可以查到药品的详细信息。

家庭急救箱

准备一个急救箱，放在安全且容易拿到的地方，确保家中所有人都知道急救箱的位置。

◇ 急救手册。

◇ 7 ～ 10 厘米宽的布织绷带、弹性绷带、纱布绷带。

◇ 悬带（用于固定断臂腕等用）。

◇ 棉球、棉签。

◇ 碘伏。

◇ 医用胶带。

◇ 大小不同的创可贴。

◇ 退热药、止痛药。

◇ 抗组胺剂。

◇ 热水袋或加热贴。

◇ 双氧水。

◇ 冰包或冰袋。

◇ 医用酒精。

◇ 体温计。

◇ 小镊子。

◇ 剪刀。

附　录

婴幼儿体检、疫苗接种指南

体检和疫苗接种是呵护孩子健康的关键一步，家长可以参照表格，了解 0～3 岁阶段不同时期的常规检查和疫苗接种内容，并根据孩子的实际情况进行调整。

年龄		体检内容
新生儿	体格检查	<ul><li>全面体检（包括测量身长、体重和头围等，对生长情况进行评估）</li><li>先天性心脏病排查</li><li>先天性髋关节脱位排查</li><li>其他问题：如红斑，血管瘤等</li><li>养育咨询：如何促进母乳喂养，如何防止感染，如何监测黄疸变化等</li><li>护理指导：新生儿抚触方法，眼部护理，皮肤洗护，脐部护理，适宜保暖等</li></ul>
	免疫接种	<ul><li>卡介苗</li><li>乙肝疫苗（第1针）</li></ul>
1个月	体格检查	<ul><li>全面体检</li><li>先天性心脏病排查</li><li>先天性髋关节脱位排查</li><li>营养评估与指导</li><li>全身抚触</li><li>养育咨询：如何促进母乳喂养，如何防止感染，如何防治母乳性黄疸等</li></ul>
	免疫接种	<ul><li>乙肝疫苗（第2针）</li></ul>

年龄		体检内容
2个月	体格检查	• 全面体检 • 先天性心脏病排查 • 先天性髋关节脱位排查 • 营养评估与指导 • 全身抚触 • 养育咨询：如何促进母乳喂养，如何防止感染，如何防治母乳性黄疸等
	免疫接种	• 脊灰灭活疫苗（第1针）
3个月	体格检查	• 全面体检 • 生长发育评估 • 智能发育评估 • 营养评估与指导 • 先天性心脏病再次排查，必要时做超声心动图 • 喂养咨询：辅食添加顺序、种类、质量等 • 睡眠管理咨询 • 进行发育评估和听力筛查
	免疫接种	• 脊灰灭活疫苗（第2针） • 白喉、百日咳、破伤风疫苗（第1针）
4个月	体格检查	• 全面体检 • 生长发育评估 • 智能发育评估 • 营养评估与指导 • 先天性心脏病再次排查，必要时做超声心动图 • 喂养咨询：辅食添加顺序、种类、质量等 • 睡眠管理咨询
	免疫接种	• 脊灰减毒活疫苗（第3针）（4岁时再复种第4针） • 白喉、百日咳、破伤风疫苗（第2针）
6个月	体格检查	• 全面体检 • 生长发育评估 • 智能发育评估 • 营养评估与指导 • 先天性心脏病再次排查，必要时做超声心动图 • 喂养咨询：辅食添加顺序、种类、质量等 • 睡眠管理咨询 • 牙齿检查：6月龄时，第一颗乳牙开始萌出
	免疫接种	• 乙肝疫苗（第3针） • A群流脑多糖疫苗（第1针） • 5月龄时，白喉、百日咳、破伤风疫苗（第3针）

年龄	体检内容	
9个月	体格检查	<ul><li>全面体检</li><li>生长发育评估</li><li>营养评估与指导</li><li>智能发育评估</li><li>睡眠管理咨询</li><li>养育咨询：辅食添加顺序、种类、质量与问题；智能发育问题等；必要时进行血常规等营养性疾病相关检查</li><li>进行发育评估和听力筛查</li><li>护理指导：如在宝宝学会爬之前，检查房间的保护措施是否完善</li></ul>
	免疫接种	<ul><li>8月龄时，麻疹、风疹、流行性腮腺炎疫苗（第1针）</li><li>A群流脑多糖疫苗（第2针）</li></ul>
1岁	体格检查	<ul><li>全面体检</li><li>生长发育评估</li><li>营养评估与指导</li><li>智能发育评估</li><li>DDST智力测评</li><li>养育咨询：辅食添加顺序、种类、质量与问题；智能发育问题等</li></ul>
	免疫接种	
1岁3个月	体格检查	<ul><li>全面体检</li><li>生长发育评估</li><li>营养评估与指导</li><li>睡眠管理咨询</li></ul>
	免疫接种	
1岁6个月	体格检查	<ul><li>全面体检</li><li>生长发育评估</li><li>营养评估与指导</li><li>睡眠管理咨询</li><li>心理咨询</li></ul>
	免疫接种	<ul><li>白喉、百日咳、破伤风疫苗（第4针）（6岁时，再复种第5针）</li><li>麻疹、风疹、流行性腮腺炎疫苗（第2针）</li><li>甲肝减毒活疫苗或甲肝灭活疫苗（第1针）</li></ul>

年龄		体检内容
2岁	体格检查	• 全面体检 • 生长发育评估 • 营养评估与指导 • 睡眠管理咨询 • 心理咨询 • 如厕训练指导
	免疫接种	• 乙脑减毒活疫苗（第2针）或乙脑灭活疫苗（第3针） • 甲肝灭活疫苗（第2针）
2岁6个月	体格检查	• 全面体检 • 生长发育评估 • 营养评估与指导 • 心理咨询 • 如厕训练指导 • 幼儿园入园体检
	免疫接种	• 无一类疫苗
3岁	体格检查	• 全面体检 • 生长发育评估 • 营养评估与指导 • 心理咨询 • 如厕训练指导 • 幼儿园入园体检进行全面体格检查和发育评估 • 牙齿涂氟
	免疫接种	• A群C群流脑多糖疫苗（第1针）

疫苗接种相关注意事宜

注意事项	• 选择乙脑减毒活疫苗接种时，采用2剂次接种程序。选择乙脑灭活疫苗接种时，采用3剂次接种程序；乙脑灭活疫苗第1、2剂间隔7～10天。 • 选择甲肝减毒活疫苗接种时，采用1剂次接种程序。选择甲肝灭活疫苗接种时，采用2剂次接种程序。
不良反应	• 一般反应：主要有发热和局部红肿，很快恢复。 • 异常反应：过敏性喉头水肿，血小板减少性紫癜，热性惊厥及卡介苗骨髓炎等极少数可导致严重病理损害的情况。虽然大多数可恢复正常，但偶尔能造成持久的损害，也可能会引起一定程度的后遗症。因此，预防接种后不要急于离开医院，应留院观察至少30分钟，如发生严重反应，可得到及时诊治、抢救。预防接种回家后不宜进行剧烈运动，保证休息。
需就医情况	• 发热超过39℃。 • 在接种疫苗5～21天后出现水痘样皮疹。 • 红肿有扩散趋势。 • 注射部位出现疼痛、肿胀或敏感，持续超过3天。 • 持续哭泣超过3小时。 • 在注射百白破疫苗后易激惹和出现不正常的哭泣，2～8周后肿块仍不消退，疼痛敏感，不能触摸。 • 注射麻疹、风疹、腮腺炎疫苗7～10天后出现麻疹、皮疹。 • 孩子对刺激没有反应或难以唤醒。 • 出现呼吸困难或吞咽困难。 • 注射部位的红肿超过5厘米，或红肿持续超过48小时。 • 孩子跛行、疲劳或不活动。

2 ～ 18 岁儿童青少年 BMI 百分位数值表

年龄(岁)	3rd 男	3rd 女	5th 男	5th 女	10th 男	10th 女	15th 男	15th 女	50th 男	50th 女	85th 男	85th 女	90th 男	90th 女	95th 男	95th 女	97th 男	97th 女
2.0	14.3	13.9	14.5	14.1	14.9	14.5	15.1	14.8	16.3	15.9	17.7	17.3	18.1	17.7	18.6	18.2	19.0	18.6
2.5	14.0	13.6	14.2	13.9	14.6	14.2	14.8	14.5	16.0	15.6	17.3	17.0	17.7	17.3	18.2	17.9	18.6	18.3
3.0	13.7	13.5	14.0	13.7	14.3	14.0	14.5	14.3	15.7	15.4	17.0	16.8	17.3	17.1	17.9	17.7	18.2	18.0
3.5	13.5	13.3	13.8	13.5	14.1	13.9	14.3	14.1	15.5	15.3	16.8	16.6	17.1	17.0	17.6	17.5	18.0	17.9
4.0	13.4	13.2	13.6	13.4	14.0	13.7	14.2	14.0	15.3	15.2	16.7	16.5	17.0	16.9	17.6	17.5	17.9	17.8
4.5	13.3	13.0	13.5	13.3	13.8	13.6	14.1	13.9	15.2	15.1	16.6	16.5	17.0	16.8	17.5	17.4	17.9	17.8
5.0	13.2	12.9	13.4	13.2	13.8	13.5	14.0	13.8	15.2	15.0	16.7	16.5	17.0	16.8	17.6	17.5	18.1	17.9
5.5	13.2	12.8	13.4	13.1	13.8	13.5	14.0	13.7	15.3	15.0	16.8	16.5	17.2	17.0	17.9	17.5	18.3	18.0
6.0	13.1	12.8	13.4	13.0	13.8	13.4	14.0	13.7	15.3	15.0	17.0	16.5	17.4	17.0	18.1	17.6	18.6	18.1
6.5	13.1	12.7	13.3	13.0	13.8	13.4	14.0	13.6	15.5	15.0	17.2	16.6	17.7	17.1	18.4	17.8	19.0	18.2
7.0	13.1	12.7	13.4	12.9	13.8	13.3	14.1	13.6	15.6	15.0	17.5	16.7	18.0	17.2	18.8	17.9	19.4	18.5
7.5	13.1	12.7	13.4	12.9	13.9	13.4	14.2	13.7	15.8	15.1	17.8	16.9	18.3	17.4	19.2	18.2	19.9	18.7
8.0	13.2	12.7	13.5	13.0	13.9	13.4	14.3	13.7	16.0	15.2	18.1	17.1	18.7	17.6	19.7	18.5	20.4	19.0
8.5	13.2	12.7	13.5	13.0	14.0	13.5	14.4	13.8	16.2	15.4	18.5	17.4	19.1	17.9	20.2	18.8	20.9	19.4
9.0	13.3	12.8	13.7	13.1	14.2	13.6	14.6	13.9	16.4	15.6	18.9	17.7	19.5	18.3	20.7	19.2	21.5	19.9
9.5	13.4	13.0	13.8	13.3	14.3	13.7	14.7	14.1	16.7	15.8	19.2	18.0	19.9	18.7	21.2	19.7	22.0	20.4
10.0	13.6	13.1	13.9	13.4	14.5	13.9	14.9	14.3	17.0	16.1	19.6	18.4	20.4	19.1	21.7	20.1	22.6	20.9
10.5	13.7	13.3	14.1	13.6	14.7	14.2	15.1	14.5	17.2	16.4	20.1	19.0	20.9	19.5	22.2	20.7	23.1	21.5
11.0	13.9	13.5	14.3	13.9	14.9	14.4	15.3	14.8	17.6	16.7	20.5	19.3	21.3	20.0	22.7	21.2	23.6	22.0
11.5	14.1	13.8	14.5	14.1	15.1	14.7	15.6	15.1	17.8	17.1	20.8	19.7	21.7	20.5	23.1	21.7	24.2	22.6
12.0	14.3	14.0	14.7	14.4	15.3	15.0	15.8	15.4	18.1	17.4	21.2	20.2	22.1	21.0	23.6	22.3	24.6	23.2
12.5	14.5	14.3	14.9	14.6	15.5	15.2	16.0	15.7	18.4	17.8	21.6	20.6	22.5	21.4	24.0	22.8	25.1	23.7
13.0	14.7	14.5	15.1	14.9	15.7	15.5	16.2	16.0	18.7	18.1	21.9	21.1	22.9	21.9	24.4	23.2	25.5	24.2
13.5	14.8	14.8	15.3	15.2	15.9	15.8	16.4	16.2	18.9	18.5	22.3	21.4	23.2	22.3	24.8	23.7	25.9	24.7
14.0	15.0	15.0	15.4	15.4	16.1	16.0	16.7	16.5	19.2	18.8	22.6	21.8	23.5	22.7	25.1	24.1	26.3	25.1
14.5	15.2	15.2	15.6	15.6	16.3	16.3	16.9	16.7	19.4	19.1	22.9	22.1	23.8	23.0	25.5	24.5	26.6	25.5
15.0	15.4	15.4	15.8	15.8	16.5	16.5	17.1	17.0	19.7	19.3	23.1	22.4	24.1	23.3	25.8	24.8	26.9	25.9
15.5	15.5	15.6	16.0	16.0	16.7	16.7	17.2	17.2	19.9	19.5	23.4	22.7	24.4	23.6	26.1	25.1	27.2	26.1
16.0	15.7	15.8	16.1	16.2	16.9	16.8	17.4	17.3	20.1	19.7	23.6	22.9	24.7	23.8	26.3	25.3	27.5	26.4
16.5	15.8	15.9	16.3	16.3	17.1	17.0	17.6	17.5	20.3	19.9	23.9	23.1	24.9	24.0	26.6	25.5	27.8	26.6
17.0	16.0	16.0	16.5	16.4	17.2	17.1	17.8	17.6	20.5	20.0	24.1	23.3	25.1	24.2	26.8	25.7	28.0	26.8
17.5	16.1	16.2	16.6	16.6	17.4	17.2	17.9	17.7	20.7	20.2	24.3	23.4	25.4	24.4	27.1	25.9	28.3	27.0
18.0	16.3	16.3	16.7	16.7	17.5	17.4	18.1	17.9	20.8	20.3	24.5	23.6	25.6	24.5	27.3	26.1	28.5	27.2

注：①根据 2005 年九省 / 市儿童体格发育调查数据研究制定　　参考文献：中华儿童杂志，2009 年 7 期
②体重指数（BMI）＝体重 /（身高×身高）（kg/m²）

首都儿科研究所生长发育研究室　制作